AÇÚCAR:
CULPADO OU INOCENTE?

GARY TAUBES

AÇÚCAR: CULPADO OU INOCENTE?

Tradução de CAROLINE CHANG

L&PM EDITORES

Texto de acordo com a nova ortografia
Título original: *The Case Against Sugar*

Tradução: Caroline Chang
Capa: Ivan Pinheiro Machado. *Foto*: "De açúcar", gojak/iStock.com
Preparação: Marianne Scholze
Revisão: Jó Saldanha

CIP-Brasil. Catalogação na publicação
Sindicato Nacional dos Editores de Livros, RJ

T221p

Taubes, Gary, 1956-
Açúcar: culpado ou inocente? / Gary Taubes; tradução Caroline Chang. – 1. ed. – Porto Alegre, RS: L&PM, 2018.
384 p.: il. ; 21 cm.

Tradução de: *The Case Against Sugar*
ISBN 978-85-254-3763-1

1. Nutrição. 2. Saúde - Aspectos nutricionais. 3. Hábitos alimentares. I. Título.

14-13458 CDD: 613.2
CDU: 613.2

Rua Comendador Coruja, 314, loja 9 – Floresta – 90.220-180
Porto Alegre – RS – Brasil / Fone: 51.3225.5777

Pedidos & Depto. comercial: vendas@lpm.com.br
Fale conosco: info@lpm.com.br
www.lpm.com.br

Impresso no Brasil
Inverno de 2018

Para Gaby, por manter a família unida

Nós somos, sem sombra de dúvida, os maiores consumidores de açúcar no mundo, e muitas das nossas doenças podem ser atribuídas ao uso indiscriminado de alimentos doces.[1]

The New York Times, 22 de maio de 1857

Não estou disposto a olhar em retrospecto para o meu tempo aqui neste Parlamento, desempenhando esta função, e dizer à geração dos meus filhos: desculpem, sabíamos que havia algo de errado com as bebidas adoçadas, sabíamos que causava doenças, mas evitamos as decisões difíceis e não fizemos nada.[2]

George Osborne, chanceler do tesouro do Reino Unido,
anunciando um imposto sobre bebidas adoçadas,
16 de março de 2016

Sumário

Nota do autor

O propósito do presente livro é apresentar as alegações contra o açúcar – tanto a sacarose quanto o xarope de milho rico em frutose – como sendo este a principal causa das doenças crônicas mais propensas a nos matar, ou ao menos a acelerar nosso declínio, no século XXI. Seu objetivo é explicar por que esses açúcares são os suspeitos mais prováveis e como chegamos à situação atual: um terço dos adultos são obesos[1], dois terços estão acima do peso, quase um em cada sete é diabético[2] e um em cada quatro ou cinco morrerá de câncer[3]; e, ainda assim, os principais suspeitos de ser o gatilho alimentar para esses males foram, até a década passada, tratados como algo pouco pior do que uma fonte inofensiva de prazer.

Se houvesse um processo criminal, este livro seria a peça de acusação.

AÇÚCAR:

CULPADO OU INOCENTE?

Introdução

Por que diabetes?

Mary H – uma mulher solteira, de 26 anos, procurou o pronto-atendimento do Hospital Geral de Massachusetts no dia 2 de agosto de 1893. Disse que sua boca estava seca, que estava "bebendo água o tempo todo" e que tinha vontade de se levantar de três a quatro vezes a cada noite para urinar. Sentia-se "fraca e cansada". Seu apetite era variável; seus intestinos estavam constipados, e sentia dor de cabeça acompanhada de tontura. Arrotava gases, sentia um aperto no abdômen e uma "queimação" no estômago seguia suas refeições. Tinha pouco fôlego.[1]

Caso nº 1 de diabetes de Elliott Joslin, tal como registrado nas anotações de caso de sua clínica

Elliott Joslin era estudante de medicina em Harvard no verão de 1893 e trabalhava como estagiário no Hospital Geral de Massachusetts quando registrou sua primeira consulta com uma paciente diabética. Ele ainda estava a umas boas três décadas de se tornar o mais influente especialista em diabetes do século XX. A paciente era Mary Higgins, uma jovem imigrante que chegara da Irlanda cinco anos antes e trabalhara desde então como doméstica em um subúrbio de Boston.[2] Ela tinha "uma forma severa de diabetes mellitus", Joslin registrou, e seus rins já estavam "padecendo do estresse a eles imposto" pela doença.

O interesse de Joslin pela diabetes remontava a seus dias de estudante universitário em Yale, mas talvez tenha sido Higgins quem catalisou sua obsessão. Ao longo dos cinco anos seguintes, Joslin e Reginald Fitz, um renomado patologista de Harvard, examinariam detidamente as "centenas de volumes" de registros de casos feitos à mão do Hospital Geral de Massachusetts, procurando por informações que pudessem lançar luz sobre a causa da doença e talvez sugerir como tratá-la.[3] Joslin viajaria duas vezes à Europa, visitando centros médicos na Alemanha e na Áustria, para aprender com os maiores especialistas em diabetes na época.

Em 1898, o mesmo ano em que Joslin montou seu consultório particular para se especializar no tratamento de diabetes, ele e Fitz apresentaram sua análise dos registros de caso do Hospital Geral de Massachusetts na reunião anual da Associação Médica Americana em Denver. Eles tinham examinado o registro de todos os pacientes tratados no hospital desde 1824. O que viram, embora não o tenham reconhecido na época, foi o começo de uma epidemia.

Entre os 48 mil pacientes tratados naquele período de tempo – apenas um ano menos que três quartos de século –, um total de 172 havia sido diagnosticado com diabetes. Esses pacientes representavam apenas 0,3% de todos os casos do Hospital Geral de Massachusetts, mas Joslin e Fitz detectaram uma clara tendência nos prontuários: o número de pacientes com diabetes e a percentagem de pacientes com diabetes haviam crescido numa taxa estável. Nos treze anos que se seguiram a 1885, tantos diabéticos chegaram ao hospital quanto nos 61 anos anteriores. Joslin e Fitz consideraram várias possíveis explicações, mas rejeitaram a possibilidade de que a própria doença estivesse se tornando mais comum. Em vez disso, atribuíram o aumento nos pacientes diabéticos a uma "saudável tendência dos diabéticos de se colocarem sob cuidadosa supervisão médica".[4] Não era que mais bostonianos estivessem sucumbindo à diabetes a cada ano, disseram, mas que uma maior proporção daqueles que sucumbiam estavam se encaminhando ao hospital para tratamento.

Em janeiro de 1921, quando Joslin publicou um artigo sobre sua experiência clínica com diabetes para o *The Journal of the American Medical Association*, sua opinião havia mudado consideravelmente.[5] Ele não falava mais sobre a tendência saudável dos diabéticos de buscar ajuda médica, mas usava a palavra "epidemia" para descrever o que estava testemunhando. "Numa rua larga em uma certa aldeia pacífica da Nova Inglaterra, certa vez se encontravam casas, lado a lado", ele escreveu, aparentemente falando de sua cidade natal, Oxford, no estado de Massachusetts. "Para essas três casas se mudaram, sucessivamente, quatro mulheres e três homens – chefes de família –, dos quais todos menos um acabaram por sucumbir fatalmente à diabetes."

Joslin sugeriu que, se essas mortes houvessem sido causadas por uma doença infecciosa – escarlatina, talvez, ou tifo, ou tuberculose –, os departamentos de saúde local e do estado teriam mobilizado equipes de especialistas para estabelecer os vetores da doença e evitar futuros alastramentos. "Considerem as medidas", ele escreveu, "que teriam sido adotadas para descobrir a origem da epidemia e para evitar que acontecesse de novo." Como a diabetes era uma doença crônica, não uma doença infecciosa, e como as mortes ocorreram ao longo de anos e não no período de algumas semanas ou meses, estas passaram desapercebidas. "Até mesmo as companhias de seguro", Joslin escreveu, "falharam em compreender o significado dessas mortes."

Nós nos habituamos, se é que não nos resignamos, a ler sobre a atual epidemia de obesidade. Cinquenta anos atrás, um em cada oito americanos adultos era obeso; hoje, o número é maior do que um em cada três.[6] A Organização Mundial da Saúde informa que os índices de obesidade dobraram em todo o mundo desde 1980[7]; em 2014, mais do que meio bilhão de adultos no planeta eram obesos, e mais de quarenta milhões de crianças de até cinco anos estavam acima do peso ou obesas. Sem dúvidas estamos ficando mais gordos, uma tendência que nos Estados Unidos remonta ao século XIX[8], mas a epidemia de diabetes é um fenômeno mais intrigante, mais eloquente.

Diabetes não era um diagnóstico novo nos anos finais do século XIX, quando Joslin fez seu primeiro relato, por mais rara que a doença fosse. Lá atrás, no século VI a.C., Sushruta, um médico hindu, havia descrito a característica urina doce da diabetes mellitus[9] e percebido que era mais comum nas pessoas acima do peso e gulosas. No século I, a doença provavelmente já era conhecida como "diabetes" – um termo grego que significa "sifão" ou "fluindo" – quando Areteu da Capadócia descreveu sua evolução, se deixada sem tratamento: "O paciente não sobrevive muito quando a doença está plenamente estabelecida, pois o marasmo [emaciação] produzido é rápido, e a morte, ligeira.[10] A vida torna-se por demais odiosa e dolorosa, a sede é ingovernável, e os copiosos líquidos ingeridos são mais do que igualados pela micção abundante [...]. Se ele parar por um breve período, e deixar de beber, a boca fica ressequida, o corpo, seco; os intestinos parecem pegar fogo, o paciente fica irritado e desconfortável, e logo morre, atormentado por uma sede abrasadora".

Em meados do século XIX, a diabetes continuava sendo um mal raro, discutido em textos médicos e artigos de publicações acadêmicas, mas raramente visto pelos médicos em seus consultórios. Ainda em 1797, o cirurgião do Exército John Rollo publicou "An Account of Two Cases of the Diabetes Mellitus" [Um relato sobre dois casos de diabetes mellitus], um texto seminal na história da doença, e relatou que havia encontrado os dois casos com dezenove anos de separação, embora, como Rollo escreveu, tenha passado os anos entre um e outro "observando uma faixa larga da doença na América, nas Índias Ocidentais e na Inglaterra".[11] Se os registros de mortalidade da Filadélfia no início do século XIX[12] servem de indicativo, os residentes da cidade corriam o mesmo risco de morrer de diabetes, ou pelo menos de ter diabetes atribuída como a causa de sua morte, quanto de serem assassinados ou morrerem de carbúnculo, histeria, fome ou letargia.[13]*

Em 1890, Robert Saundby, ex-presidente da Royal Medical Society de Edimburgo, apresentou uma série de palestras sobre diabetes para o Royal College of Physicians de Londres na qual estimou que menos do que uma pessoa em cada cinquenta mil morria da

* No Hospital Geral de Massachusetts, as mesmíssimas anotações feitas à mão que Joslin mais tarde analisaria revelam que, em vinte dos 45 anos decorridos entre 1824 e 1869, não houve um caso sequer de diabetes. Em nenhum ano desse período houve mais do que três casos da doença.

doença. Diabetes, disse Saundby, é "uma dessas doenças raras" que só podem ser estudadas por médicos que vivem em "grandes centros populacionais e têm a prática extensiva de um grande hospital do qual tirar seus casos".[14] Saundby percebeu, porém, que o índice de mortalidade da diabetes estava aumentando em toda a Inglaterra, em Paris e até mesmo em Nova York. (Na mesma época, um médico de Los Angeles, de acordo com Saundby, relatou que, "em sete anos de clínica, ele não se deparara com nem um caso sequer".) "A verdade", Saundby disse, "é que a diabetes está se tornando uma doença comum em certas classes sociais, principalmente nas classes mais ricas de comerciantes."

William Osler, o lendário médico canadense comumente descrito como o "pai da medicina moderna", também documentou tanto a raridade quanto a tendência crescente da diabetes nas numerosas edições de seu livro seminal, *The Principles and Practice of Medicine.* Osler se juntou à equipe do Johns Hopkins Hospital em Baltimore quando a instituição foi aberta, em 1889. Na primeira edição de seu livro, publicado três anos depois, Osler relatou que, dos 35 mil doentes em tratamento no hospital desde sua criação, apenas dez haviam sido diagnosticados com diabetes.[15] Nos oito anos seguintes, 156 casos foram diagnosticados.[16] Estatísticas de mortalidade, escreveu Osler, sugeriam um crescimento exponencial daqueles que oficialmente morriam da doença – número que quase dobrou entre 1870 e 1890, e que mais que dobrou outra vez até 1900.[17]

Ao final da década de 1920, a epidemia de diabetes apontada por Joslin[18] havia se tornado assunto de artigos de revistas e jornais, ao passo que pesquisadores nos Estados Unidos e na Europa estavam trabalhando para quantificar acuradamente a prevalência da doença, de forma tal que talvez permitisse que comparações significativas fossem extraídas de ano a ano, e de década a década. Em Copenhague, por exemplo, o número de diabéticos tratados nos hospitais da cidade cresceu de dez em 1890 para 608 em 1924 – ou seja, aumentou sessenta vezes.[19] Quando Haven Emerson, secretário de Saúde da cidade de Nova York, e sua colega Louise Larimore publicaram

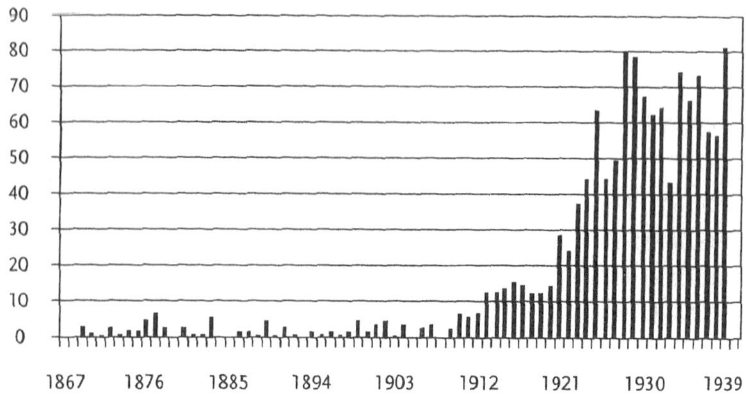

O começo de uma epidemia?
Pacientes recebidos com diabetes, Hospital da Pensilvânia, Filadélfia

uma análise da estatística de mortalidade da diabetes em 1924, eles relataram um crescimento de 400% em algumas cidades americanas desde 1900[20] – quase 1.500% desde a Guerra Civil.

Apesar de tudo isso, a doença continuou sendo relativamente rara. Quando Joslin, trabalhando com Louis Dublin e Herbert Marks, ambos estatísticos da companhia de seguros Metropolitan Life, examinou as evidências existentes em 1934, ele mais uma vez concluiu que a diabetes estava rapidamente se tornando uma doença comum[21], mas apenas pelos padrões da época. Ele estimava, de maneira conservadora – baseado no que considerava serem estudos cuidadosos realizados em Nova York, Massachusetts e em outros locais –, que apenas dois a três americanos em cada mil tinham diabetes.

Os tempos com certeza mudaram. Em 2012, o último ano para o qual a agência governamental norte-americana Centros para Prevenção e Controle de Doenças (CDC) forneceu estimativas, um em cada sete ou oito adultos neste país tinham diabetes[22] – de 12 a 14%, dependendo do critério usado para diagnosticar a doença.

Outros 30% estão fadados a desenvolver diabetes em algum ponto de suas vidas.[23] Quase dois milhões de americanos foram diagnosticados com diabetes em 2012[24] – um caso a cada quinze ou dezesseis segundos. Entre os militares veteranos dos Estados Unidos, um em cada quatro pacientes recebidos em hospitais de veteranos sofre de diabetes.[25]

A maior parte desse maremoto de diabetes – talvez 95% – tem o que é conhecido como diabetes tipo 2, a forma da doença, como Sushruta teria descrito há mais de dois mil anos, que é associada com sobrepeso e obesidade. Uma pequena parte tem o tipo 1, normalmente crianças. Esta é a forma aguda da doença, que, se não tratada, se torna letal muito mais rapidamente.* Tanto o tipo 1 quando o tipo 2 de diabetes têm mostrado uma prevalência crescente nos últimos 150 anos; em ambos, o aumento tem sido dramático.

Aqueles que sofrem de diabetes morrerão a índices muito maiores de doenças do coração ou AVCs, de doenças renais – a doença é hoje considerada a causadora de mais de 40% dos casos de falência renal – e coma diabético.[26] Sem tratamento adequado (e às vezes até mesmo com tratamento adequado), a visão dos doentes se deteriora (muitas vezes como um primeiro sintoma da doença); sofrem de neuropatias; seus dentes se deterioram e caem; terão úlceras e gangrena nos pés; e perderão membros para a amputação. Seis em cada dez amputações de membro inferior em adultos são causadas pela diabetes – cerca de 73 mil só em 2010. Uma dúzia de *classes*[27] de medicamentos está agora disponível para tratar a doença, e o mercado para drogas e aparelhos para diabéticos só nos Estados Unidos responde por mais de 30 bilhões de dólares anuais.[28] Redes de farmácias agora oferecem testes gratuitos para que clientes verifiquem seus níveis de açúcar, esperando vender kits para a realização de testes em casa para aqueles cujo nível de açúcar se mostrar limítrofe ou alto.

As perguntas óbvias são: por que as coisas mudaram tanto? Como chegamos aqui? Que forças da natureza, do meio ambiente

---

* Como a diabetes tipo 2 é muito mais comum, quando me refiro a diabetes neste livro estarei me referindo ao tipo 2 ou então ao tipo 2 e ao tipo 1 juntos, salvo se especificado de outra forma.

ou do estilo de vida ocasionaram a diabetes em um em cada onze americanos, incluindo aí crianças e adultos?

Uma maneira de se evitar responder esta pergunta é partir da ideia de que tendências históricas na prevalência da diabetes constituem evidência pouco confiável. Quem sabe o que estava de fato se passando cinquenta ou cem anos atrás? E, de fato, é surpreendentemente difícil quantificar com qualquer nível de confiança a prevalência variável de uma doença crônica em uma população. Questões tais como o critério de diagnóstico, o quanto de atenção os médicos, o público e a mídia dão ao tema, a disponibilidade de tratamento e quão bem funcionam tais tratamentos, a longevidade da população e se a doença é mais comum na velhice – tudo isso confunde qualquer tentativa séria de estabelecer de forma confiável como a real ocorrência da doença crônica mudou ao longo do tempo. É um bom palpite, porém, que, se um em cada onze americanos padecesse de diabetes no século XIX, os registros hospitalares dessa época sobre tais pacientes teriam parecido dramaticamente diferentes, assim como o número de mortes atribuído à diabetes. Como Saundby escreveu em 1901, "A diabetes é, de todo jeito, uma doença grave [...]. A vida parece por um fio, um fio muitas vezes cortado por um acidente muito trivial".[29]

Nos últimos cem anos, a observação de que a diabetes está aumentando na população – deixando de ser uma doença rara para ser uma doença comum e agora para ser um verdadeiro flagelo – permaneceu um tema constante na literatura médica. Em 1940, Russell Wilder, o principal diabetologista da Clínica Mayo, relatou que a admissão de pacientes com diabetes havia crescido de forma estável na clínica nos vinte anos anteriores. "A incidência da morbidade causada pela diabetes não é sabida", ele escreveu, "mas as indicações de que está avançando são muito claras.[30]" Dez anos mais tarde, o próprio Joslin se referiu ao "assustador aumento da diabetes", que ele agora considerava uma verdade incontornável.[31] Em 1978, Kelly West, a principal autoridade americana em epidemiologia (o estudo de como as doenças se movem nas populações) da diabetes, sugeriu que a doença já havia matado mais pessoas no século XX do que todas as guerras combinadas. "A diabetes mellitus se tornou um dos principais problemas da humanidade", ele escreveu, chamando-a de "uma causa significativa de doença e morte em todos os países e em todas as principais etnias."[32]

Aumentos epidêmicos na ocorrência de diabetes, como West sugeriu, não eram um fenômeno localizado. A diabetes era virtualmente desconhecida ou pelo menos passava sem ser diagnosticada na China, por exemplo, na virada do século XX.[33] Um médico britânico relatou ter visto apenas um caso da doença entre os 24 mil pacientes de ambulatório em Nanquim, embora "todos oriundos das camadas mais baixas da sociedade". Outro relatou apenas dois casos entre os doze mil pacientes internados em seu hospital. Nos anos 1980, a prevalência de diabetes na população chinesa em geral era ainda estimada em torno de 1%. As últimas estimativas são de que 11,6% da população adulta sejam diabéticos[34] – um indivíduo em nove, mais do que 110 milhões de chineses no total. Acredita-se que quase *meio bilhão* de chineses sejam pré-diabéticos.

A prevalência tanto da diabetes quanto da pré-diabetes era considerada muitíssimo pequena entre os inuítes na Groenlândia, no Canadá e no Alasca ao longo dos anos 1960[35] – "Sabe-se hoje que oito esquimós do Alasca têm diabetes", relatava um artigo no *Journal of the American Medical Association* em 1967.[36] Nos anos 1970, a diabetes ainda era rara[37], mas pesquisadores estavam agora documentando o crescente surgimento de uma condição pré-diabetes: a intolerância à glicose. Em estudos recentes, índices de diabetes nos inuítes encontram-se agora em 9%[38] – um a cada onze indivíduos –, similares aos níveis no Canadá e nos Estados Unidos em geral.

Os mesmos padrões epidêmicos foram observados em tribos nativas americanas[39] (particularmente na população pima no Arizona, como veremos mais adiante) e nos povos das Primeiras Nações do Canadá. Em muitas dessas populações, um a cada dois adultos tem hoje diabetes. Em alguns casos – o povo ojibwa cree de Sandy Lake, na parte norte de Ontário, por exemplo –, a diabetes, se existente, era não diagnosticada na população até 1960.[40] Em 1974, quando Kelly West examinou os dados disponíveis sobre diabetes nas populações nativas americanas, ele concluiu que a doença havia sido de rara a não existente antes dos anos 1940[41] – tanto civis quanto militares haviam realizado levantamentos de saúde –; e, no entanto, em meados da década de 1960, pesquisas, incluindo a dele, estavam documentando populações que antes não eram afligidas pela diabetes como tendo um diabético em cada quatro adultos. (Quando os pesquisadores planilharam o número de casos diagnosticados a cada ano na população navajo desde os anos 1950 até os anos 1980[42], o gráfico resultante parecia quase idêntico ao gráfico da [página 8] do Hospital da Pensilvânia, na Filadélfia, um século antes.) Padrões similares foram observados em polinésios, micronésios e melanésios no Pacífico Sul; em populações aborígenes na Austrália; em maoris da Nova Zelândia; e em populações no Oriente Médio, na Ásia e na África.[43] Na verdade, em qualquer lugar onde as populações começam a consumir dietas ocidentalizadas e a viver estilos de vida ocidentais – independentemente de quando ou onde se aculturam ou urbanizam, como West observou em 1978 –, segue-se uma epidemia de diabetes.

Então, o que aconteceu? O que está acontecendo? Algo mudou dramaticamente em nossas dietas, em nosso estilo de vida, em nosso ambiente para disparar essa epidemia sem precedentes; mas o quê? Como Joslin observou em circunstâncias similares em uma etapa bem anterior dessa epidemia, caso se tratasse de uma doença contagiosa, as autoridades relevantes de saúde, as companhias de seguro, os jornais, o país como um todo estaria exigindo respostas. O CDC e a Organização Mundial da Saúde teriam providenciado painéis de pesquisadores especialistas para perscrutar toda e qualquer suposição sobre a causa dessa doença a fim de enxergar onde poderíamos ter compreendido mal sua etiologia. Não é esse o caso.

Antes dos anos 1970, autoridades públicas de saúde e médicos comentando sobre o aumento da onda de diabetes nas populações por eles estudadas frequentemente sugeriam o que para eles parecia ser o principal suspeito – o consumo de açúcar. Lá estava uma doença ligada ao metabolismo do carboidrato que se tornava cada vez mais comum à medida que a população começava a consumir açúcar – um tipo de carboidrato – em níveis que eram virtualmente inimagináveis um século antes; em alguns casos, apenas vinte ou trinta anos antes.

À medida que o consumo de açúcar explodia nos Estados Unidos e no Reino Unido graças à revolução industrial; com o nascimento da indústria de doces, de cereais matinais e de refrigerantes; e com a crescente disponibilidade de barras de chocolate e guloseimas de sorvete, assim também a diabetes começou sua ascensão inexorável. Quando o açúcar e os produtos ricos em açúcar se espalharam pelo globo, também se espalhou a diabetes. Quando camponeses de regiões da África, Índia, Ásia e América Central e do Sul migraram para cidades e metrópoles para se tornarem assalariados e mudaram seus hábitos alimentares – não mais comendo grãos, tubérculos e frutas cultivados localmente, mas, em vez disso, comprando bebidas adoçadas e guloseimas recheadas de açúcar em lojas e mercados –, a diabetes fez seu inevitável surgimento. Como Kelly West afirmou em 1974 sobre a emergente epidemia de diabetes nos povos nativos americanos: "Alguns tinham sido caçadores e carnívoros [...] ao passo que outros obtinham uma parte substancial de suas calorias a partir de gorduras [...]. O consumo de açúcar está crescendo na maioria das, senão em todas as, tribos nas quais os índices de diabetes haviam recentemente aumentado de forma abrupta. Esta mesma correlação foi observada nos esquimós do Alasca, do Canadá e da Groenlândia, bem como em polinésios".[44]

E nas raras ocasiões em que o consumo do açúcar caiu – como foi o caso, por exemplo, durante a Primeira Guerra Mundial, por causa do racionamento por parte do governo e falta do produto no mercado –, a mortalidade pela diabetes invariavelmente declinou também. "Aumentos e declínios no consumo de açúcar", escreveram Haven Emerson e Louise Larimore em 1924, "são seguidos com razoável frequência [...] por aumentos e declínios nos índices de morte por diabetes."[45]

Em 1974, quando a indústria do açúcar contratou pesquisas de opinião para saber mais sobre médicos e suas atitudes quanto ao açúcar[46], a maior parte dos médicos disse pensar que o açúcar acelerava o início da diabetes. (Um executivo de uma agência de publicidade, mais tarde questionado se os seus filhos comiam um tipo de cereal matinal particularmente rico em açúcar em cuja campanha publicitária ele utilizara o Snoopy como o Barão Vermelho, admitiu que eles nunca comiam: "Você precisa tomar uma injeção de insulina se comer uma tigela disso", ele disse.[47]) Em 1973, Jean Mayer, da Escola de Saúde Pública de Harvard, provavelmente o nutricionista mais influente da época, sugeria que o açúcar "desempenha um papel etiológico nos indivíduos que são geneticamente predispostos à doença".[48] Tal declaração, claro, levanta a pergunta óbvia sobre se alguém que *não* seja geneticamente predisposto chega a desenvolver a doença (com as raras exceções daqueles indivíduos que padecem de ferimentos ou tumores que afetam a função pancreática). Ainda assim, em reuniões científicas sobre o açúcar e outros adoçantes, pesquisadores e clínicos[49] debatiam se o açúcar causava ou não diabetes, ou se apenas facilitava a tendência daqueles que já tinham a predisposição.

Ao final da década de 1970, porém, o açúcar havia praticamente desaparecido da discussão. A gordura de alimentos havia sido implicada como uma causa de doenças cardiovasculares. Nutricionistas e autoridades de saúde pública respondiam rejeitando a ideia de que o açúcar pudesse ser o responsável pelas doenças associadas à doença cardiovascular, o que incluía tanto a obesidade quanto a diabetes.

Pesquisadores também acabaram por adotar algumas suposições relacionadas que foram pobremente testadas e que poderiam tanto ser verdade quanto não ser. A primeira é a de que a diabetes tipo 2 seja causada pela obesidade, porque as duas doenças são estreitamente relacionadas tanto em populações como em indivíduos, e porque a obesidade normalmente aparece primeiro (embora mais do que um em cada dez indivíduos diagnosticados com diabetes tipo 2 não seja nem obeso nem esteja acima do peso). A segunda suposição, conforme a Organização Mundial da Saúde coloca, é: "A causa fundamental para a obesidade e para o sobrepeso é um desequilíbrio energético entre calorias consumidas e calorias gastas".[50] "O único problema da dieta americana", conforme Fred Stare, fundador e chefe do departamento de nutrição da Universidade de Harvard, disse em 1976 em rede nacional, é que "comemos além da conta".[51] Comer demais estava acompanhado de um declínio em atividade física, atribuído a mudanças nos meios de transporte e à mecanização do trabalho.

Autoridades de saúde pública não consideraram necessária qualquer investigação para explicar as epidemias de obesidade e diabetes porque admitiram que a causa era óbvia. Tentativas de se evitar a diabetes nos Estados Unidos, na Europa e na Ásia, e entre populações no mundo todo, são quase que invariavelmente focadas em fazer com que essas populações comam quantias menores e menos calorias, talvez que evitem "alimentos engordantes", como fontes particulares de calorias, e que aumentem suas atividades físicas.[52]

Enquanto isso, o último surto dessa epidemia de diabetes nos Estados Unidos – um aumento de 800% de 1960 até o presente, de acordo com os Centros para Prevenção e Controle de Doenças[53] – coincide com um aumento significativo no consumo de açúcar. Ou, melhor ainda, coincide com um surto no consumo de *açúcares*, ou aquilo que o Food and Drug Administration (FDA) chama de "adoçantes calóricos" – sacarose, de cana-de-açúcar ou beterraba, e xarope de milho rico em frutose, o HFCS, uma invenção relativamente nova.

Depois de ignorar ou minimizar o papel dos açúcares e dos doces durante um quarto de século, muitas autoridades agora afirmam que esses são, de fato, uma das grandes causas da obesidade e da diabetes e que deveriam ser taxados pesadamente ou regulados. As autoridades ainda o fazem, porém, não porque acreditem que o açúcar cause doença, mas, em vez disso, porque acreditam que o açúcar representa "calorias vazias" que comemos em excesso porque o gosto é muito bom. Por essa lógica, já que o açúcar refinado e o xarope de milho rico em frutose não contêm nada de proteína, vitamina, sais minerais, antioxidantes ou fibra, eles acabam por tomar o lugar de outros elementos mais nutritivos da nossa dieta, ou simplesmente acrescentam calorias extras, não necessárias, que acabam por nos engordar. O Departamento de Agricultura, por exemplo (em seu recente "Dietary Guidelines for Americans"), a Organização Mundial da Saúde e a Associação Americana do Coração, entre outras organizações, aconselha a redução no consumo de açúcar primeiramente por essas razões.

O argumento das calorias vazias é particularmente conveniente para a indústria alimentícia, que compreensivelmente prefere não ver um ingrediente-chave de seus produtos – muitas vezes, *o* componente-chave – banido como tóxico. A indústria do açúcar desempenhou um papel-chave na liberação geral do açúcar que ocorreu nos anos 1970, como explicarei mais tarde. Organizações que lidam com saúde, incluindo a Associação Americana de Diabetes e a Associação Americana do Coração, também acharam o argumento conveniente, tendo passado os últimos cinquenta anos culpando a gordura alimentar por nossos males ao mesmo tempo em que inocentavam o açúcar.

A lógica das calorias vazias permite a companhias que vendem produtos ricos em açúcar, ou produtos nos quais todas as calorias provêm desses açúcares, alegar que também estão lutando a boa luta. Podem professar e talvez acreditar que estão combatendo o flagelo da obesidade e da diabetes infantil – que, portanto, elas são parte da solução, não o problema – ao trabalhar para educar crianças sobre como comer menos, se satisfazer com porções menores e se exercitar mais, exatamente como Coca-Cola, PepsiCo, Mars, Nestlé, Hershey's e mais algumas dúzias de companhias fizeram em 2009 quando se aliaram à Grocery Manufacturers Association [Associação de Produtores de Alimentos Industrializados], a American Dietetic Association (agora a Academia de Nutrição e Dietética), e o Girl Scouts dos Estados Unidos para fundar a Healthy Weight Commitment Foundation [Fundação pelo Comprometimento com o Peso Saudável].[54] Abraçar a ideia de calorias vazias é politicamente eficaz, também. Qualquer político que concorra a um cargo público dificilmente se beneficiará de alienar grandes *players* da indústria alimentícia, particularmente companhias com poderosos lobbies, tais como as indústrias do açúcar e de bebidas. "Não se trata de demonizar nenhuma indústria", como Michele Obama disse em 2010 sobre o Let's Move, seu difundido programa de combate à obesidade infantil.[55]

Este livro propõe uma argumentação diferente: açúcares como a frutose e o xarope de milho rico em frutose são causas fundamentais da diabetes e da obesidade, usando o mesmo conceito simples de causalidade que empregamos quando dizemos que fumar cigarro causa câncer de pulmão. Não porque comamos demais desses açúcares – embora isso possa ser subentendido meramente pelos termos "consumo excessivo" –, mas porque eles provocam no corpo humano efeitos psicológicos, metabólicos e endocrinológicos (isto é, hormonais) únicos que desencadeiam essas doenças. Esse argumento é defendido mais proeminentemente pelo endocrinologista pediátrico Robert Lustig, da Universidade da Califórnia, San Francisco. Esses açúcares não são toxinas de curto prazo que, por essa lógica, operem ao longo de dias ou semanas, mas toxinas que causam danos ao longo de anos e décadas, e talvez até mesmo de uma geração para outra. Em outras palavras: mães passam o problema para os filhos não por meio de como os alimentam e com o que os alimentam (embora isso desempenhe um papel), mas através do que elas próprias comem e como isso muda o ambiente no útero no qual os bebês se desenvolvem.

Indivíduos que desenvolvem diabetes – aqueles em qualquer população que são aparentemente suscetíveis, que têm predisposição genética – nunca teriam sido acometidos pela doença se eles (e talvez suas mães e as mães de suas mães) vivessem em um mundo sem açúcar, ou pelo menos num mundo com muito menos açúcar do que o mundo no qual vivemos nos últimos cem ou 150 anos. Esses açúcares são o que um biólogo evolucionista pode chamar de gatilho ambiental ou alimentar da doença: o ingrediente necessário que desencadeia a predisposição genética e transforma uma dieta, de resto normal, em uma dieta danosa. Acrescente açúcar numa quantidade suficiente à dieta de qualquer população, não importa qual a proporção de vegetais ou animais que os indivíduos ingerem – como Kelly West sugeriu em 1974 sobre os povos nativos americanos –, e o resultado acabará por ser uma epidemia de diabetes e também de obesidade. Se isso é verdade, então, para combater essas doenças – prevenir que casos futuros de obesidade e diabetes se manifestem, e reverter as epidemias em andamento –, precisamos desmascarar esses açúcares e as indústrias que os vendem.

As implicações da acusação contra o açúcar vão muito além da diabetes. Aqueles que são obesos ou diabéticos também têm mais propensão a ter gordura no fígado, e isso também é atualmente epidêmico nas populações ocidentalizadas. A agência governamental National Institutes of Health estima que até um a cada quatro americanos agora têm a doença, sem relação com o consumo do álcool.[56] Se não for tratada, pode progredir para cirrose do fígado e até para a necessidade de um transplante de fígado. Aqueles que são obesos e diabéticos também têm tendência à hipertensão; correm risco aumentado de doenças cardiovasculares, câncer e derrames cerebrais, e possivelmente demência e até mesmo mal de Alzheimer.

Essas doenças crônicas – as doenças que, ao fim e ao cabo, são as que nos matam nas sociedades ocidentais – tendem a se aglutinar, tanto nas populações quanto nos pacientes individuais. Diabetes, doenças cardiovasculares, câncer, derrames cerebrais e Alzheimer respondem por cinco das dez principais causas de morte nos Estados Unidos. Uma estimativa conservadora é que custem ao sistema médico e a nossa sociedade, em trabalho e produtividade perdida, um trilhão de dólares a cada ano.[57]

Juntas, elas muitas vezes são mencionadas como doenças do estilo de vida ocidental, ou doenças da ocidentalização. Esse grupo fez com que pesquisadores do câncer sugerissem que a obesidade é uma causa do câncer. Fez com que alguns pesquisadores do mal de Alzheimer se referissem ao Alzheimer como a diabetes tipo 3.[58]

Todas essas doenças foram relacionadas a uma condição conhecida como "resistência insulínica", um fenômeno que estudaremos de forma detalhada. Resistência insulínica é a falha fundamental presente na diabetes tipo 2 e talvez também na obesidade. Então, é uma possibilidade razoável que a mesma coisa que causa uma dessas doenças – a diabetes tipo 2 em especial – cause todas elas. É o que cientistas chamariam de hipótese nula, um ponto de partida para pesquisa, discussão e estudos. Se o açúcar e o xarope de milho rico em frutose são a causa da obesidade, da diabetes e da resistência insulínica, então eles são também o mais provável gatilho alimentar para essas outras doenças. Colocando de forma mais simples: sem esses açúcares nas nossas dietas, o agrupamento de doenças relacionadas seria muito menos comum do que é hoje; da mesma forma, outras doenças que são associadas com esses males, entre elas a síndrome do ovário policístico (SOP), a artrite reumatoide, a gota, as varizes, a asma e a doença inflamatória intestinal.

Se este fosse um inquérito criminal, os detetives designados para o caso partiriam da suposição de haver um suspeito principal, um provável perpetrador, porque os crimes (todas as doenças antes mencionadas) são intimamente relacionados. Eles só abraçariam a hipótese de haver múltiplos perpetradores quando a hipótese do único suspeito se provasse insuficiente para explicar todas as evidências. Os cientistas conhecem esse conceito essencial como "navalha de Occam". Quando Isaac Newton afirmou que "*devemos admitir como causas de fenômenos naturais tão somente as que são verdadeiras e suficientes para explicar suas aparências*"[59], ele estava dizendo a mesma coisa que Albert Einstein disse três séculos depois (ou que foi parafraseada como tendo sido dito): "Tudo deveria ser simplificado ao máximo, mas não mais que isso".[60] Deveríamos começar com a hipótese mais simples e, somente se ela não puder explicar o que observamos, considerar explicações mais complicadas – neste caso, causas múltiplas.

Não é assim, porém, que os pesquisadores médicos e autoridades de saúde pública pensam sobre tais doenças. Apesar de toda a sua fé na ideia de que a obesidade causa ou acelera a diabetes e que, portanto (aí argumentarei que se trata de uma suposição errada), ambas são doenças relacionadas ao consumo excessivo e ao comportamento sedentário, eles também vão explicar seu fracasso na tentativa de barrar as atuais epidemias dessas doenças com o argumento de que são "doenças multifatoriais, complexas" ou "doenças multidimensionais".[61] Com isso querem dizer que são tantos os fatores envolvidos na gênese e na progressão dessas doenças – incluindo, é claro, a genética, a epigenética (a modificação de como os genes são ativados e desativados nas células), quanto comemos e quanto nos exercitamos, talvez quão bem dormimos, toxinas no ambiente, produtos farmacêuticos, possivelmente vírus, o efeito do uso de antibióticos nas bactérias da nossa flora intestinal (disbiose, como agora é comumente chamada, ou desequilíbrio microbiano) – que identificar um único gatilho, ou um componente crítico da nossa dieta moderna, é ser ingênuo.

O contra-argumento é simples: câncer de pulmão também é seguramente uma doença multifatorial, complexa. A maioria dos fumantes nunca vai desenvolver câncer de pulmão, e pelo menos um décimo de todos os casos de câncer de pulmão não têm relação com o hábito de se fumar cigarros[62], e, no entanto, é amplamente aceito – e com muita razão – que fumar é a causa primária. Independentemente de a obesidade e a diabetes e suas doenças relacionadas serem males multifatoriais, complexos, algo precisa explicar sua conexão com as dietas e os estilos de vida modernos e ocidentais, e com as epidemias que são tão atuais como quase onipresentes no mundo inteiro. O que é? Claramente estamos fazendo alguma coisa diferente do que fizemos há cinquenta anos, ou 150 anos, e nossos corpos e nossa saúde assim o refletem. Por quê?

O objetivo deste livro é esclarecer os argumentos contra o açúcar, corrigir algumas ideias errôneas e alguns preconceitos que habitaram o debate nas centenas de anos de sua existência e fornecer a perspectiva e o contexto necessários para se tomar decisões razoáveis sobre o açúcar como indivíduo e como uma sociedade. As pessoas estão morrendo, hoje, literalmente a cada segundo, de doenças que pareciam virtualmente inexistentes em populações que não tinham dietas ocidentais modernas nem tampouco viviam estilos de vida ocidentais modernos. Algo as está matando prematuramente. Este livro vai documentar a acusação contra o açúcar como o principal culpado.

Em meus dois livros anteriores sobre saúde e nutrição, discuti a evidência que implica todos os carboidratos altamente processados e em geral facilmente digeríveis – grãos e vegetais ricos em amido –, bem como o açúcar e o xarope de milho rico em frutose. Sugeri que havia nesses açúcares algo de único que então também tornava um problema as outras comidas ricas em carboidratos. Assim, o tratamento para os males por elas causados – em especial obesidade e diabetes – frequentemente exigia a restrição de alguns ou de todos esses carboidratos, não apenas do açúcar.

Neste livro, o foco é especificamente o papel do açúcar na nossa dieta, e a possibilidade provável de que a diferença entre uma dieta saudável e uma dieta que causa obesidade, diabetes, doença cardiovascular, câncer e outras doenças começa com o conteúdo de açúcar. Se isto é verdade, significa que populações e indivíduos podem ser razoavelmente saudáveis consumindo dietas ricas em carboidratos, até mesmo dietas ricas em grãos, desde que ingiram relativamente pouco açúcar. À medida que o consumo do açúcar sobe e as pessoas o consomem ao longo de décadas, e através de gerações, ele causa resistência insulínica e desencadeia o desenvolvimento da obesidade, da diabetes e das doenças a essas associadas. Uma vez que esse processo começa, comidas ricas em carboidratos facilmente digeríveis o auxiliam e incitam. Se o argumento é correto, o primeiro passo necessário para prevenir ou evitar essas doenças é remover os açúcares das nossas dietas.

Esse argumento também serve para censurar o século passado quanto a conselhos sobre obesidade, diabetes e nutrição, em que pese as melhores intenções daqueles que os deram. Apesar de um século de evidências implicando o açúcar como a causa de resistência insulínica, diabetes e muitas – talvez todas – doenças a elas associadas, os pesquisadores trabalhando nesses campos e as organizações de saúde que financiaram essa pesquisa escolheram ignorá-la ou rejeitá-la. Invariavelmente o fizeram com base em suposições e preconceitos mal fundamentados sobre que outros fatores poderiam ser responsáveis – gordura alimentar, ou a ideia simplista de que comer calorias demais de qualquer tipo nos engorda. Aqui discutiremos a ciência tanto quanto os equívocos de julgamento que foram cometidos durante esse tempo. Uma coisa é alegar que o açúcar é unicamente tóxico – talvez tendo matado prematuramente mais pessoas do que os cigarros e "todas as guerras combinadas", como Kelly West afirmou sobre a própria diabetes[63] –; mas para fazê-lo de forma convincente precisamos entender por que essa conclusão não se tornou um senso comum.

No processo, verificarei todas as questões científicas chave com uma perspectiva decididamente histórica. História é algo crítico para a compreensão da ciência e de como ela avança. Em muitas disciplinas científicas – física, por exemplo – a ciência é ensinada conjuntamente com a história. Os alunos aprendem não apenas o que se acredita ser verdade e quais conjecturas foram deixadas de lado no caminho, mas baseado em quais experimentos e quais evidências, e por meio de que autoridade ou ingenuidade. Os nomes dos físicos responsáveis pelos avanços no conhecimento – Newton, Einstein, Maxwell (por suas equações de eletromagnética); Heisenberg, Planck e Schrödinger, entre outros, por seu trabalho em entender a natureza quântica do universo; e muitos mais – são tão conhecidos quanto muitas figuras históricas na política e em outros campos. A medicina hoje, porém, assim como outros campos relacionados, como a nutrição, é ensinada, no mais das vezes, de forma desvinculada de sua história. Os alunos aprendem o que devem acreditar, mas nem sempre aprendem sobre as evidências nas quais essas crenças são baseadas, e assim frequentemente as crenças não podem ser questionadas. E a alunos de medicina não é ensinado, como costuma ser aos alunos de física, questionar tudo que não tenha sobrevivido de forma demonstrável ao processo "prova de fogo" do teste rigoroso e metódico. Alunos de qualquer tipo de ciência precisam saber por que lhes está sendo pedido que acreditem numa ideia em particular, ou que não acreditem, e por quê. Sem a história da ideia, não é possível saber e, por implicação, não há nenhuma razão para questionar.

É por isso que as autoridades atuais em diabetes frequentemente alegam que o açúcar não causa diabetes, mas o fazem baseadas em pouca ou nenhuma consciência de como, afinal de contas, se chegou a essa conclusão, e com qual comprovação. É por isso que é pouco conhecida a origem da ideia de que engordamos porque consumimos mais calorias do que gastamos, até mesmo por aqueles médicos e pesquisadores que têm sido (ou ainda são) seus defensores mais aguerridos. É por isso que a existência de uma hipótese concorrente sobre a obesidade como um desequilíbrio hormonal é pouco conhecida, e ainda mais o fato de que essa hipótese é capaz de explicar os dados e as observações de um jeito que a ideia de "balança energética" é incapaz.

Ao escrever este livro, espero continuar a restaurar a história à discussão de como nossas dietas influenciam nosso peso e nossa saúde, e fazê-lo no contexto da questão, de vital importância, do açúcar na dieta.

Quero esclarecer alguns pontos finais antes de continuarmos.

Primeiro, vou admitir de início um ponto-chave invariavelmente alegado por aqueles que defendem o papel do açúcar na nossa dieta. A indústria do açúcar e os fornecedores de produtos ricos em açúcar estão certos quando afirmam que não pode ser estabelecido em definitivo, com a ciência tal qual se encontra agora, que o açúcar seja especialmente maléfico – uma toxina que causa dano há décadas. As evidências não são tão claras quanto ao açúcar como o são quanto ao tabaco. Isso não é uma falha da ciência, mas, em vez disso, uma demonstração de seus limites.

Com o tabaco, os pesquisadores podiam comparar fumantes e não fumantes, e procurar a diferença de incidência de uma única doença – câncer de pulmão –, que em não fumantes, pelo menos, é muito rara. Esses estudos foram primeiramente realizados no final dos anos 1940, e a diferença observada nessas comparações era tão dramática – fumantes habituais tinham de vinte a trinta vezes mais risco do que aqueles que nunca haviam fumado[64] – que era de fato impossível imaginar qualquer explicação razoável além dos cigarros (não que a indústria do tabaco não tenha tentado).

Com o açúcar, o melhor que os pesquisadores podem fazer é comparar indivíduos, todos os quais consumiram tremendas quantidades de açúcar, ao menos na comparação com os níveis de consumo em sociedades não industrializadas. Se eles comparam consumidores de açúcar com aqueles que se abstêm dele, então estão comparando indivíduos que têm filosofias vastamente diferentes sobre como levar uma vida saudável e que assim vão diferir em vários outros aspectos significativos que não só o quanto de açúcar consomem. Eles também estão pesquisando diferenças em índices de doenças que são agora mais do que comuns, embora a questão seja se tais doenças seriam comuns também num mundo sem açúcar. O estudo de consumidores de açúcar versus não consumidores implica questões e desafios que simplesmente não existiam nos estudos sobre cigarro e câncer de pulmão.

Um modo de lidar com esse problema é comparar populações que não tinham acesso ao açúcar, ou que tinham muito pouco acesso, com populações que tinham muito acesso – frequentemente as mesmas populações vinte, cinquenta ou cem anos depois. Ainda assim, a diferença em consumo de açúcar é apenas uma de muitas diferenças que podem explicar as diferenças em estado de saúde. É possível montar uma argumentação convincente com este método (exatamente como um bom promotor pode criar um caso convincente a partir de provas circunstanciais), mas isso não é suficiente para estabelecer definitivamente o que está causando os efeitos que vemos na saúde.

Se podemos ou não juntar o tipo de comprovação que resistiria a uma corte judicial e permitiria que governos regulem o açúcar, como já se faz com o tabaco e com o álcool, é algo que ainda veremos. Mas se temos provas o bastante e suposições razoáveis para convencer a nós mesmos a evitar o açúcar, a minimizar seu consumo e convencer nossos filhos a fazer o mesmo é uma questão completamente diferente. Esse é o questionamento a que este livro tentará responder.

Em segundo lugar, preciso esclarecer do que exatamente estamos falando quando falamos sobre açúcar ou açúcares. Pode parecer óbvio, mas certamente não o era no passado. A controvérsia sobre os efeitos do açúcar na saúde – tendo se acumulado, como é o caso, por centenas de anos – está atulhada de afirmações e conclusões errôneas que têm guiado nossa forma de pensar até os dias de hoje. Frequentemente, se não na maior parte das vezes, é porque os indivíduos considerados autoridades no assunto frequentemente não tinham um entendimento real de como tipos diferentes de açúcar – todos eles carboidratos – podem ter efeitos profundamente diferentes na saúde humana. Essa confusão ainda existe[65] e ainda assombra alguns dos relatos mais influentes sobre alimentação e saúde, apesar da multidão de artigos escritos sobre açúcar e saúde na última década.

Bioquimicamente, o termo "açúcar" se refere a um grupo de moléculas de carboidrato que consistem, como o termo "carboidrato" dá a entender, de átomos de carbono e hidrogênio. Os nomes desses carboidratos todos terminam em "-ose" – glicose, galactose, dextrose, frutose, lactose, sacarose etc. Todos esses açúcares são solúveis na água e todos têm para nós um gosto doce, embora alguns mais e outros menos. Quando médicos ou pesquisadores se referem a "açúcar no sangue", estão falando sobre glicose, porque esta constitui virtualmente todo o açúcar que circula no nosso sangue.

O uso mais comum de "açúcar" se refere à sacarose, a variedade branca cristalina que colocamos em nosso café ou chá ou que salpicamos sobre o nosso cereal matinal. A sacarose, por sua vez, é composta de partes iguais de glicose e frutose, os dois açúcares menores (monossacarídeos, no jargão químico) unidos para criar o açúcar maior (um dissacarídeo). A frutose, encontrada naturalmente em frutas e no mel, é o mais doce de todos esses açúcares, e é a frutose que torna a sacarose particularmente doce. Ultimamente, pesquisadores têm investigado se a frutose é tóxica, porque é a quantidade diferente de frutose no açúcar (sacarose) que o diferencia de outros alimentos ricos em carboidratos, como pão ou batatas, que, quando digeridos, se decompõem praticamente só em glicose. Como nunca consumimos a frutose sem a glicose, porém, a pergunta certa é se a sacarose – a combinação de partes quase iguais de frutose *e* glicose – é tóxica, e não apenas um de seus componentes sozinho.

Isso seria confuso o suficiente sem o surgimento, nos anos 1970, do xarope de milho rico em frutose (HFCS), que substituiu uma parte significativa do açúcar refinado (isto é, da sacarose) consumida nos Estados Unidos na década que se seguiu. Xarope de milho rico em frutose vem em diferentes formulações; a mais comum é conhecida como HFCS-55, porque é 55% de frutose e 45% de glicose*.[66] Na sacarose, a proporção é 50-50. Foi criado, na verdade, para substituir a sacarose de forma barata quando usado como adoçante em refrigerantes – especificamente Coca-Cola – sem qualquer diferença perceptível em gosto ou doçura.

O Departamento de Agricultura dos Estados Unidos inclui tanto a sacarose e o HFCS na categoria de adoçantes "calóricos" ou "nutritivos", juntamente com o mel e o xarope de bordo – ambos combinações de glicose e frutose –, diferenciando-os de adoçantes artificiais como a sacarina, o aspartame e a sucralose, que

* Essa proporção foi questionada em uma análise de 2010, alegando que o conteúdo de frutose em algumas populares bebidas adoçadas chegava, então, a 65%.

efetivamente não contém calorias. Autoridades de saúde pública frequentemente se referem à sacarose e ao HFCS como "açúcares adicionados" para diferenciá-los dos açúcares componentes que podem ser encontrados naturalmente (em proporções relativamente pequenas) em frutas e vegetais.

Como a introdução do HFCS-55 coincidiu mais ou menos com o começo da epidemia de obesidade nos Estados Unidos, pesquisadores e jornalistas vieram a sugerir que o HFCS foi o causador, insinuando que de alguma forma fosse diferente do açúcar.[67] O HFCS foi imediatamente demonizado como um aspecto especialmente pernicioso da dieta – o "epicentro para a desconfiança de todo mundo quanto a alimentos processados"[68], como Marion Nestle, nutricionista da Universidade de Nova York, descreveu – e frequentemente ainda se pensa assim. É por isso que latas de Pepsi adoçada com sacarose, em vez do xarope de milho de alta frutose, orgulhosamente anunciam conter "açúcar natural". A limonada da Newman's Own, adoçada com sacarose ("açúcar de cana", como diz o rótulo), anuncia com destaque na caixa que "não contém xarope de milho de alta frutose". Em 2010, a Corn Refiners Association [Associação dos Refinadores de Milho] fez uma petição ao Food and Drug Administration solicitando autorização para se referir ao xarope de milho de alta frutose como "açúcar de milho" nos rótulos dos alimentos[69], assim tentando evitar o processo de demonização. A indústria do açúcar prontamente processou a associação, para evitar que assim fosse autorizado, ponto em que a Corn Refiners Association abriu um processo em retaliação. Em 2012, o FDA negou a petição da Corn Refiners Association[70]: o açúcar, afirmou o FDA, "é um adoçante sólido, seco e cristalizado", e o HFCS não o é – então o último ainda é identificado como sendo de consistência líquida e derivada do milho.

Toda essa controvérsia, porém, embora possa beneficiar a indústria do açúcar (sacarose) em particular, serve apenas para ofuscar o ponto-chave: xarope de milho de alta frutose não é frutose, não mais do que a sacarose é. (A razão para a apelação "rico em frutose" é que o HFCS tem mais frutose do que glicose numa proporção maior do que nos xaropes de milho anteriores, que remontam ao século XIX e que nunca foram doces o suficiente a ponto de desafiar a prevalência da sacarose em comidas e bebidas.) Nossos corpos parecem responder do mesmo jeito tanto à sacarose quanto ao HFCS. Em uma análise de 2010 da ciência envolvida, Luc Tappy, um pesquisador da Universidade de Lausanne, na Suíça, considerado por bioquímicos que estudam frutose como uma das mais avançadas autoridades mundiais no assunto, disse que não havia "o menor indício"[71] de que o HFCS fosse mais deletério do que outras fontes de açúcar. A questão de que tratarei neste livro é sobre se ambos são benignos, ou se ambos são danosos – e não se um é pior do que o outro.

Minha utilização das palavras "açúcar" ou "açúcares" ao longo deste texto vai depender do contexto. Se estou falando sobre o presente, quando a sacarose e o xarope de milho de alta frutose são usados em iguais medidas, usarei "açúcar" para me referir a ambos. Se o contexto é anterior à introdução do xarope de milho de alta frutose no final dos anos 1970, então "açúcar" significará apenas sacarose, e frequentemente vou qualificar o termo descrevendo-o como açúcar de beterraba ou açúcar de cana. Se estiver me referindo a *açúcares* específicos (monossacarídeos) – frutose, glicose, lactose etc. –, então também isto ficará claro pelo contexto.

O último ponto que requer esclarecimentos antes que continuemos é: quanto desses açúcares (isto é, adoçantes calóricos) realmente consumimos hoje ou consumimos no passado. Ao longo da década de 1970, os números de consumo per capita citados por organizações governamentais[72], historiadores e jornalistas – os números que no geral uso neste livro – teriam sido por "entrega" de açúcar, como o Departamento da Agricultura agora se refere. Esta é a quantidade que a indústria disponibiliza para o consumo do usuário. A fórmula é simples: produção doméstica mais importação menos exportação, tudo dividido pela população atual. Governos calculam esses números para fins de impostos, tarifas e outros propósitos, e o fazem razoavelmente bem. Daí que esses números são (relativamente) confiáveis, como são também as tendências baseadas nesses números. Podemos supor, por exemplo, que quando o Departamento de Agricultura dos Estados Unidos relata que 57,7 quilos de açúcar[73] e HFCS foram entregues ao varejo em 2014, esse número pode ser comparado de maneira significativa com os 69,39 quilos entregues em 1999, quando a entrega (e, assim supomos, o consumo) atingiu um pico nos Estados Unidos, e ambos os números podem ser comparados com os poucos quilos entregues per capita há duzentos anos.

Porém, começando na década de 1980, com um relatório do Food and Drug Administration[74] que discutiremos no capítulo 8, as autoridades frequentemente tentaram estimar quanto desse açúcar disponível é, de fato, consumido. Afinal de contas, muito é jogado fora com produtos de padaria e confeitaria estragados, por exemplo, ou refrigerantes que perderam o gás ou resto de suco no fundo de um copo ou lata. As autoridades baseiam essas estimativas primeiramente em levantamentos nos quais indivíduos são solicitados a se lembrar do que comeram e beberam. Dados desse tipo de levantamento são conhecidos por serem extremamente *in*confiáveis, o que o Departamento de Agricultura prontamente admite. ("Limitações em se medir acuradamente desperdício de alimentos", diz, "sugerem que os índices reais de desperdício podem diferir das suposições utilizadas."[75])

Ainda assim, o USDA hoje relata que em 2014 (os últimos números disponíveis enquanto escrevo este livro) o americano médio consumia *apenas* 30,39 quilos de sacarose e HFCS dos 57,7 quilos que a indústria disponibilizava[76] – um pouco menos do que 60%. Ao fazê-lo, um número razoavelmente confiável (57,7 quilos *entregues*) foi transformado em um número inconfiável (30,39 quilos *consumidos*). Um número que pode ser usado para tendências históricas e comparações foi convertido em um número que não pode.

A indústria do açúcar prefere o último número, menor – "Julgamos ser nosso interesse considerar uma estimativa de consumo de adoçante per capita tão baixa quanto possível"[77], como um executivo do açúcar escreveu num e-mail de 2011. O número menor sugere que não comemos ou bebemos tanto açúcar (ou HFCS) assim, afinal de contas. Mas não há termo de comparação. Não temos nenhuma maneira confiável de ajustar entrega de açúcar versus desperdício décadas ou séculos atrás. Nem tampouco podemos usá-lo para fazer comparações significativas com a quantidade de outras comidas que supostamente consumimos hoje, porque esses números *ajustados* são todos baseados em levantamentos inconfiáveis e suposições de pouco fundamento.

Para simplificar, vou me referir no texto à quantidade de açúcar consumida por ano (45,35 quilos nos Estados Unidos em 1920, por exemplo) porque é como está referenciado em documentos por mim citados, embora este número seja, tecnicamente, a quantidade de açúcar disponibilizada pela indústria, isto é, entregue. Quando me referir a números que pretendem ser estimativas confiáveis de consumo, serei explícito. É uma questão confusa, mas farei o possível para manter tudo às claras enquanto avançamos.

Capítulo 1

Droga ou alimento?

A loja de doces de Llandaff no ano de 1923 foi o centro de nossas vidas. Para nós, era o que um bar é para um alcoólatra, ou o que uma igreja é para um bispo. Sem ela, teria havido pouca razão para se viver... Os doces eram o nosso sangue.[1]

Roald Dahl, *Boy: Tales of Childhood*, 1984

Imagine um momento em que a sensação de mel ou açúcar na boca foi uma surpresa, uma espécie de intoxicação. O mais perto que cheguei de recuperar tal sensação de doçura foi "de segunda mão", embora mesmo assim tenha deixado uma impressão poderosa. Estou pensando na primeira experiência com açúcar do meu filho: a cobertura do bolo no seu primeiro aniversário. Só tenho o testemunho do rosto de Isaac para julgar (isso, e a ferocidade com que ele queria repetir a experiência), mas estava claro que seu primeiro encontro com o açúcar o intoxicara – foi, na verdade, um êxtase, no sentido literal da palavra. Quer dizer, ele estava fora de si com o prazer proporcionado, não mais aqui comigo no espaço e no tempo como estivera um instante antes. Entre mordidas Isaac olhava para mim, estarrecido (ele estava no meu colo, e eu entregava as garfadas ambrosiais à sua boca bem aberta), como se para exclamar, "Seu mundo tem isso? De hoje em diante, dedicarei minha vida a isso".[2]

Michael Pollan, *Botany of Desire*, 2001

E se Roald Dahl e Michael Pollan estiverem certos, que o gosto do açúcar na língua possa ser um tipo de intoxicação? Isso não sugere a possibilidade de que o açúcar em si seja um tóxico, uma droga? Imagine uma droga que pode nos intoxicar, que pode nos encher de energia e que pode fazê-lo sendo ingerida pela boca. Não precisa ser injetada, fumada ou aspirada para que experienciemos seus efeitos, sublimes e calmantes. Imagine que essa droga possa ser misturada com virtualmente qualquer comida e particularmente com líquidos, e que, quando dada a crianças pequenas, provoca um sentimento de prazer tão profundo e intenso que sua busca se torna uma força motriz que os acompanhará pela vida toda.

O hiperconsumo dessa droga pode ter efeitos de longa duração, mas não há qualquer efeito a curto prazo – não há atordoamento ou tontura, não há fala enrolada, desmaio ou desfalecimento, palpitações ou estresse respiratório. Quando dada a crianças, seus efeitos podem ser apenas variações mais extremas na aparentemente natural montanha-russa da infância, da intoxicação inicial a ataques de fúria e choramingos que podem ou não terminar horas depois. Mais do que tudo, nossa droga imaginária torna as crianças felizes, pelo menos durante o período em que a estão consumindo. Acalma seu estresse, alivia sua dor, foca sua atenção, e então as deixa excitadas e cheias de alegria até que o efeito da dose passe. A única desvantagem é que as crianças ansiarão por outra dose, talvez até a exijam, com regularidade.

Quanto demoraria até que pais e mães começassem a usar nossa droga imaginária a fim de acalmar seus filhos quando necessário, aliviar dor, evitar ataques de infelicidade, ou para distraí-los? E, uma vez que a droga se tornasse associada com prazer, quanto demoraria até ser usada na celebração de aniversários, de um jogo de futebol, boas notas na escola? Quanto demoraria até que se tornasse um jeito de expressar amor e celebrar a alegria? Quanto tempo demoraria até que nenhuma reunião de família e amigos estivesse completa sem ela, até que grandes feriados e comemorações fossem definidos em parte pelo uso dessa droga, para garantir o prazer? Quanto demoraria até que os desprivilegiados do mundo gastassem alegremente o pouco dinheiro que têm nessa droga em vez de em refeições nutritivas para suas famílias?

Quanto demoraria até que esta droga, como o antropólogo Sidney W. Mintz disse sobre o açúcar, demonstrasse uma "quase invulnerabilidade ao ataque moral"[3], até que a escrita de um livro como este fosse percebido como o equivalente nutricional de roubar o Natal?

O que há na experiência de consumir açúcar e doces, em especial durante a infância, que invoca tão prontamente a comparação com uma droga? Eu tenho filhos, ainda bastante pequenos, e acredito que criá-los seria uma tarefa bem mais fácil se açúcar e doces não estivessem disponíveis, se regular o consumo deles de açúcar não parecesse um tema constante de nossas responsabilidades como pais. Até mesmo aqueles que defendem com vigor o lugar do açúcar e dos doces nas dietas modernas – "um momento inocente de prazer, um bálsamo entre os estresses da vida"[4], como o jornalista Tim Richardson escreveu – reconhecem que isso não inclui permitir que as crianças "comam tantos doces quanto desejarem, a qualquer hora", e que "a maioria dos pais deseja racionar os doces ingeridos pelos filhos".

Mas por que isso é necessário? As crianças anseiam por muitas coisas – cartas Pokémon, parafernália de *Star Wars*, mochilas da Dora Aventureira – e gostam de muitas comidas. O que há nos doces que os deixa tão precisados de regulagem – o que é outra maneira de perguntar se a comparação a drogas de abuso é válida?

Isso suscita mais do que interesse acadêmico, porque a resposta de populações inteiras ao açúcar tem sido efetivamente idêntica à das crianças: uma vez que são expostas, as populações consomem tanto açúcar quanto conseguem acessar facilmente, embora possa haver limites naturais estabelecidos pela cultura e pelas atitudes correntes quanto à comida. A primeira barreira ao aumento do consumo – até o ponto em que as populações se tornam obesas e diabéticas e então, talvez, mais doentes – até hoje tendeu a ser disponibilidade e preço. (Isto inclui, em um estudo, inuítes canadenses intolerantes ao açúcar[5], que não tinham a enzima necessária para digerir o componente frutose do açúcar e ainda assim continuaram a consumir bebidas adoçadas e doces apesar do "desconforto abdominal" que lhes causava.) Como o preço de uma libra de açúcar caiu ao longo dos séculos – do equivalente a 360 ovos no século XIII[6] para dois nas primeiras décadas do século XX –, a quantidade de açúcar consumido aumentou estável e inexoravelmente. Em 1934, enquanto vendas de doces continuavam a crescer durante a Grande Depressão, o jornal *The New York Times* comentou: "A depressão provou que as pessoas queriam doces e que, assim que conseguiam algum dinheiro, o compravam".[7] Durante aqueles breves períodos de tempo durante os quais a produção de açúcar ultrapassou nossa habilidade de consumi-lo, a indústria do açúcar e os fabricantes de produtos ricos em açúcar trabalharam diligentemente para aumentar a demanda e, pelo menos até há pouco, com êxito.

A pergunta crítica, debatida pelos cientistas, conforme o jornalista e historiador Charles C. Mann elegantemente colocou, é "se [o açúcar] é de fato uma substância viciante ou se as pessoas só agem como se fosse".[8] Essa pergunta não é fácil de ser respondida. Com certeza, pessoas e populações têm agido como se o açúcar fosse viciante, mas a ciência não fornece comprovação científica. Até recentemente, nutricionistas que estudam o açúcar o fizeram da perspectiva natural de enxergar o açúcar como um nutriente – um carboidrato – e nada mais. Ocasionalmente discutiram se ele poderia ou não ter um papel na diabetes ou na doença cardiovascular, mas não se disparava uma resposta no cérebro ou no corpo que nos fizesse querer consumi-lo em excesso. Não era essa a área de interesse deles.

Os poucos neurologistas e psicólogos interessados em examinar o fenômeno da "gula por doce", ou a razão pela qual talvez precisemos racionar nosso consumo de açúcar a fim de não comê-lo em excesso, o fizeram tipicamente da perspectiva de como esses açúcares se comparavam com outras drogas de abuso, cujo mecanismo de adição é agora bem compreendido. Ultimamente, esta comparação tem recebido mais atenção, à medida que a comunidade da saúde pública tem estudado racionar nosso consumo de açúcar enquanto população, considerando a possibilidade de que uma maneira de regular esses açúcares – assim como cigarro – é estabelecer que eles são, de fato, viciantes. Esses açúcares são muito provavelmente únicos por serem um nutriente *e* uma substância psicoativa com algumas características viciantes.

Historiadores frequentemente consideraram adequada a metáfora do açúcar como droga. "Que os açúcares, particularmente a sacarose altamente fermentada, produzem efeitos psicológicos peculiares é algo bem sabido"[9], escreveu o falecido Sidney Mintz, cujo livro de 1985, *Sweetness and Power* [Doçura e poder], é uma das duas histórias seminais sobre o açúcar escritas em língua inglesa, nas quais outros pesquisadores mais recentes sobre o assunto (inclusive eu) se baseiam muito.* Mas esses efeitos não são nem visíveis nem tão duradouros como os do álcool ou das bebidas cafeinadas, "cujo primeiro uso pode disparar mudanças rápidas na respiração, nos batimentos cardíacos, na cor da pele e daí em diante". Mintz argumentou que uma razão primária para que ao longo do século o açúcar tenha escapado das críticas de fundo religioso, como as feitas contra o chá, o café, o rum e até mesmo contra o chocolate, é que quaisquer mudanças de comportamento visíveis que possam acontecer quando crianças pequenas consomem açúcar não causavam o tipo de "vermelhidão, tontura, vertigem, euforia, mudanças no tom de voz, fala arrastada, atividade física visivelmente intensificada, ou qualquer dos outros indícios associados com a ingestão" dessas outras drogas. Conforme este livro argumentará, o açúcar parece ser uma substância que proporciona prazer a um preço que é difícil discernir de imediato e que só é pago inteiramente apenas anos ou décadas depois. Sem consequências visíveis e diretamente discerníveis, como Mintz diz, perguntas sobre "consequências nutritivas de longo prazo ou consequências médicas ficaram sem ser feitas ou respondidas". A maioria de nós, hoje, jamais saberá se sofremos o mais sutil sintoma de abstinência de açúcar, pois nunca nos privamos por tempo suficiente para descobrir.

* A outra é *The History of Sugar*, publicada em dois volumes enciclopédicos, em 1949 e em 1950, por Noël Deerr, um executivo da indústria do açúcar que virou historiador sobre o açúcar.

Mintz e outros historiadores consideram a comparação à droga tão adequada em parte porque o açúcar é um de um punhado de "alimentos-droga"[10], para usar o termo de Mintz, que veio dos trópicos e sobre os quais impérios europeus foram construídos do século XVI em diante, os outros sendo chá, café, chocolate, rum e tabaco. Sua história está intimamente ligada à dessas outras drogas. Rum é destilado, é claro, da cana-de-açúcar, ao passo que chá, café e chocolate não eram consumidos com substâncias adoçantes em suas regiões de origem. No século XVII, porém, uma vez que o açúcar foi acrescentado como adoçante e os preços o permitiram, o consumo dessas substâncias na Europa explodiu. Já no século XIV o açúcar era usado para adoçar bebidas e vinhos na Europa[11]; até preparações com cannabis na Índia e vinhos à base de ópio e xaropes incluíam açúcar como um dos principais ingredientes.

Noz-de-cola, contendo tanto cafeína quanto traços de um estimulante mais suave chamado teobromina, tornou-se um produto de consumo universal no final do século XIX, primeiro como um vinho contendo coca na França (Vin Mariani) e então como a mistura original de cocaína e cafeína da Coca-Cola, com adição de açúcar para mascarar o amargor das outras duas substâncias. A remoção da cocaína nos primeiros anos do século XX pareceu não influir na habilidade da Coca-Cola de se tornar, como um jornalista descreveu em 1938, a "essência sublimada de tudo aquilo que a América representa"[12], o único produto amplamente distribuído no planeta[13] e a segunda palavra mais reconhecível na Terra, sendo "ok" a primeira. Não é coincidência o fato de que John Pemberton, o inventor da Coca-Cola, era viciado em morfina, vício que ele adquiriu depois de ser ferido na Guerra Civil. A Coca-Cola foi um dos vários remédios patenteados que ele inventou para ajudá-lo a desmamar da droga mais pesada. "Como a coca, a noz-de-cola permite que aquele que a toma enfrente jejum longo e cansaço"[14], dizia um artigo de 1884. "Duas drogas tão intimamente relacionadas em suas propriedades fisiológicas não podem deixar de atrair rápida atenção universal."

Quanto ao tabaco, o açúcar era, e ainda é, um ingrediente fundamental no cigarro de tabaco *american blend*, o primeiro do qual foi o Camel, apresentado por R. J. Reynolds em 1913. É esse "casamento entre tabaco e açúcar"[15], como um relatório da indústria do açúcar descreveu em 1950, que torna a experiência de fumar cigarro "suave" se comparada com charutos e, talvez, mais importante, faz com que seja possível para a maioria de nós inalar a fumaça do cigarro e aspirá-la fundo nos nossos pulmões. É a "inalabilidade" dos cigarros *american blend* o que os tornou tão poderosamente viciantes – bem como tão potencialmente carcinogênicos – e que levou à explosão no consumo de cigarros nos Estados Unidos e na Europa na primeira metade do século XX, seguidos pelo resto do mundo, e, é claro, às epidemias de câncer de pulmão que decorreram disso.

Diferentemente do álcool, que era a única substância psicoativa comumente disponível no Velho Mundo até que o açúcar, a nicotina e a cafeína entraram em cena, estes três tinham pelo menos algumas propriedades estimulantes, e assim ofereciam uma experiência muito diferente, uma experiência que era mais propensa a estimular as atividades da vida cotidiana. Eram os "equivalentes do século XVIII aos energéticos", escreve o historiador escocês Niall Ferguson.[16] "Tomadas juntas, as novas drogas deram à sociedade inglesa uma batida todo-poderosa; o Império, pode-se dizer, foi construído em cima de um enorme *rush* de açúcar, cafeína e nicotina – um *rush* que praticamente todos podiam experimentar."

Açúcar, mais do que tudo, parece ter tornado a vida válida de ser vivida (como ainda o faz) para tantos, particularmente para aqueles de cujas vidas estavam ausentes os tipos de prazeres que uma riqueza relativa e horas diárias de lazer poderiam, de outra forma, fornecer. Já no século XII, um cronista contemporâneo das Cruzadas, Alberto de Aachen, descreveu a oportunidade de se extrair açúcar da cana que os cruzados encontraram crescendo nos campos do que hoje é Israel e Líbano como consistindo numa "compensação pelos sofrimentos passados".[17] "Os peregrinos", ele escreve, "não cansavam da sua doçura."

À medida que instigavam a transformação da vida diária na Europa e nas Américas nos séculos XVII e XVIII, o açúcar, o chá e o café se tornaram prazeres que as classes trabalhadoras podiam proporcionar a si mesmas; nos anos 1870, haviam se tornado necessidades vitais. Durante períodos de dificuldades econômicas, como o médico e pesquisador britânico Edward Smith observou na época, os pobres britânicos sacrificavam os itens nutritivos de sua dieta antes de diminuir o açúcar por eles consumido. "Em termos nutricionais", sugeriram três pesquisadores britânicos em 1970 em uma análise dos resultados da pesquisa de Smith, "teria sido melhor se parte do dinheiro gasto em açúcar tivesse sido usado para comprar pão e batatas, já que isso teria lhes dado muitas mais calorias pelo mesmo dinheiro, bem como teria fornecido alguma proteína, vitamina e sais minerais, dos quais o açúcar carece inteiramente. Porém, na verdade, descobrimos que o gosto pela doçura do açúcar tende a se fixar. A escolha por comer quase tanto açúcar quanto comiam, ainda que substancialmente reduzindo a quantidade de carne, reforça nossa crença de que as pessoas desenvolvem uma afeição pelo açúcar que se torna difícil de resistir ou superar."[18]

O açúcar era uma "substância ideal"[19], diz Mintz. "Servia para fazer uma vida atarefada não parecê-lo tanto; na pausa em que era consumido, aliviava ou parecia aliviar as mudanças do estado de trabalho para o descanso e vice-versa; fornecia sensações mais rápidas de saciedade ou satisfação do que os carboidratos complexos; se combinava facilmente com muitas outras comidas, em algumas das quais também era usado (chá com biscoitos, café e bolinho, chocolate e pão com geleia)... Não é de se admirar que os ricos e poderosos gostassem tanto dele, e não é de se admirar que os pobres tenham aprendido a amá-lo." O que Oscar Wilde escreveu sobre os cigarros em 1891, quando esse prazer estava prestes a explodir em popularidade e disponibilidade, também pode ser dito sobre o açúcar: é "o prazer perfeito. É sublime, e deixa a pessoa satisfeita. O que mais se pode querer?".[20]

A ânsia por açúcar de fato parece estar profundamente intrincada em nossos cérebros. As crianças certamente respondem a ele de forma instantânea, do nascimento (senão no útero) em diante. Dê aos bebês a opção de água com açúcar ou água pura, escreveu o médico britânico Frederick Slare há trezentos anos, e "eles vão alegremente sorver a primeira, e fazer cara feia para a segunda: tampouco vão se agradar com leite de vaca, a menos que seja batizado com um pouco de açúcar, para simular a doçura do leite materno".[21] A observação de Slare foi confirmada experimentalmente no início da década de 1970 por Jacob Steiner, um professor de biologia oral na Universidade Hebraica de Jerusalém. Steiner estudou e fotografou as expressões de bebês recém-nascidos a quem foi dada uma amostra de água com açúcar até mesmo antes de terem recebido leite materno ou qualquer outro alimento. O resultado, ele escreveu, era "um relaxamento acentuado do rosto, parecendo uma sensação de 'satisfação', muitas vezes acompanhado por um 'rápido sorriso'", que era quase sempre seguido "pelo lamber ansioso do lábio superior e movimentos de sucção".[22] Quando Steiner repetiu o experimento com uma solução amarga, os recém-nascidos a cuspiram.

Isso levanta a questão de por que os humanos desenvolveram um pendor para o doce[23], o que requer intrincados receptores na língua e no céu da boca, e no esôfago abaixo, que detectam a presença até de quantidades mínimas de açúcar e então sinalizam esse gosto via nervos subindo até o sistema límbico, no cérebro. Nutricionistas normalmente respondem dizendo que na natureza um gosto doce sinalizava ou frutas ricas em caloria ou leite materno (por causa da lactose, um carboidrato relativamente doce que pode constituir até 40% das calorias do leite materno), de forma que um sistema altamente sensível para distinguir tais alimentos e diferenciá-los de gostos de venenos, que reconhecemos como amargos, seria uma especial vantagem evolutiva. Mas se a densidade calórica ou nutriente é a resposta, os nutricionistas e biólogos evolucionistas precisam explicar por que a gordura não tem, para nós, o gosto doce. Ela tem duas vezes mais calorias por grama do que os açúcares (e mais de metade das calorias do leite materno é de gordura).

Uma proposição comumente evocada para explicar por que os ingleses se tornariam os maiores consumidores de açúcar do mundo e assim permaneceriam ao longo do século XX, junto ao fato de que os ingleses detinham a rede de colônias produtoras de açúcar mais profícua do mundo, é a de que eles não tinham qualquer fruta nativa suculenta[24], e assim tiveram pouca oportunidade prévia de se habituarem ao doce, como tiveram as populações mediterrâneas.

Assim, o gosto doce foi uma novidade tremenda para os ingleses, e a primeira exposição deles ao açúcar de que se tem notícia ocasionou uma espécie de espanto em toda a população. De acordo com esse argumento, os americanos então seguiram os britânicos muito de perto enquanto consumidores de açúcar porque as treze colônias originais foram estabelecidas pelos ingleses, que levaram consigo sua ânsia pelo açúcar. A mesma explicação serve para os australianos, que, nas primeiras décadas do século XX, haviam alcançado os britânicos como consumidores de açúcar.[25]

Porém, tudo isso é especulação, assim como a noção de que foram os aspectos psicoativos do consumo do açúcar que forneceram a vantagem evolutiva. O gosto do açúcar alivia o estresse e, por tabela, as "vocalizações de estresse" em bebês[26]; consumir açúcar permite que adultos tolerem dor e exaustão e alivia a fome.[27] Que o açúcar funciona como analgésico ou pelo menos como uma poderosa distração para bebês é evidenciado por seu uso durante as cerimônias de circuncisão – até mesmo no hospital, no dia seguinte ao nascimento – para acalmar e aquietar o recém-nascido. Mas, se o açúcar é apenas uma distração para o bebê e não um analgésico de fato, como essa leitura defende, precisamos explicar por que, em testes clínicos, ele é mais eficaz em aliviar o estresse de bebês do que o peito da mãe e do que o próprio leite materno.[28]

Muitos animais respondem positivamente ao açúcar – eles têm um pendor ao doce –, mas não todos. Gatos, por exemplo, não têm[29], mas são necessariamente carnívoros (no estado de natureza, comem apenas outros animais). Galinhas não têm, nem tatus, baleias, leões-marinhos, alguns peixes ou chupins. Apesar do uso disseminado de ratos na pesquisa sobre a adição por açúcar, alguns tipos de ratos de laboratório preferem maltose – o carboidrato presente na cerveja – ao açúcar. Bovinos, por outro lado, de bom grado engordariam com açúcar[30], observação que foi feita no final do século XIX, quando o preço do açúcar caiu a ponto de fazendeiros poderem usá-lo como ração. Em um estudo publicado em 1952, agrônomos relataram[31] que podiam fazer com que bovinos comessem plantas que de outra maneira desdenhariam, graças ao subterfúgio de aspergir as plantas com açúcar ou melaço (o gado preferia o último) – em outras palavras, cobrindo-os de açúcar.

"Em várias ocasiões", os pesquisadores relataram, "o espécime bovino rapidamente entendia o que estava acontecendo e seguia a garrafa borrifadora com grande expectativa." Bovinos respondiam do mesmo jeito a adoçantes naturais, sugerindo que "gostavam de qualquer coisa doce, independentemente de ter valor nutricional ou não". Adoçando com açúcar, como um artigo no *The New York Times* observou em 1884, "podemos tornar falsamente palatável até mesmo as porcarias mais indigestas".[32]

É surpreendentemente esparsa a atual literatura de estudo sobre o poder aditivo do açúcar e sobre se ele é uma variação nutricional de uma droga de abuso.[33] Até os anos 1970 e na maior parte do tempo desde então as principais autoridades não consideraram esse questionamento como particularmente relevante à saúde humana. A pouca pesquisa nos permite descrever o que acontece quando ratos e macacos consomem açúcar, mas nós não somos eles, e eles não são nós. Os experimentos críticos são muito raramente, se tanto, realizados em humanos, e certamente não em crianças, pelas razões éticas óbvias: não podemos comparar como elas respondem a açúcar, cocaína e heroína, por exemplo, a fim de determinar qual é mais aditivo.

O açúcar de fato induz as mesmas respostas na região do cérebro conhecida como "centro de recompensa" – tecnicamente, o núcleo accumbens – que a nicotina, cocaína, heroína e álcool. Pesquisadores que estudam os mecanismos da adição passaram a acreditar que mecanismos necessários para a sobrevivência da espécie – especificamente, alimentação e sexo – são vividos como prazerosos naquela parte do cérebro, e assim o fazemos de novo e de novo. O açúcar estimula a liberação dos mesmos neurotransmissores – a dopamina em particular – através dos quais os efeitos potentes dessas outras drogas são mediados. Como as drogas trabalham desse jeito, os humanos aprenderam a refinar sua essência em formas concentradas que realçam o barato. Folhas de coca, por exemplo, são suavemente estimulantes quando mastigadas, mas poderosamente aditivas quando refinadas em cocaína; e mais ainda quando o consumo se dá diretamente nos pulmões, ao serem fumadas na forma de crack. O açúcar, também, tem sido refinado de sua forma original para realçar seus efeitos e concentrá-los, ainda que como um nutriente que fornece energia bem como uma substância química que estimula o prazer no cérebro.

Quanto mais usamos essas substâncias, menos dopamina produzimos naturalmente no cérebro, e quanto mais acostumadas as células do nosso cérebro se tornam à dopamina que é produzida – o número de "receptores de dopamina" declina. Este resultado é um fenômeno conhecido como dessensibilização: precisamos mais da droga para conseguir a mesma resposta prazerosa, ao passo que prazeres naturais, tais como sexo e alimentar-se, nos agradam menos e menos. A questão, porém, é o que diferencia a substância que trabalha no centro de recompensa para disparar uma experiência intensa de prazer, e que no entanto ainda não é aditiva, de uma que calha de ser ambas as coisas. O açúcar cruza esse limite? Podemos adorar o sexo, por exemplo, e considerá-lo uma experiência intensamente prazerosa sem sermos viciados em sexo. Comprar um par novo de sapatos, para muitos de nós, também estimula uma resposta de dopamina no centro de recompensas do cérebro, e ainda assim não é aditivo.

Ratos que receberam água adoçada em experimentos a consideram significantemente mais prazerosa do que cocaína, mesmo quando são viciados nesta última substância, e também mais do que heroína (embora os ratos tenham mais dificuldade em fazer esta última opção). Vicie um rato ao longo de meses com doses intravenosas de cocaína, como o pesquisador francês Serge Ahmed relatou, e então lhe ofereça a opção de solução adoçada ou sua dose diária de cocaína, e em dois dias o rato vai passar a optar pelo doce.[34] A escolha do doce em detrimento da cocaína, Ahmed coloca, pode ocorrer pelo fato de os neurônios nos circuitos de recompensa do cérebro que respondem especificamente a doce ultrapassarem em muito o número daqueles que respondem à cocaína, na proporção de catorze para um; essa descoberta foi replicada em macacos.

Essa pesquisa com animais valida a anedota de viciados em drogas e alcoólatras, e as observações daqueles que tanto estudam quanto tratam a drogadição, de que doces e bebidas adoçadas são ferramentas valiosas – "prazeres sóbrios" – para desmamar viciados em drogas mais pesadas, talvez transferindo de um vício (ou de uma substância que estimula a dopamina) para outro, ainda que relativamente mais benigno. "Há pouca dúvida de que o açúcar possa aliviar a ânsia física pelo álcool", como o neurologista James Leonard Corning observou mais de um século atrás.[35] A bíblia de doze passos dos Alcoólicos Anônimos – chamada de O grande livro[36] – recomenda o consumo de balas e doces no lugar do álcool quando a vontade de beber álcool aumenta. De fato, o consumo per capita de balas nos Estados Unidos dobrou com o início da Lei Seca, em 1919, já que os americanos aparentemente se voltaram em massa do álcool para os doces. O consumo de sorvetes mostrou um "aumento tremendo"[37] no período coincidente com a Lei Seca. Por volta de 1920, o consumo de açúcar nos Estados Unidos bateu recordes, enquanto as cervejarias eram convertidas em fábricas de doces. "A ruína do negócio da bebida", relatou *The New York Times* "está sendo compensada pela produção de balas, doces e xaropes.[38]" Cinco anos depois, autoridades britânicas sugeriram que esse enorme aumento no consumo de sorvetes "devido à Lei Seca foi prejudicial à saúde"[39], mas um presidente de faculdade americano argumentou que a troca era aparentemente válida, já que ele "nunca ouvira falar de um homem que, tendo comido quantidades excessivas de guloseimas doces, voltasse para casa para bater na mulher".

Tudo isso vale ter em mente quando pensamos sobre o quão inexoravelmente o açúcar e os doces passaram a dominar nossas dietas e nossas vidas, já que a produção global de açúcar aumentou exponencialmente de 1600 em diante.[40] A quantidade anual de açúcar consumido per capita mais do que quadriplicou na Inglaterra no século XVIII, de 1,81 quilo para 8,16 quilos, e então mais do que quadruplicou no século XIX. Nos Estados Unidos, o consumo anual de açúcar aumentou dezesseis vezes ao longo daquele mesmo século.[41]

No início do século XX, o açúcar estava incorporado a todos os aspectos da nossa experiência alimentar – consumido durante o café da manhã, no almoço, no jantar e em lanches. Autoridades nutricionais já estavam sugerindo o que parecia ser óbvio: que esse consumo aumentado era resultado de, pelo menos, um tipo de adição – "o desenvolvimento do apetite por açúcar, que, como qualquer outra apetência – por exemplo, apetência por bebida – cresce com a gratificação".[42]

Um século mais tarde, o açúcar se tornou um ingrediente que só é evitável em alimentos preparados e embalados mediante muito esforço e determinação; um ingrediente realmente onipresente: não apenas nos óbvios alimentos doces – barras de chocolate, biscoitos, sorvetes, bombons, refrigerantes, sucos, bebidas esportivas e energéticas, chás gelados adoçados, geleias, gelatinas e cereais de café da manhã (tanto os que são consumidos frios quanto quentes) –, mas também em pasta de amendoim, molhos para salada, ketchup, molhos barbecue, sopas enlatadas, fiambres, bacon, cachorros-quentes, pretzels, batata chips, amendoim torrado, molhos para espaguete, tomates enlatados e pães. A partir dos anos 1980, fabricantes de produtos anunciados como estritamente saudáveis por terem pouca gordura ou especificamente pouca gordura saturada (para não falar em "sem glúten, sem glutamato e zero de gordura trans por porção") passaram a substituir essas calorias gordas por açúcar para torná-los igualmente, senão mais, palatáveis, e frequentemente disfarçando o açúcar sob um ou mais dos mais de cinquenta nomes com os quais se pode encontrar a combinação frutose-glicose de açúcar e xarope de milho rico em frutose. A gordura foi tirada das barras de chocolate, o açúcar foi acrescentado ou pelo menos mantido, de forma que elas se tornaram barras de alimento saudáveis. A gordura foi retirada de iogurtes e o açúcar foi acrescentado, e esses se tornaram alimentos saudáveis para o coração, no café da manhã ou em lanches. Era como se a indústria alimentícia houvesse decidido em massa, ou como se seus numerosos grupos focais enviassem a mensagem de que, se um produto não fosse adoçado, pelo menos um pouco, nossos paladares modernos o rejeitariam como inadequado e em vez disso compraríamos a versão de um concorrente que o fosse.

Ao longo do caminho, açúcar e doces se tornaram sinônimo de amor e afeto, e a linguagem com a qual os expressamos – *sweets, sweetie, sweetheart, sweetie pie, honey, honeybun, sugar** e todos os tipos de combinações e variações. Açúcar e doces se tornaram uma contribuição primária para nossas celebrações de festas e realizações, tanto grandes quanto pequenas. Para aqueles de nós que não celebram a existência com um drinque (e para muitos de nós que

* Em português esses termos são menos abundantes. Alguns: docinho, docinho de coco. (N.T.)

o fazem), é uma barra de chocolate, uma sobremesa, uma casquinha de sorvete ou uma Coca-Cola (ou Pepsi) que alegra o nosso dia. Para aqueles de nós que são pais, açúcar e doces se tornaram ferramentas que empunhamos para recompensar as realizações de nossos filhos, para demonstrar nosso amor e nosso orgulho por eles, para motivá-los, para seduzi-los. Doces se tornaram a moeda corrente da infância, da paternidade e da maternidade.

A tendência mais comum é, de novo, pensar essa transformação como tendo sido conduzida pelo mero fato de que açúcar e doces têm um gosto bom. Nós a chamamos de hipótese "a pausa que refresca" da história do açúcar. A maneira alternativa de refletir sobre isso é pensar que o açúcar passou a dominar nossas dietas porque o primeiro gosto, independentemente se para um bebê hoje ou para um adulto séculos atrás, é, literalmente, como Michael Pollan escreveu, um deslumbramento, uma espécie de intoxicação; é a ignição de uma ânsia de vida inteira, não idêntica, mas análoga àquelas outras drogas de abuso. Como é um nutriente, e porque as sequelas visíveis de seu consumo são relativamente benignas quando comparadas com as da nicotina, da cafeína e do álcool – pelo menos a curto prazo e em pequenas doses –, o açúcar permaneceu, como diz Sidney Mintz, quase invulnerável a ataques morais, éticos ou religiosos. Mostrou-se invulnerável a ataques de ordem da saúde, também.

Nutricionistas acabaram colocando a culpa por nossos males crônicos ou por virtualmente qualquer elemento de nossa dieta ou ambiente – nas gorduras e no colesterol, nas proteínas e na carne, no glúten e nas glicoproteínas, nos hormônios de crescimento e nos estrógenos e nos antibióticos, na ausência de fibra, vitaminas e sais minerais, e certamente na presença de sal, nas comidas processadas em geral, no consumo excessivo e no comportamento sedentário – antes de admitir ser sequer possível que o açúcar tenha desempenhado um papel de outra forma que não apenas nos fazendo comer demais[43] (como Fred Stare, de Harvard, afirmou há quarenta anos). E, assim, quando algumas poucas autoridades informadas ao longo dos anos de fato arriscaram sua credibilidade sugerindo que o açúcar era culpado, suas palavras tiveram pouco efeito nas crenças de seus colegas ou nos hábitos alimentares de uma população que passara a depender do açúcar e dos doces como compensações para o sofrimento da vida cotidiana.

Capítulo 2

Os primeiros dez mil anos

> Monsieur Delacroix, um escritor tão charmoso quanto prolífico, reclamou certa vez para mim em Versalhes sobre o preço do açúcar, que, naquela época, custava mais do que cinco francos a libra. "Ah", ele disse numa voz suave e melancólica, "se alguma vez puder ser comprado de novo por trinta centavos, nunca mais vou tocar em água a menos que seja adoçada!" Seu desejo se tornou realidade.[1]
>
> Jean Anthelme Brillat-Savarin
> *A fisiologia do gosto*, 1825

O açúcar é um combustível para as plantas e pode ser encontrado em todas elas – em algumas, porém, mais do que em outras. Pode-se apostar com segurança que humanos tentaram extrair açúcar, em algum ou em outro momento, de praticamente qualquer substância ou planta que fosse perceptivelmente doce e oferecesse a promessa de açúcar em quantidade. Mel foi consumido em toda a Europa e na Ásia antes do açúcar substituí-lo, e quando colonizadores europeus chegaram ao Novo Mundo e não encontraram mel, eles introduziram abelhas, que os nativos americanos começaram a chamar de "a mosca do homem inglês".[2] Antes da chegada dos europeus, os nativos americanos usavam xarope de bordo como um adoçante[3], e eles o apresentaram aos colonizadores. (Thomas Jefferson era um defensor do xarope de bordo porque tornava o trabalho escravo desnecessário. O xarope de bordo, ele escreveu, "produz um açúcar igual ao melhor açúcar de cana, o produz em quantidade, sem precisar nenhuma outra mão de obra além da que mulheres e meninas podem dispensar [...]. Que bênção".[4]) Mas nem o xarope de bordo nem o mel podem ser usados para adoçar bebidas frias, e nenhum deles se mistura bem com o café. Nenhum deles podia ser produzido em quantidade necessária para competir com o açúcar. Ainda os consumimos, mas em quantidades limitadas e para usos limitados.

Até mesmo o sorgo, uma gramínea do Velho Mundo usada para alimentar o gado na África e mastigada pelos aldeões por causa de seu gosto doce, foi testado no final do século XIX como uma fonte potencial de açúcar, um concorrente ao açúcar de cana e de beterraba.[5] O Departamento de Agricultura dos Estados Unidos encampou a ideia e "estimulou um entusiasmo que tomou as proporções de uma mania"[6], mas secas e pragas de insetos acabaram com a ideia. O açúcar de cana e então de beterraba e agora o xarope de milho rico em frutose venceram, no sentido de que eram adoçantes que poderiam ser economicamente produzidos em massa e forneciam quantidades necessárias para satisfazer o que parece ter sido uma demanda quase ilimitada.

Antropólogos acreditam que a própria cana-de-açúcar foi primeiramente domesticada na Nova Guiné cerca de dez mil anos atrás.[7] Como comprovação de que era reverenciada mesmo então, mitos cosmogônicos da Nova Guiné representam a raça humana surgindo do encontro sexual do primeiro homem e uma haste de cana.[8] A planta é, tecnicamente, uma gramínea, crescendo até alturas de doze a quinze pés, com hastes suculentas que podem ter circunferência de até 16,5 centímetros. Em solos tropicais, a cana-de-açúcar cresce a partir de cortes da haste, e leva de um ano a um ano e meio para amadurecer. O suco ou seiva da cana, pelo menos da variedade moderna, é composto principalmente por água e até 17% de açúcar. Isso torna a cana doce ao ser mastigada, mas não intensamente doce. Antropólogos entendem que os primeiros fazendeiros domesticaram a cana pela doçura que se obtinha ao se mastigar os talos *e* pela energia fornecida. Muito antes que surgisse a arte de se refinar cana, o cultivo já havia se espalhado pela Índia, China, Filipinas e Indonésia.

Sem o refino, o suco da cana-de-açúcar é apenas para consumo local. Em até um dia após o corte, a haste da cana começa a fermentar e então a apodrecer. Mas o caldo pode ser extraído através de espremedura, amassamento ou pressão e, por sua vez – como os fazendeiros no norte da Índia descobriram por volta do ano 500 a.C. –, pode ser transformado em uma espécie de açúcar bruto por meio de ciclos de aquecimento e refrescamento; uma "série de operações líquido/sólido".[9] O açúcar se cristaliza à medida que o líquido evapora. Um dos produtos finais é o melado, um líquido grosso viscoso e marrom; outro, que requer maior investimento de tempo e esforço, é açúcar seco e cristalizado de cores que variam do marrom ao branco. Quanto mais esforço é gasto no refino, mais branco e mais puro é o produto final.

Quando cultivada com instrumentos da tecnologia moderna, a cana-de-açúcar pode produzir (como a indústria do açúcar e nutricionistas repetidamente afirmavam em sua defesa no século XX[10]) mais calorias por acre para alimentar a população do que qualquer outro animal ou planta. Pode ser armazenado por anos a fio; viaja bem; pode ser consumido assim que chegar, sem necessitar aquecimento ou cozimento. E, diferentemente de mel e xarope de bordo, não tem nenhum gosto distintivo nem retrogosto. O açúcar refinado não tem cor nem cheiro. Não é nada mais do que a essência cristalizada da doçura. Além do sal, é a única substância química pura que os humanos consomem.[11] E fornece quatro calorias de energia a cada grama.

O açúcar é extraordinariamente útil no preparo de alimentos[12], mesmo quando a doçura não é necessariamente o resultado desejado, e essa é uma das razões pelas quais o açúcar em todos os seus variados nomes e formas é agora quase onipresente em alimentos modernos processados. O açúcar permite a preservação de frutas e frutas vermelhas ao inibir o crescimento de micro-organismos que de outra maneira causariam a putrefação. Assim, o açúcar barato tornou possível a revolução em geleias e compotas que começou na metade do século XIX (uma das muitas revoluções em alimentos ricos em açúcar que começou na mesma época, como veremos em breve). Inibe mofo e bactérias em leite condensado e em outros líquidos ao aumentar a chamada pressão osmótica do líquido. Reduz a aspereza do sal usado para curar e preservar a carne (e o sal aumenta a doçura do açúcar). O açúcar é um combustível ideal para o fermento e, de quebra, para o processo de fermentação do pão. A caramelização do açúcar fornece a coloração marrom-claro na casca do pão. Dissolva açúcar na água e ele acrescentará não apenas doçura, mas viscosidade, e assim cria o corpo e o que os cientistas de comida chamam de "textura" de um refrigerante ou de um suco. Como condimento ou tempero, realça os sabores já presentes na comida, diminui o amargor e melhora a textura.

Tudo isso era seguramente secundário à doçura e ao valor como alimento, e talvez qualquer uso medicinal estimado, quando o açúcar começou sua dispersão pelo mundo, dois mil anos atrás. Da Índia, missionários budistas o levaram para a China e para o Japão. Exploradores muçulmanos então descobriram o açúcar na China e o levaram de volta à Arábia via Pérsia logo antes da expansão muçulmana que começou no século VII, depois da morte de Maomé. Segundo se conta, Cosroes I, imperador da Pérsia, pediu um pouco de água para uma menina em um jardim, e ela lhe deu um copo de caldo de cana resfriado com neve. Cosroes prontamente pediu mais e então pensou em roubar o jardim quando ela se fosse. "Preciso mandar essas pessoas para outro lugar e ter esse jardim para mim"[13], ele disse para si mesmo. Se o fez ou não, acredita-se que Cosroes levou a cana-de-açúcar para a Pérsia, e o império muçulmano então espalhou o cultivo de cana pelo Mediterrâneo – para Malta, Sicília, Chipre, sul da Espanha, e Norte e Leste da África.

Por volta do século X, as duas grandes áreas produtoras de açúcar fora da Índia e da China eram a cabeça do Golfo Pérsico, no delta dos rios Tigre e Eufrates, e no Vale do Rio Nilo, no Egito. Foram os egípcios quem primeiro desenvolveram as técnicas de refino que têm sido mais ou menos usadas desde então. Existem registros do uso de açúcar naquela época nas casas reais dos vizires e califas egípcios que giram em torno de 453 quilos por *dia*[14], e de festas de Ramadã em que 75 toneladas de açúcar foram usadas em uma só celebração, muito para esculpir decorações para as mesas que eram consumidas na hora ou dadas aos mendigos da vizinhança depois dos festejos.

O açúcar começou a irrigar o Norte da Europa com os cruzados no século XI. Quando os primeiros cruzados voltaram para casa, eles contaram histórias sobre os canaviais que haviam visto e os moradores locais, que, como Alberto de Aachen registrou, "chupavam com entusiasmo esses caniços, se deliciando com seus sucos benéficos, aparentemente incapazes de se saciar do prazer".[15] Nessa época os cruzados supervisionavam a produção de açúcar nas áreas conquistadas. O açúcar "era um produto precioso, muito necessário para o uso e para a saúde da humanidade"[16], escreveu um cronista de então. Quando os cruzados com um gosto pelo açúcar voltaram para casa, cidades-Estado italianas começaram a enviar açúcar por rotas de terra e mar para o Norte da Europa e para as Ilhas Britânicas.[17] O açúcar aparece nas despesas de Henrique II na parte final do século XII, listado como condimento; essa foi uma das primeiras menções jamais feitas ao açúcar na Grã-Bretanha. Em 1288, a corte de Eduardo I usou mais de 28 toneladas de açúcar.[18]

Enquanto o açúcar se difundia na Europa, isso acontecia sobretudo na condição de remédio – como foi o caso do chá, do café, do tabaco e do chocolate séculos depois –, de um elemento de decoração, como um tempero e como preservante. (O filho adoentado de Eduardo I, que padecia sempre de resfriados, recebia açúcar e palitos de açúcar como parte do tratamento – "em vão, já que morreu cedo".[19]) No século XIII, Tomás de Aquino disse que o consumo de açúcar não precisava ser proibido durante o jejum porque o açúcar não era "ingerido tendo-se em mente a alimentação, mas, em vez disso, para facilitar a digestão; assim sendo, não quebra o jejum, não mais do que qualquer outro remédio".[20] Durante os quinhentos anos seguintes, o açúcar seria ingerido medicinalmente tanto quanto para qualquer outro fim. "Era bom para quase todas as partes do corpo, para os muito jovens, para os muito velhos, para os doentes e para os saudáveis", escreveu o historiador britânico James Walvin. "Curava e prevenia doenças; refrescava os exaustos, revigorava os fracos."[21]

À medida que o preço do açúcar caía lentamente, seu uso como adoçante e como alimento aumentava. Passou dos estabelecimentos dos boticários, "que o vendiam exclusivamente para inválidos", para ser devorado "por gula". No século XIV, o açúcar estava surgindo em receitas culinárias; no século XV, era um ingrediente indispensável nas cozinhas daqueles ricos o bastante para se dar ao luxo. "A bem dizer, nenhuma comida recusa o açúcar"[22], foi como um gastrônomo o descreveu na época, uma opinião que é corroborada pela existência de várias receitas da culinária inglesa medieval de ostras salpicadas com açúcar. "O açúcar não estraga nenhum prato", era uma variação alemã de meados do século XVI sobre a mesma ideia.[23]

As barreiras para o consumo aumentado do açúcar, como sugeri mais cedo, seriam inevitavelmente o custo e a disponibilidade, que, por sua vez, eram limitados pela terra e mão de obra. A própria cana pode ser cultivada apenas nos trópicos ou próximo deles; precisa de clima quente e uma estação chuvosa longa ou irrigação extensiva para fornecer o volume considerável de água necessária. Aonde quer que o açúcar pudesse ser cultivado no Velho Mundo, ele o era, mas a terra disponível era limitada; plantar, colher e refinar o açúcar, e em quantidades suficientes para vender em qualquer outro lugar que não em estabelecimentos locais, não era um trabalho que pudesse ser feito individualmente por camponeses. Requeria moinhos para extrair o suco da cana-de-açúcar; panelas e muita madeira para a fervura; recipientes para a cristalização; contêineres para o frete e para estocar; e meios de transportar.

O trabalho em si era terrível, como Charles C. Mann descreveu – "golpeando com machetes na cana dura e suja de fuligem abaixo de um sol tropical, [sujando os trabalhadores do campo] da cabeça aos pés com uma mistura grudenta de poeira, cinza e caldo de cana"[24], isso para não mencionar o trabalho nas moendas, nas refinarias ou nos "engenhos de açúcar" – como eram então chamados –, que pareciam o inferno. Era difícil encontrar uma população pobre o suficiente e desesperada a ponto de fazê-lo de bom grado.

Escravos, já que não tinham escolha, se tornaram a solução. Se não por outra razão, a relação íntima entre a escravatura e o açúcar demonstraria que atrocidades nossos ancestrais estavam dispostos a tolerar e perpetrar em prol do gosto pelo açúcar, de suas ânsias por açúcar e pelo dinheiro que podia ser lucrado ao se satisfazer esses dois.

Açúcar e escravidão andaram de mãos dadas desde os primeiros tempos.[25] Quando os muçulmanos começaram a cultivar açúcar no Oriente Médio, no século VII, eles importaram escravos negros do Leste da África para trabalhar nos campos. Escravos eram aparentemente usados em toda a indústria do açúcar no Mediterrâneo, frequentemente trabalhando ao lado de mão de obra camponesa. No século XV, à medida que Portugal e depois a Espanha progressivamente passaram a mandar navios para o sul ao longo da costa africana, inaugurando a Era dos Descobrimentos, esses países simultaneamente começaram a trazer escravos negros e colocá-los para trabalhar nas plantações de açúcar nas recém-colonizadas ilhas das proximidades Atlânticas – Madeira, Açores, ilhas do Cabo Verde, São Tomé, Príncipe, Ano Bom e Ilhas Canárias.

Foi Colombo quem primeiro trouxe o açúcar para o Novo Mundo – em sua segunda viagem, em 1493, tendo primeiro parado nas Ilhas Canárias, onde conheceu tanto o plantio de cana-de-açúcar quanto os "especialistas de campos de cultivo" que iriam cultivar o açúcar.[26] A cana-de-açúcar cresceu com uma rapidez bíblica nas terras férteis da Hispaniola (agora Haiti e a República Dominicana) – brotando em sete dias, segundo Colombo relatou –, mas os agricultores ficaram doentes e morreram, assim como os escravos americanos usados para o trabalho. Em 1506, cana-de-açúcar das Ilhas Canárias foi trazida de volta para Hispaniola, e todos os habitantes que "erigissem um moinho de açúcar receberiam um empréstimo de quinhentas moedas em ouro". Dez anos depois, pães de açúcar estavam sendo enviados de volta à Espanha como presentes ao imperador; em 1525, o comércio era "tão lucrativo que o açúcar era despachado junto com tesouro e pérolas, e com escolta".

O capitão de Colombo, Pinzón, trouxe o açúcar para o Brasil em sua viagem de descobrimento, em 1499, e então os colonizadores portugueses no Brasil criaram a primeira indústria de açúcar viável no Novo Mundo.[27] Em 1926, o açúcar estava sendo refinado em uma fábrica e mandado de volta para Portugal, fazendo do açúcar a primeira commodity agrícola a ser enviada em quantidades comerciais do Novo Mundo para o Velho. O açúcar brasileiro dominou o comércio no século XVI. Fábricas de açúcar pipocaram pelo país. Por volta do final do século, estavam exportando para a Europa pelo menos 4,5 mil quilos de açúcar a cada ano – segundo algumas estimativas, dezenas de milhares de quilos.

No México, os primeiros conquistadores espanhóis, no início do século XVI, também trouxeram o açúcar consigo. Eles fundaram uma indústria de açúcar nascente enquanto marchavam sobre a região. O próprio Cortés tem o crédito de não apenas ter conquistado o império Asteca (com a ajuda considerável da varíola e de outras doenças infecciosas), como também por erigir dois dos primeiros moinhos de açúcar do continente. Em 1552, quando Gonzalo Fernández de Oviedo publicou seu *História da conquista do México*, ele insistiu que a incipiente indústria do açúcar era capaz de produzir açúcar suficiente para "abastecer toda a Cristandade".[28] Os conquistadores também se depararam com os nativos bebendo chocolate, embora não adoçado e condimentado com pimenta chili. Os espanhóis acharam a bebida desagradável – "melhor ser jogada fora para os porcos do que bebida por homens"[29] –, mas mesmo assim Cortés mandou como presente favas de cacau para o imperador Carlos V em 1527. Ao final do século, aristocratas espanhóis estavam misturando seu chocolate com açúcar e bebendo chocolate quente adoçado de manhã e à noite.

Tanto os espanhóis quanto os portugueses primeiro usaram os nativos das Américas para trabalhar em suas plantações de açúcar, mas o trabalho forçado e doenças epidêmicas trazidas da Europa e da África dizimaram essas populações. Então eles transportaram em navios escravos africanos para trabalhar nas plantações no Novo Mundo. Quando os franceses e britânicos estabeleceram colônias no Caribe, no século XVII, também eles entraram no negócio do açúcar, passando a depender da mão de obra escrava para fazer o trabalho exaustivo de colher a cana-de-açúcar de suas fazendas.

Os britânicos haviam tentado cultivar cana-de-açúcar em sua primeira colônia permanente no Novo Mundo, em Jamestown, na Virgínia, em 1607, mas o clima não era adequado. Os britânicos lograram êxito em Barbados nos anos 1640 e depois na Jamaica, logo depois de os refugiados holandeses do Brasil – veteranos da indústria de açúcar – terem levado a cana-de-açúcar consigo e ensinado aos britânicos como cultivá-la e refiná-la.[30]* O número de escravos em Barbados, a mais rica das ilhas do açúcar até que a Jamaica mais tarde a eclipsou, foi de um punhado, no início do século XVII, para mais de 46 mil em 1683. Na década de 1830, quando os emancipacionistas britânicos finalmente puseram um fim ao comércio de escravos, cerca de 12,5 milhões de africanos[31] haviam sido embarcados e transportados como escravos para o Novo Mundo; dois terços deles trabalharam e morreram cultivando e refinando açúcar.

Do século XVII até o século XIX, o açúcar foi o equivalente, econômica e politicamente, ao petróleo no século XX. Foi o produto em função do qual guerras eram travadas, impérios eram construídos e fortunas eram feitas e perdidas. Em 1775, o "Rei Açúcar" ou "ouro branco", como era conhecido, constituiu quase um quinto de todas as importações britânicas e cinco vezes o volume de importações de tabaco.[32] O resultado, como o historiador da ciência Robert Proctor escreveu sobre tabaco e taxação, foi "uma segunda adição"[33] – tanto os governos britânicos quanto o dos Estados Unidos passaram a ser vigorosos promotores da indústria do açúcar por causa das receitas que podiam auferir ao taxá-lo. O açúcar era um alvo ideal para taxação[34]: a produção era localizada nas colônias tropicais, de forma que sua importação podia ser controlada e havia uma demanda universal, mas ele não era (ainda) considerado uma necessidade vital. (O mesmo era verdade para o chá; o hábito de adoçar o chá e a extravagante indústria do chá na Índia também incentivou o consumo de açúcar pelo Império Britânico nessa época.) O governo britânico começou a taxar a importação de açúcar do Caribe, junto com a de tabaco, no final do século XVII. Os americanos seguiram um século depois, após a Revolução, e depois de se darem conta de quanto dinheiro poderia ser obtido a partir do açúcar para ajudar a erguer um país novo.

* Os holandeses haviam inicialmente conquistado o Norte do Brasil, depois de uma década de lutas que terminaram em 1635, motivados por lucros a serem auferidos plantando cana lá. Os portugueses os expulsaram em 1654, e foram esses refugiados holandeses que se estabeleceram em Barbados e na Jamaica.

Para as ilhas açucareiras do Caribe, a produção de açúcar era tão rentável que parecia valer a pena cultivar quase que exclusivamente o açúcar e importar todo o resto necessário para a existência. As colônias americanas então começaram a crescer no negócio de fornecer artigos e alimentos básicos que essas colônias falhavam em produzir. De fato, uma das principais razões para a Companhia das Índias Ocidentais ter se determinado, nos anos 1660, a tomar a cidade de Nova York (então Nova Amsterdã) dos holandeses foi a de que precisava de um porto no continente americano – um entreposto – "a partir do qual pudessem conseguir escravos e alimentos em troca de açúcar bruto e melado".[35] Quando os holandeses concordaram em deixar Nova York para os britânicos em 1667, foi em troca da Guiana Holandesa (agora Suriname) e suas então mais valiosas plantações de açúcar. Somente a partir da década de 1790, os americanos lograram êxito no cultivo da cana-de-açúcar – na Louisiana –, embora refinarias de açúcar, beneficiando açúcar cru do Caribe em açúcar refinado, já estivessem se proliferando para cima e para baixo na costa nordeste. Em 1810, trinta e três refinarias estavam em operação; em 1860, dezoito estavam operando só em Nova York.[36]

Muitas das famílias ricas de Nova York fariam suas fortunas inicialmente com refino de açúcar, com confeitaria e como intermediárias no comércio escravo triangular que enviava açúcar e melado para o norte, para Nova York; enviava rum para a África e trazia escravos de volta ao Caribe, ao mesmo tempo em que supria as ilhas açucareiras do Caribe diretamente com alimentos e suplementos navais "sem os quais as plantações das Índias Ocidentais não podiam sobreviver".[37] E foi a decisão dos britânicos, em 1764, de instaurar um imposto sobre o melado nas colônias que ajudou a incitar os sentimentos revolucionários que levariam à independência. "Não sei por que deveríamos enrubescer ao confessar que o melado é um ingrediente essencial na independência americana"[38], escreveu John Adams em 1775. "Muitos grandes acontecimentos decorreram de causas muito menores."

Sidney Mintz descreveu de forma elegante o arco da primeira história do açúcar como a de um "luxo de reis ao luxo sublime dos plebeus".[39] Essa transformação foi obrada no Reino Unido por volta do início do século XIX, quando o consumo do açúcar per capita estava se aproximando de nove quilos por ano. As décadas que se seguiram transformariam o açúcar em um artigo de necessidade vital como o próprio pão. A etapa posterior dessa transformação foi marcada em 1874, quando o governo finalmente aboliu impostos de importação, baseado no fato de que o açúcar havia se tornado, como um membro do Parlamento o descreveu, "a delícia da infância e o amparo na velhice", além de ser "incrivelmente nutritivo e saudável"[40]; então, por essa lógica, os pobres deveriam ter todo o direito de consumi-lo, tanto quanto os ricos. Em 1890, quando o Congresso americano estava debatendo a mesma questão – se rejeitavam a taxação sobre o açúcar importado, coisa que nunca aconteceria –, o jornal *The New York Times* publicou que mais de meio bilhão de dólares havia sido coletado em impostos sobre o açúcar pelo governo federal só nos anos 1880.[41]

Dois fatores acabaram por conduzir essa transformação final do açúcar de um luxo para os ricos a um prazer para todos. Um foi o desenvolvimento da indústria do açúcar de beterraba, representando uma fonte de açúcar que podia ser cultivada fora dos trópicos, nos climas temperados. Nos Estados Unidos, isso significava uma faixa de mais de três mil quilômetros de largura, de norte a sul, que se esticava de costa a costa. Na Europa e na Ásia, significava um fornecimento doméstico de açúcar para todos aqueles países – incluindo, mais notavelmente, a Alemanha, a Áustria e a Rússia – que não tinham acesso aos trópicos ou às colônias tropicais.

Químicos alemães haviam extraído e refinado com sucesso açúcar a partir de beterrabas brancas selecionadas já em 1740, mas não conseguiram torná-lo rentável. ("À habilidade científica ele não uniu a sagacidade para os negócios", escreveu Noël Deerr em *The History of Sugar* sobre o primeiro desses empresários alemães que empreenderam com o açúcar de beterraba.) Em 1811, quando o embargo britânico à Europa durante as Guerras Napoleônicas cortou o suprimento de açúcar da França, um naturalista e banqueiro francês chamado Benjamin Delessert conseguiu refinar o açúcar a partir de beterraba de maneira tal que não conduzisse à falência. Napoleão fez a famosa viagem à fábrica de açúcar de Delessert para lhe dar a medalha da Legião da Honra. Em um discurso às câmaras de comércio francesas, Napoleão sugeriu que os ingleses agora podiam jogar suas canas-de-açúcar "no Tâmisa", porque não as venderiam mais no continente.[42] Napoleão alocou oitenta mil acres para o cultivo de beterraba para produção de açúcar e estabeleceu centros técnicos para ensinar a arte e o negócio da produção de açúcar de beterraba. Em três anos, mais de trezentas fábricas estavam produzindo açúcar de beterraba só na França.

A revolução do açúcar de beterraba de Napoleão perderia temporariamente o rumo com sua derrota em 1814 e o final do embargo continental pelos britânicos. Uma vez que o açúcar barato originado no Caribe voltou a inundar a Europa, os fabricantes de açúcar de beterraba não conseguiam competir com os preços mais baixos. Porém, a abolição da escravatura pelos ingleses, na década de 1830, e o colapso temporário da indústria de cana-de-açúcar do Caribe que se seguiu deram aos produtores de açúcar de beterraba europeus outra oportunidade de levantar a indústria. No final da década de 1850, o açúcar de beterraba da Europa e da Rússia constituía mais de 15% da produção mundial de açúcar.[43] Em 1880, o açúcar de beterraba havia ultrapassado o açúcar de cana, e a quantidade total de açúcar sendo refinado e aparentemente consumido em todo o mundo tinha aumentado mais de cinco vezes em quarenta anos.

Quando o Departamento de Agricultura dos Estados Unidos foi fundado, em 1862, seu ímpeto, tanto quanto o resto, era encorajar a produção de açúcar de beterraba.*[44] Entre seus primeiros atos, analisou cepas diferentes de beterrabas de acordo com seu conteúdo de açúcar. Seis anos depois, o comissário de agricultura alegava que era apenas em razão do incentivo do governo dos Estados Unidos para com a incipiente indústria do açúcar de beterraba que esta

---

* A influência da ciência na indústria do açúcar não pode ser subestimada. De acordo com Deborah Jean Warner, uma das curadoras do National Museum of American History e autora de *Sweet Stuff*, o açúcar de beterraba foi a primeira empreitada agrícola nacional a se basear em expertise científica para gerar rendimentos e buscar controle de qualidade, e quando a Sociedade Americana de Química foi fundada, em 1876, a maioria dos membros fundadores eram químicos especializados em açúcar.

agora podia "ser contada entre as indústrias que agora abençoam o mundo".[45]

O segundo fator da transformação do açúcar em um elemento fundamental da dieta – uma das necessidades básicas da existência – foi a tecnologia. A revolução industrial, inaugurada pelo motor a vapor de Watt em 1765, transformou a produção e o refino do açúcar assim como fez com toda e qualquer indústria existente no século XIX. Por volta de 1920[46], refinarias de açúcar produziam em *um* só dia tanto açúcar – milhões de quilos – quanto as refinarias dos anos 1820[47] levariam toda uma década para produzir.

Com o açúcar se tornando tão barato que todo mundo poderia comprá-lo, o jeito como o consumimos também mudaria.[48] Não apenas passamos a colocar açúcar em bebidas quentes e assá-lo em farináceos ou espalhá-lo sobre – compotas e geleias eram dois alimentos que o açúcar barato e disponível haviam tornado onipresentes, já que as frutas agora poderiam ser preservadas ao final da sua estação e fornecer nutrientes (adoçados, claro) durante todo o ano –, mas o conceito de sobremesa surgiu pela primeira vez na história em meados do século XIX, a expectativa de uma porção de doce para arrematar um almoço ou um jantar. A pausa do trabalho industrial também surgiu, na medida em que uma nova era de operários de fábricas aprendia a consumir alguma combinação de nicotina, cafeína e açúcar; cigarros, café e chá, e biscoitos doces ou balas podiam todos ser comprados a baixo custo.

Os empreendedores de alimentos da época, se aproveitando dos instrumentos industriais agora disponíveis, criaram alimentos inteiramente novos que poderiam ser produzidos em massa e vendidos em todas as partes em quantidades sem precedentes. Nos anos 1840, conforme Mark Twain escreveu sobre sua juventude na zona rural do Missouri[49], tanto o açúcar quanto o melado eram comprados em grandes quantidades tiradas de barris na mercearia da aldeia. Notavelmente ausentes da vívida enumeração feita por Twain dos itens à venda no estabelecimento de seu tio em sua cidade natal – Florida, no Missouri – estavam *qualquer um* dos alimentos ou bebidas produzidos em massa através dos quais hoje consumimos açúcar: nada de balas, sorvete, barras de chocolate, bolinhos ou biscoitos industrializados, refrigerantes ou sucos. Todos esses seriam efetivamente inventados no meio século seguinte, assim como seriam as indústrias que os produzem em massa, as ferrovias que os distribuiriam para toda a nação, o acondicionamento e embalagens necessários para contê-los, os rótulos para ir nos pacotes e as técnicas de anúncio e a perspicácia (se não o gênio) necessárias para vendê-los e garantir o que agora chamaríamos de lealdade a marca. Fazendo assim, primeiro as mulheres e então as crianças tornaram-se público-alvo como consumidores naturais de doces; de meados do século XIX em diante, o açúcar havia se tornado a moeda corrente da infância.

Numerosas indústrias também contribuiriam para nosso sempre crescente consumo de açúcar usando-o na preparação dos alimentos, mas por razões que não só a própria doçura. A moagem da farinha foi uma das muitas revoluções técnicas no século XIX, por exemplo, e à medida que os moinhos moíam a farinha cada vez mais pura e mais branca até mesmo os micro-organismos do fermento passaram a ver pouco benefício de se alimentar disso. O açúcar foi acrescentado pelos padeiros para fazer o pão crescer, e crescer mais rápido, e assim tornar palatável farinha que de outra forma não teria gosto.[50] Ao longo das décadas do século XX, o conteúdo de açúcar no pão aumentou em velocidade estável, alimentando o que provavelmente se tornou um pendor pelo açúcar cada vez mais crescente e demandante. (Como *Sugar: A User's Guide* explicou em 1990, o pão branco – Wonder Bread* da infância americana, por exemplo – pode ter um conteúdo de açúcar maior do que 10%, comparado com os aproximados 2% dos pães europeus.)[51]

Quatro indústrias em particular surgiram no início dos anos 1840 para contribuir diretamente à saturação do açúcar em nossas dietas e em nossas vidas, produzindo e vendendo alimentos e bebidas em que o açúcar era o ingrediente primário e definidor. Podemos pensar nesses alimentos e nessas bebidas como tendo feito pelo açúcar o que os cigarros fizeram pelo tabaco (e todos eles eventualmente seriam direcionados às crianças). Sucos de fruta, bebidas esportivas e especialmente cereais matinais apareceriam no mercado e então explodiriam em popularidade um século depois, nas décadas que se seguiram à Segunda Guerra Mundial.

---

* Marca de pão de forma branco, leve, já fatiado e industrialmente embalado. (N.T.)

BALAS[52]

Em 1847, um droguista de Boston chamado Oliver Chase lançou a moderna indústria de balas com sua invenção de uma máquina que produzia balas em formato de perfeitos losangos aos milhares. Máquinas movidas a manivela como a de Chase depois se tornariam movidas a cavalos, então movidas a vapor, até chegar a serem movidas pela eletricidade; doces manufaturados localmente para os ricos se tornaram doces produzidos em grandes quantidades para a nação. A confeitaria – "uma amostra de prestígio adulto", como a historiadora Wendy A. Woloson explicou no livro *Refined Tastes* [Gostos refinados] – se transformou na loja de doces, "um estabelecimento para crianças do nascente capitalismo americano". Em 1876, quando a cidade da Filadélfia recebeu a Exposição Universal, vinte companhias estavam oferecendo balas e doces produzidos em grande escala, criados por máquinas especiais.[53] Em 1903, o jornal *The New York Times* estava estimando as vendas anuais da indústria de doces em 150 milhões de dólares só nos Estados Unidos, depois de "quase nada" um quarto de século antes.[54]

CHOCOLATE[55]

A barra de chocolate também data da década de 1840, quando confeiteiros suíços – os irmãos Lindt – dominaram o truque de solidificar chocolate em pó no formato de uma barra que poderia ser produzida, embalada e transportada em massa. Até então, o chocolate era consumido como uma bebida quente; apenas os melhores confeiteiros da França conheciam o segredo de tornar o chocolate comível na forma sólida. Por volta do final do século, máquinas automatizadas para embalar barras individuais estavam operando em fábricas em todos os Estados Unidos, e Milton Hershey, entre outros, havia começado a misturar o chocolate com leite para deixá-lo mais doce, com um sabor mais delicado e, assim, mais atraente às crianças. Uma proporção considerável dos artigos de chocolate do século XX e hoje foi primeiramente criada e produzida em grande escala entre 1886 (a barra Clark) e o início dos anos 1930[56]: Tootsie Rolls (1896), a barra de chocolate ao leite Hershey's (1900), Kisses, da Hershey's (1906), Toblerone (1908), a barra Heath (1914), Oh! Henry! (1920), Baby Ruth (1921), Mounds e Milky Way (1923), Mr. Goodbar (1925), Milk Duds (1926), Reese's Peanut Butter Cups (1928), Snickers (1930), Tootsie Roll Pops (1931) e as barras Mars e 3 Musketeers (1932).

SORVETE[57]

O sorvete era um deleite para os ricos desde que foi inventado – aparentemente na Itália – no final do século XVII. Em meados do século XVIII, ainda era bastante raro nos Estados Unidos, de forma que comê-lo era considerado um acontecimento digno de menção no jornal. O que ele precisava para se viralizar, além de açúcar adequado e barato, era de um fornecimento confiável de gelo ou um freezer no qual fazê-lo e armazená-lo. A indústria de gelo natural – a coleta de gelo dos lagos e rios do Norte no inverno e a preservação disso ao longo do ano – explodiu no século XIX. O primeiro freezer para sorvete foi inventado em 1843 por uma funileira da Filadélfia chamada Nancy Johnson.

A produção de sorvete em larga escala começou com Jacob Fussell, um comerciante de leite de Maryland que se viu no verão de 1851 com uma produção excedente de creme e sem consumidores para comprá-la. Ele acrescentou açúcar, produziu o sorvete e o vendeu por 25 centavos o quarto de galão (0,94 litro), e ficou atordoado com a demanda. Fussell então entrou no negócio do varejo, abrindo fábricas de sorvete primeiro na Pensilvânia, próximo da fonte do creme, então em Baltimore, próximo de seus clientes, e então em Washington, Boston e Nova York. Na Inglaterra, um confeiteiro italiano chamado Carlo Gatti começou a produzir sorvete em grande escala no final dos anos 1850.

A manufatura de sorvete talvez tenha sido o único talento culinário no qual os Estados Unidos lideraram o mundo. Na década de 1870, droguistas estavam acrescentando sorvete à soda que vinham vendendo havia quarenta anos* em seus estabelecimentos (primeiro, pura, e então com flavorizantes e adoçantes). O resultado, como Woloson diz, foi "não apenas uma nova guloseima – o *ice cream soda* – mas também uma nova instituição – a fonte de ice cream soda".[58] Em 1892, o sundae de sorvete havia sido inventado[59]; em 1904, o sorvete no cone foi lançado na Feira Mundial em Saint Louis**[60]; em 1919, a torta Eskimo; em 1920, a barra Good Humor; em 1923, Popsicles (picolés).

REFRIGERANTES

E então houve o boom dos refrigerantes. Dr. Pepper, Coca-Cola[61] e Pepsi foram todos lançados nos anos 1880. Um CEO da Coca-Cola do final do século XX descreveria os dois últimos como "concorrentes magníficos", dominando a indústria e competindo pela disseminação de seus produtos – água saborizada e açucarada – a todos os rincões do mundo.

Os refrigerantes começaram como variações de remédios patenteados, o que se tornaria uma indústria lucrativa na segunda metade do século XIX. Coca-Cola foi concebida por John Pemberton, um inventor de Atlanta de remédios patenteados cuja revelação foi misturar a fórmula de Vin Mariani – um vinho francês extremamente popular (entre seus fãs estavam Thomas Edison, H. G. Wells, o presidente William McKinley e seis presidentes franceses), infundido com o pó das folhas de coca (cocaína) e contendo nozes-de-cola, outro ingrediente popular nos medicamentos patenteados, e a água com gás carbônico, servida pelas fontes de soda. Pemberton tirou o vinho da fórmula em 1885, quando condados da Geórgia votaram por banir a venda de álcool.

---

* Soda havia sido inventada por Joseph Priestley em 1767.

** Entre os vários mitos de criação existentes, um que é levado a sério é o de que Ernest Hamwi, um vendedor de waffle, tinha a concessão de um estande na feira ao lado de um vendedor de sorvete que ficou sem copinhos nos quais vender seu sorvete. Hamwi enrolou seus waffles no formato de cones, o sorvete foi acrescentado e o resto é história.

Foi entao que ele acrescentou o açúcar para disfarçar o amargor natural da cola e das folhas de coca. Ele anunciou a bebida como "uma bebida deliciosa, energética, refrescante e revigorante [...] um valioso Tônico Cerebral, e uma cura para todas as afecções nervosas – dores de cabeça, neuralgia, histeria, melancolia etc.".

Em 1891, Pemberton vendeu os direitos da Coca-Cola por 2,3 mil dólares para Asa Candler, um antigo atendente de farmácia e outro patenteador de remédios, que se pôs a criar uma rede de distribuição que em quatro anos teria o produto disponível em fontes de refrigerante em todos os estados do país e, em mais dois anos, no Canadá e no México. Em 1902, com um debate nacional correndo sobre a natureza aditiva da cocaína, Candler a removeu sub-repticiamente da Coca-Cola. Isso aparentemente não corroeu as vendas. A Coca-Cola gastava então uma centena de milhares de dólares por ano em propaganda. Quando John Candler, irmão de Asa, foi questionado sobre que itens a Coca-Cola usava para fazer propaganda, ele respondeu: "Não conheço nada em que eles *não* façam propaganda". Em 1913, a companhia havia aumentado seu orçamento publicitário para mais de um milhão de dólares anuais, promovendo a Coca-Cola em mais de cem milhões de itens, incluindo termômetros, displays de papelão, cartelas de fósforos, mata-borrão e cartas de beisebol. A Pepsi-Cola (originalmente chamada "Brad's Drink") surgiu treze anos depois da Coca-Cola[62] e foi, como o nome sugere, um concorrente direto, com uma curva de crescimento exponencial. As vendas do xarope de Pepsi-Cola aumentaram dez vezes entre 1904 e 1907; ao final de 1908, a Pepsi havia licenciado 250 fábricas de envasamento em 24 estados.

O único recuo dos sempre crescentes níveis de consumo do açúcar em todo o mundo foi a Primeira Guerra Mundial, e esse recuo foi temporário. A guerra na Europa tirou de circulação um terço do fornecimento de açúcar mundial – a indústria de açúcar de beterraba europeia e russa. As indústrias cubana e americana aumentaram sua capacidade de produção para compensar a queda de oferta[63], assim como fizeram as indústrias de açúcar em outros quase cinquenta países em todo o mundo. O racionamento durante a guerra foi mais tarde compensado pelos maiores aumentos anuais no consumo que os Estados Unidos jamais viram. Apenas na Europa o consumo do açúcar foi lento em retomar os níveis pré-guerra. "Os europeus perderam o gosto pelo açúcar"[64], como um executivo da indústria do açúcar opinou para um repórter do *New York Times* em 1921. "Eles aprenderam a ficar sem açúcar durante a guerra. Ainda estão passando sem ele, em grande medida; alguns por necessidade, alguns por escolha própria. Vai ser necessária uma campanha enérgica de educação para trazer a Europa a seu status anterior de consumo de açúcar."

A essa altura, a indústria do açúcar nos Estados Unidos estava vendendo anualmente mais do que 45 quilos de açúcar per capita pela primeira vez na história, e os americanos estavam consumindo mais do que três bilhões de garrafas de refrigerante a cada ano.[65] Jornalistas, historiadores e executivos da indústria do açúcar estavam se maravilhando com o que fora realizado no século anterior no sentido de aumentar tanto a produção quanto o consumo do açúcar, e de mudar a natureza do abastecimento de alimentos americano.

Capítulo 3

O casamento do tabaco e do açúcar

> Tal investigação é pertinente não apenas porque o consumo do cigarro chegou a um ponto alto nunca antes alcançado nos Estados Unidos, mas porque o cigarro *american blend*, este produto do casamento do tabaco e do açúcar, está agora rapidamente ganhando popularidade em todo o mundo.
>
> "Tobacco and Sugar"[1]
> Sugar Research Foundation, Inc., outubro de 1950

Este livro é sobre as consequências prováveis para a saúde humana de se consumir quantidades significativas de açúcar – seja na forma de alimento ou bebida. Mas na primeira metade do século XX a revolução industrial levou a outra mudança significativa nos hábitos humanos que teve efeitos demonstráveis em nossa saúde: o sucesso explosivo e a disseminação mundial do cigarro *american blend* e, com isso, como vimos, a epidemia de câncer de pulmão[2] que fumar cigarro causa, conforme já foi comprovado.

Assim como a diabetes era uma doença extremamente rara (ou pelo menos o seu diagnóstico) antes da revolução industrial e do aumento estável no consumo do açúcar que se seguiu, o câncer de pulmão era uma doença extremamente rara até que os cigarros ganharam popularidade e transformaram uma doença incomum em um flagelo. Apenas 150 casos de câncer de pulmão foram diagnosticados no total nos Estados Unidos antes de 1900. Em 1914, um ano depois de R. J. Reynolds introduzir a marca Camel – a primeira marca de cigarros feitos de vários tipos de tabaco misturados – e o primeiro ano em que o câncer de pulmão foi oficialmente listado como uma causa de morte nos Estados Unidos, quatrocentos casos foram diagnosticados. Em 1930, esse número havia crescido sete vezes. Em 1945, mais de 12 mil americanos morreram de câncer de pulmão. Em 2005, quando a epidemia atingiu seu provável pico, mais de 163 mil americanos sucumbiram à doença.

Uma história que foi muito pouco contada – embora Robert Proctor da Universidade de Stanford a conte em *Golden Holocaust* [Holocausto dourado], sua monumental denúncia de 2011 sobre a indústria do cigarro – é a de que o açúcar desempenhou, e ainda desempenha, um papel absolutamente crítico nessa epidemia. Para grande parte de sua história, Proctor se baseia, como eu, em um relatório de 1950, "Sugar and Tobacco", feito para uso interno pela Sugar Research Foundation (SRF), sobre a indústria do açúcar*. "Este negócio de açúcar em folhas de tabaco é fascinante", Proctor diz, "e insuficientemente estudado fora dos laboratórios dos homens do tabaco."[3]

Para aqueles que negariam imediatamente a possibilidade de que o próprio açúcar seja responsável por mais mortes prematuras do que os cigarros, precisamos considerar o fato de que os próprios cigarros teriam sido muito menos danosos e muito menos aditivos se não fosse pelo açúcar. "Se não fosse pelo açúcar", Wightman Garner, um ex-chefe do ramo de tabaco do Departamento de Agricultura dos Estados Unidos (USDA), disse ao autor do relatório da SRF em 1950 (lá quando o USDA ainda podia se orgulhar das realizações da indústria do tabaco), "o cigarro *american blend*, e com ele a indústria do tabaco dos Estados Unidos, não teria atingido um desenvolvimento tão tremendo quanto teve na primeira metade deste século."[4]

Até o início do século XX, os americanos fumavam, na maior parte, charutos ou cachimbos, raramente inalando a fumaça de qualquer um dos dois, ou então mastigavam tabaco prensado, como era então chamado. Os cigarros só superaram os charutos e

---

* O relatório admite contribuições de dúzias de pesquisadores e administradores, muitos dos quais no Departamento de Agricultura dos Estados Unidos.

os cachimbos na metade de 1920 (medido em quilos de tabaco consumido), em parte devido ao incentivo à distribuição de cigarros aos milhões de rapazes americanos que lutaram na Primeira Guerra Mundial, em parte pela sempre crescente popularidade dos cigarros *american blend*. Em dois anos após sua introdução por R. J. Reynolds, Camel se tornou o cigarro mais vendido na América[5]; em oito anos, Camel respondia por 40% de todos os cigarros vendidos. Na década de 1930, produtores de cigarros nos Estados Unidos estavam vendendo quase que exclusivamente cigarros *blended*, e o cigarro *american blend* estava tomando conta do mundo – um feito, como a Coca-Cola e a Pepsi, que a Segunda Guerra Mundial ajudaria incomensuravelmente.

O fator crítico que comanda tanto a adição quanto o câncer é que a fumaça do cigarro pode ser facilmente inalada. Quando o tabaco é aspirado a fundo nos pulmões, a nicotina pode ser absorvida, junto com o próprio oxigênio, em uma superfície interna que foi estimada como tendo aproximadamente o tamanho de metade de uma quadra de tênis. (No máximo 5% da nicotina são absorvidos na boca, de acordo com o livro de 1946 de Wightman Garner, *The Production of Tobacco*. "Quando a fumaça é inalada, uma proporção muito maior da nicotina é absorvida."[6]) Mas essa enorme superfície também oferece inúmeras oportunidades para células saudáveis se tornarem alvo de carcinogênicos e se transformarem em células malignas; então, o que torna a experiência de fumar cigarro tão prazerosamente aditiva – o que dá a "satisfação da nicotina", como pesquisadores de tabaco a chamariam – também é crítico para o processo de câncer. A indústria do cigarro poderia ter feito cigarros que fossem mais difíceis de inalar[7], observa Procter, e nesse caso a nicotina seria menos aditiva, mas então eles venderiam menos cigarros e fidelizariam menos fumantes.

Cigarros *american blend*, como o nome sugere, são misturas de vários tipos de tabaco. Os dois tipos de tabaco mais proeminentes nos cigarros *blended* – cerca de 70% do conteúdo – são o Kentucky curado ao ar livre (ou tabaco Burley) e o tabaco Virginia. Foi a curagem em estufa com sistema de circulação de ar forçado que constituiu a grande revolução tecnológica na indústria de tabaco nos anos 1860 e 1870, possibilitando a inalação, como conta Proctor, levando-o a sugerir que "curagem em estufa pode muito bem ser a invenção mais mortal na história da manufatura moderna. A pólvora e as armas nucleares mataram muito menos pessoas".[8]

Quando o tabaco é curado em estufa com sistema de circulação de ar forçado, as folhas de tabaco colhidas são suspensas sobre canos de ferro que aquecem o ar circundante a temperaturas progressivamente mais altas. O processo continua por quase uma semana, durante a qual o calor primeiro fixa a cor das folhas do tabaco e então as seca, enquanto quebra as enzimas das folhas que, de outra forma, teriam seus açúcares quebrados. O tabaco que começa com um conteúdo alto de carboidrato (até 50% do peso bruto), mas é baixo em açúcar (3%), termina com até 22% de açúcar, especificamente a sacarose. O "paralelo mais próximo" do que acontece com as folhas de tabaco durante a cura em estufa, observa o relatório SRF de 1950, é "a conversão massiva de amido em glicose"[9] que acontece quando bananas são colhidas e deixadas para amadurecer.

O conteúdo de açúcar do tabaco curado em estufa é um fator-chave para a inalação. O conteúdo rico em açúcar resulta numa fumaça de tabaco que é ácida, em vez de alcalina – químicos diriam que tem um pH mais baixo. A fumaça alcalina irrita as mucosas e estimula a resposta de tosse. A fumaça ácida pode ser inalada sem fazer nem uma coisa nem outra. A maior parte das pessoas, como pesquisadores alemães perceberam nos anos 1930[10], é incapaz de inalar a fumaça alcalina de tabaco de cachimbos e charutos, mas consegue inalar a fumaça ácida do tabaco rico em açúcar e curado em estufa dos cigarros. Assim, esse é o primeiro dos dois papéis desempenhados pelo açúcar em cigarros *blended* que são críticos para a inalação e para o processo de vício.

Até a marca Camel surgir no mercado, os cigarros eram feitos quase que exclusivamente de tabaco curado em estufa. Embora pudessem ser inalados, tinham um conteúdo de nicotina relativamente baixo, e a nicotina não era facilmente absorvida pelos pulmões. Quanto mais açúcar ocorre naturalmente no tabaco, mais baixo é o conteúdo de nicotina e menos absorvível é a nicotina. Assim, a satisfação a ser tirada da experiência de se fumar cigarros antes de Camel era baixa, pelo menos na comparação com a de charutos ou cachimbos ou de mascar tabaco prensado, todos os quais usavam predominantemente o tabaco Burley, curado no ar. A ânsia de um fumante novato por continuar fumando ou por fumar com frequência também era relativamente baixa.

Em 1911, a Suprema Corte dissolveu a American Tobacco Company – conhecida como Truste do Tabaco – com a alegação de que era um monopólio e assim violava a Lei Sherman Antitruste. Assim, dividiu o truste em quatro companhias menores. Uma foi a R. J. Reynolds, que vendera fumo prensado para mascar e agora passava para o negócio do cigarro. Para seus cigarros Camel, R. J. Reynolds usava um tabaco *blended* a partir de tabaco Burley, curado no ar usado no seu fumo de mascar, e do tabaco Virginia, curado em estufa, tradicionalmente usado em cigarros (assim como algum tabaco Oriental curado ao sol, que em conteúdo de açúcar ficava a meio caminho entre o Burley e o Virginia, e pequenas quantidades de outros tabacos).

Tabaco curado ao ar livre resulta em um tabaco que é relativamente rico em nicotina, e a nicotina é mais fácil de ser absorvida do que no caso do tabaco Virginia, mas a fumaça em si é alcalina, assim dificultando a inalação. Mais importante: depois da cura, o tabaco Burley praticamente não tem açúcar, que foi o que Wightman Garner descreveu em 1946 como uma de suas "propriedades indesejáveis".[11] Mas, em 1913, esse problema havia sido resolvido pelos fabricantes de tabaco prensado, e o tabaco Burley que ia no Camel já era o que Proctor adequadamente chamou de tabaco "adoçado".[12]

As folhas de tabaco Burley são porosas e absorventes, o que fez com que os primeiros fazendeiros que cultivavam tabaco no Missouri e no Kentucky se dessem conta de que as folhas Burley podiam facilmente absorver açúcar. Esses fazendeiros de tabaco haviam começado a adoçar seu tabaco depois de curá-lo com um processo que mergulhava as folhas em um "molho de açúcar", na verdade marinando-as em uma solução de açúcar que poderia também incluir mel, xarope de bordo, melado, xaropes de fruta, alcaçuz e outros adoçantes*.[13] Como a Sugar Research Foundation iria apontar, "o açúcar realça o sabor de substâncias aromáticas, assim como faz sempre que é aplicado em alimentos preparados e processados".[14] O tabaco Burley pode absorver até 50% de seu próprio peso de açúcar através do processo de marinada, e fabricantes de tabaco prensado aproveitaram tanto para deixar seu produto mais doce quanto para poupar dinheiro, pois o quilo de açúcar era mais barato do que o quilo de tabaco. (Produtores de tabaco Virginia nos anos 1880 culpavam o "gosto pervertido dos ianques, que não gostavam de tabaco, mas adoravam doces"[15], pela competição do tabaco marinado no açúcar.)

Foi esse tabaco marinado no açúcar que R. J. Reynolds utilizou para misturar no Camel, uma decisão que o relatório SRF chamou de um ato de "necessidade [eles tinham estoques principalmente de tabaco curado no ar livre para a manufatura do tabaco prensado] ou um lance de gênio, que antecipava tendências futuras na demanda e no consumo".[16] Fosse como fosse, se o objetivo explícito era maximizar a entrega da nicotina – e assim, infelizmente e por tabela, a entrega de carcinogênicos – aos pulmões humanos, eles não poderiam encontrar melhor maneira de fazê-lo. Todos os fabricantes americanos de cigarros seguiram a tendência.

Em 1929, produtores americanos de tabaco estavam marinando o tabaco Burley com quase 23 milhões de quilos de açúcar por ano[17] e usando isso em mais de 120 bilhões de cigarros.**[18] O açúcar equilibrava a fumaça naturalmente alcalina, maximizando seu potencial de inalação e entregando mais nicotina aos pulmões. Os açúcares no tabaco também se "caramelizam" à medida que queimam (tecnicamente falando, durante o processo de pirólise),

* Quando o tabaco de mascar adoçado foi pela primeira vez produzido comercialmente, nos anos 1830, vendeu com "rapidez sensacional", conforme a historiadora Nannie May Tilley, da Duke University, escreveu em 1972, e os produtores de tabaco que foram pioneiros no processo "em poucos anos acumularam fortunas".

** Em 1939, de acordo com o relatório da Sugar Research Foundation, 40% de todo o açúcar de bordo produzido nos Estados Unidos e "quase toda" a importação do Canadá estavam sendo utilizados para marinar tabaco.

e a caramelização da fumaça propicia um sabor doce e um cheiro agradável que tornava os cigarros mais atraentes a mulheres fumantes e também a adolescentes. ("Este processo [de caramelização] acrescenta ao sabor e ao prazer de fumar cigarros tanto quanto acrescenta na área de confeitaria e produtos de padaria", observa o relatório SRF.[19])

Desde 1970, toxicologistas e pesquisadores na área do câncer têm estudado o efeito de açúcares em fumaça de cigarro e confirmado as observações feitas pelo relatório da Sugar Research Foundation de 1950. Como toxicologistas da Holanda explicaram em 2006: "A aceitação pelo consumidor de fumaça de cigarros [que é diretamente inalada] é proporcional ao nível de açúcar no tabaco".[20] Esses pesquisadores apontaram um aspecto interessante, ainda que lamentável, da fumaça ácida que vem do tabaco adoçado com açúcar usado nos cigarros: a acidez da fumaça aumenta à medida que o cigarro começa a queimar mais próximo do filtro, o que também acontece com o que os químicos chamam de sua "capacidade tamponante"[21], que, por sua vez, diminui a capacidade de absorção da nicotina. Isso significa que, à medida que o cigarro queima, a satisfação da nicotina diminui, e o fumante tende a dar tragadas mais longas e mais fortes para compensar. Como resultado, a urgência de inalar mais a fundo é maior quando o conteúdo de alcatrão e carcinogênicos da fumaça também é maior. O oposto é verdade com tabaco curado ao ar livre encontrado em charutos, cuja fumaça se torna progressivamente mais alcalina, assim aumentando a capacidade de absorção da nicotina e diminuindo a urgência de tragar.

Quando a Sugar Research Foundation fez seu relatório sobre açúcar e tabaco em 1950, quatro anos depois de Wightman Garner da USDA confirmar o papel-chave que o açúcar desempenhava no crescimento explosivo da indústria do cigarro, nenhum dos dois tinha razão, ou pelo menos não tinha razão suficiente, para considerar as consequências deletérias. Ambos pensavam em como a indústria do açúcar podia continuar a se beneficiar do incrível crescimento da indústria do cigarro. "Este incrível desenvolvimento", proclamou o relatório da SRF, "não estabelece limites para uma possível expansão do uso de açúcar nos produtos de tabaco e especialmente em cigarros. Ao passo que a maior parte disso certamente dependerá da demanda futura de cigarros tipo *american blend* no mercado doméstico e no exterior, há também possibilidade para o uso de açúcar de cana e de beterraba em maior medida para compensar as deficiências de açúcar em tipos de tabaco usados em cigarros *blended*".[22] Catorze anos depois, o relatório pioneiro do diretor nacional de Saúde dos Estados Unidos sobre fumo e saúde ligaria oficialmente os cigarros ao câncer de pulmão, dando à indústria do açúcar razão para repensar essa posição. Porém, como o relatório da SRF corretamente alega, foi o "casamento do tabaco e do açúcar" que tornou possível o absoluto sucesso dos cigarros americanos em todo o mundo, bem como a epidemia de câncer que se seguiu.

Capítulo 4

Um mal peculiar

Em 1937, C. W. Barron, então proprietário do *The Wall Street Journal*, fez a observação contundente de que, se quisermos ganhar dinheiro no mercado de ações, devemos investir em companhias que abastecem nossos vícios. "Em tempos difíceis [os consumidores] abrem mão de muitas de suas necessidades", ele disse, "mas a última coisa de que abrem mão é de seus vícios."[1]

George Orwell fez uma observação similar no mesmo ano em um contexto muito diferente, documentando as vidas sombrias das classes trabalhadoras britânicas em *The Road to Wigan Pier*. Em uma década de depressão inaudita, Orwell observou, as vendas do que ele chamava "luxos baratos" haviam aumentado. "O mal peculiar é o seguinte", ele escreveu. "Um milionário pode gostar de tomar de café da manhã suco de laranja e biscoitos Ryvita; um homem desempregado, não [...]. Quando se está desempregado, o que equivale a dizer que você está subalimentado, maltratado, entediado e miserável, você não *quer* comer comida chata e nutritiva. Você quer algo mais 'gostoso'. Sempre tem alguma coisa barata e agradável para tentar você."[2]

Esta observação sozinha pode bastar para explicar a resiliência da indústria do açúcar, independentemente de quão difícil são os tempos, e da natureza "à prova de depressão"[3] do doce, do sorvete e dos refrigerantes. O consumo per capita anual de açúcar no auge da Grande Depressão foi dezesseis vezes *mais alto* do que em 1920.[4] O consumo de balas aumentou a índices estáveis ao longo da depressão. A Coca-Cola floresceu, como a Pepsi[5], embora não sem antes declarar falência, em 1931. Um investidor que tivesse comprado ações da Coca-Cola em sua maior alta no verão de 1929, que tivesse aguentado o Crash e a Depressão que se seguiram e que então as tivesse vendido em 1938 pelo preço mais baixo, como *Barron's* relatou na época, teria auferido um lucro de 225%. Foi durante a Depressão que a rede de restaurantes Schrafft relatou que comensais "tomavam no café da manhã Coca-Cola acompanhando rolinhos, ou até mesmo só Coca-Cola", em vez das refeições mais nutritivas que comiam quando tinham dinheiro.

Até o penúltimo ano do século XX, a única certeza sobre o açúcar era que o consumo aumentara, se não todo ano, então ao longo do tempo. O açúcar tem uma característica em comum com aqueles produtos agrícolas para os quais a demanda e a oferta são relativamente imunes ao preço – o que economistas chamam de "preço inelástico".[6] Como os economistas Stephen Marks e Keith Maskus perceberam, preços ascendentes não levam a menos consumo nesses casos; levam a uma maior produção e eventualmente a maiores receitas para os produtores. Mas preços descendentes também levam a uma maior demanda e a maior produção. Produção e consumo aumentam de forma estável.

Na indústria do açúcar, esses ciclos invariavelmente começam com déficits de produção.[7] Por exemplo, tempestades ou secas nos trópicos interrompem a produção de cana-de-açúcar; guerras na Europa e na Ásia interrompem a produção de açúcar de beterraba ou restringem o comércio. Menos açúcar está disponível, e então os preços aumentam. As reservas são rapidamente exauridas. O público anseia por mais açúcar. Como Earl Babst, um presidente da American Sugar Refining Company, disse sobre o espectro do racionamento de açúcar durante a Primeira Guerra Mundial: uma "demanda frenética e anormal" foi o resultado.[8] Outros produtores em todo o mundo suprem o déficit plantando mais cana-de-açúcar ou beterraba, construindo mais fábricas de açúcar e aumentando as capacidades de refino para processar esse açúcar. Quanto mais açúcar esses produtores conseguem produzir e vender, maiores seus lucros.

Assim que os campos de açúcar voltam aos trilhos, porém, o suprimento de açúcar excede a demanda. E, como a cana-de-açúcar continua a produzir açúcar por meia dúzia de anos depois de plantada, os fazendeiros continuam a colhê-la até terem que pagar mais para colher do que conseguem ao vendê-la. Os refinadores a refinam. O resultado é um excesso pós-disrupção de açúcar disponível, o que faz os preços caírem. Isso foi a "economia pouco saudável e política pecaminosa"[9], nas palavras da revista *Time* em 1945, que levaram a uma indústria que "produz açúcar demais entre guerras e muito pouco açúcar durante essas". Produtores de cana e refinadores são naturalmente resistentes à ideia de produzir menos para frear os preços; os campos de açúcar, sejam de cana ou de beterraba, são tipicamente pouco adequados para o plantio de outras espécies.

A indústria invariavelmente responde aos preços do período de excesso e de carestia fazendo lobby junto ao governo por políticas – quotas de importação e subsídios – que protejam os produtores de perder dinheiro, ao mesmo tempo em que permitam que continuem a colher e processar todo o açúcar que quiserem. A indústria também trabalha diligentemente para aumentar o consumo global, procurando novos usos industriais para o açúcar e promovendo o açúcar diretamente ao público. Essa estratégia inclui induzir países que importam e consomem pouco açúcar – a China, por exemplo[10], como foi sugerido em 1931 – a aumentar seu consumo.

Em meados dos anos 1930, quando o Congresso dos Estados Unidos aprovou a Lei do Açúcar[11], que vigoraria, com emendas, durante quarenta anos, a indústria de açúcar doméstica foi distribuída tão amplamente – açúcar de beterraba nos estados do Norte, centrais e do Oeste; cana nos estados do Sul; refinadores nos estados litorâneos; e as balas, refrigerantes e indústrias de tinta (o açúcar é um ingrediente essencial na tinta) – que o presidente Franklin Roosevelt chamava o lobby do açúcar, de acordo com *The New York Times*, de "o grupo de pressão mais poderoso que caíra sobre o capital nacional durante sua vida".[12] A Lei do Açúcar de fato garantia que a produção e o refino do açúcar nos Estados Unidos seriam sempre um negócio rentável. Estabelecia o preço do açúcar cru (normalmente mais alto, ainda que não significativamente, do que os preços mundiais), impunha limites à produção doméstica e estabelecia quotas para importações. A Lei do Açúcar também permitiu o pagamento de subsídios a produtores, fosse pelo açúcar que não produziam, ou pelo açúcar que não conseguiam vender – "pagamento de benefícios a produtores domésticos"[13], nas palavras da revista *Times*. Como resultado, os consumidores invariavelmente pagavam mais por açúcar do que teria sido o caso sem as quotas e os controles de preço. E nem mesmo isso nos impediu de comprar açúcar.

Avanços tecnológicos continuaram a trabalhar em favor da indústria do açúcar. Produtos ricos em açúcar podiam se tornar cada vez mais acessíveis aos consumidores. Máquinas de venda – "*coolers* elétricos" – surgiram nos anos 1930, e o preço dos refrigeradores caiu tanto que eles se tornaram eletrodomésticos comuns. Em 1935, refrigeradores podiam ser comprados por muito menos do que duzentos dólares, e um milhão e meio foram vendidos só naquele ano.[14] Pela primeira vez na história, consumidores podiam facilmente degustar refrigerantes geladíssimos e sorvetes sem precisar sair de casa. A Coca-Cola e a Pepsi começaram a vender seus produtos nos mercados em pacotes de seis e caixas para uso doméstico e a criar campanhas publicitárias que miravam especificamente mulheres e crianças.[15] Nos seis anos anteriores à entrada dos Estados Unidos na Segunda Guerra Mundial, as vendas de refrigerantes nos Estados Unidos quase quadruplicaram – de duzentos milhões a 750 milhões de engradados por ano.[16]

A guerra provocou um retrocesso, mas, assim como na Primeira Guerra Mundial, um retrocesso apenas temporário. O racionamento do açúcar começou em 1942, com as indústrias asiáticas, europeias e do Pacífico Sul não conseguindo fornecer açúcar para o Ocidente, e com o melado nos Estados Unidos sendo desviado para fazer álcool industrial para o esforço de guerra (para borracha sintética e explosivos, principalmente). Um furacão e uma seca em Cuba interromperam a indústria de cana-de-açúcar cubana, com a qual os Estados Unidos contavam para grande parte do açúcar que consumiam. Em 1945, esperava-se que os civis americanos se virassem com níveis de consumo de açúcar que não eram vistos desde os anos 1870 – menos de 32 quilos por ano.[17] Um economista chamou isso de "a pior carestia de açúcar da história".[18]

A escassez de açúcar disponível para o uso civil foi composta pela alocação massiva de açúcar destinado aos 11 milhões de homens mobilizados para as forças armadas – cem quilos per capita por ano para o exército americano, de acordo com uma investigação feita pelo Congresso em 1945. Isso era o dobro do que os soldados tinham consumido antes da guerra como civis, e mais do que três vezes a quantia alocada para não combatentes no fronte doméstico. Pareceu excessivo até mesmo para os investigadores do Congresso, mas eles não queriam interferir, para não correrem o risco de serem vistos como prejudicando o esforço de guerra. "Não teria parecido pouco razoável", o comitê sugeriu, "algum oficial responsável das Forças Armadas americanas informar a todos os comandantes de área sobre a severidade da situação civil quanto ao açúcar e pedir sua cooperação para poupar açúcar como fosse possível."[19]

Mais próximo do final da guerra, as autoridades estavam promovendo o valor do açúcar e dos doces como estimulantes para tornar "nossos guerreiros [...] mais efetivos no combate"[20], e só o exército comprava mais de 45 milhões de quilos anuais para suas tropas.[21] Tanto a ração K quanto a ração D contivera barras de chocolate; a anterior incluíra barras de "doce de frutas" também. De acordo com um analista da marinha, barras doces constituíam 40% das comidas que os homens em serviço estavam comprando da cantina, além de suas rações ricas em açúcar. "Tendemos a subestimar a importância dessas barras na alimentação dos homens"[22], relatou Clive McCay, nutricionista da Universidade de Cornell, que servia como comandante no Naval Medical Research Institute durante os anos de guerra. A indústria de guloseimas prontamente tirou vantagem de tudo isso lançando uma campanha publicitária que promovia as balas por seu "valor nutricional de luta". O objetivo, como *The New York Times* sugeriu, foi "corrigir a ideia popular equivocada de que bala engorda e causa cáries".[23]

Coca-Cola e a Pepsi ambas cumpriram seu serviço ao esforço de guerra disponibilizando seus produtos aos homens em serviço em todo o mundo. A Pepsi contornou seu problema de racionamento estocando açúcar no começo da guerra e então importando xarope diretamente do México à medida que a guerra continuava.[24] A companhia montou centros de Pepsi-Cola para homens em serviço que ficavam abertos até depois da meia-noite e serviram dois milhões de homens no primeiro ano de operação.

A Coca-Cola[25] ganhou uma isenção do racionamento de açúcar para refrigerante que fosse vendido aos militares. A política oficial da empresa era vender Coca-Cola para homens em serviço em qualquer parte do mundo por um níquel a garrafa, independentemente do custo para a companhia. Para ajudar a realizar essa tarefa, e para se preparar para os anos pós-guerra, a companhia estabeleceu 64 fábricas de envasamento no mundo todo, algumas usando prisioneiros de guerra alemães e japoneses como mão de obra. A história não publicada da companhia qualificou essa política como fazer "amigos e consumidores para consumo doméstico de 11 milhões de soldados" e como um trabalho de "amostragem e expansão no exterior que de [outra maneira] teria custado 25 anos e milhões de dólares".* Quando a empresa realizou sua primeira convenção internacional três anos depois do fim da guerra, um de seus executivos descreveu seu propósito como o início do esforço necessário para "servir àqueles dois bilhões de consumidores que estão esperando que levemos nosso produto até eles". "Quando pensamos no comunismo", dizia uma placa na conferência, "pensamos na Cortina de Ferro. MAS quando ELES pensam em democracia, eles pensam em Coca-Cola."

Quando a revista *Time* colocou a Coca-Cola na capa em 1950[26] – com o símbolo da Coca-Cola amorosamente servindo um refrigerante para um globo terrestre sedento –, um terço dos lucros da companhia já se originavam das vendas internacionais. E a Pepsi, claro, corria rapidamente atrás: suas vendas no exterior cresceram cinco vezes nos anos 1950, à medida que a companhia abriu duzentas fábricas fora dos Estados Unidos.[27] Em 1959, o vice-presidente Richard Nixon seria fotografado em Moscou com o primeiro-ministro Nikita Khrushchev, ambos segurando garrafas de Pepsi.[28]

Enquanto o consumo de açúcar estava se recuperando nos anos pós-guerra, a maneira como o consumimos mais uma vez mudou. As vendas de refrigerantes, balas e sorvetes iriam regularmente alcançar novos picos – só o consumo de sorvete dobrou entre 1940 e

* Depois da guerra, um funcionário da Coca-Cola trabalhando no Leste Europeu observou que a Coca-Cola só perdia para os chocolates Hershey como incentivo para sexo com as mulheres locais.

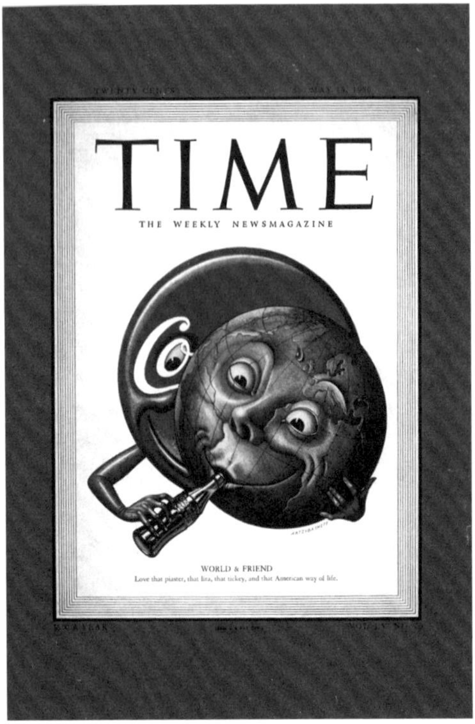

1956[29] –, mas agora o açúcar iria se tornar um ingrediente principal também dos cafés da manhã, primeiro em sucos de frutas e então em cereais matinais ricos em açúcar.

Sucos de frutas enlatados surgiram pela primeira vez durante a Lei Seca, motivados por plantadores de uva, que não podiam mais vender seu produto na forma de vinho, e por cultivadores de laranjas na Califórnia e na Flórida, sobrecarregados com excedentes de laranja durante os anos de excesso na safra.[30] Em 1920, uma cooperativa de agricultores da Califórnia (vendendo sob a marca agora familiar Sunkist) começou a tirar vantagem do que os nutricionistas de então chamavam de "nova nutrição" – a consciência sobre a importância das vitaminas na prevenção de doenças ligadas à deficiência vitamínica – e passou a anunciar seus produtos como um jeito saudável de se obter vitaminas necessárias, particularmente a vitamina C, uma ideia que ainda persiste entre nós.

Durante a Depressão, muitos consumidores haviam se acostumado a beber sucos de frutas em vez de álcool. O "acontecimento corolário" da história do suco de fruta, porém, de acordo com a *The Oxford Encyclopedia of Food and Drink in America*, e "talvez um momento definidor do café da manhã americano"[31], foi a invenção do concentrado congelado por pesquisadores financiados pelo governo federal nos anos pós-Segunda Guerra Mundial. Minute Maid, em 1948, foi a primeira. Nos anos 1950, suco de laranja "refrescado" também havia chegado. Até 1980, de acordo com estimativas da USDA, os americanos estavam bebendo mais de 28 litros de suco de fruta por ano[32], e ao final dos anos 1990, quando a tendência (assim como o próprio consumo) atingiu o ápice, mais de 34 litros – aproximadamente o equivalente a beber mais de 3,5 quilos de açúcar por ano. Esses sucos ricos em açúcar não apareceriam nas estimativas oficiais do USDA sobre consumo de açúcar.

Sucos de fruta podiam ser vendidos facilmente, como a indústria de fruta o fez, como incrementos saudáveis à dieta americana, e nutricionistas de empresas seguiam essa tendência. Não foi esse o caso com cereais matinais, que transformaram mais ainda o café da manhã americano nos anos 1950.[33] Os nutricionistas tinham um pé atrás. Eles conseguiram atrasar o surgimento de cereais cobertos de açúcar por talvez meio século, e então as forças do mercado levaram a melhor. Na década de 1960, o café da manhã das crianças havia sido reformulado para uma variação matinal da barra de guloseimas ou da sobremesa – talvez mais baixo em teor de gordura, mas mais rico do que nunca em açúcar. Companhias ofereciam toda sorte de racionalizações para a criação de cereais que, em alguns casos, eram 50% açúcar, e eles os direcionavam incansavelmente para as crianças. Uma vez que uma só companhia quebrou a barreira do alimento pré-adoçado, as outras também o fizeram para – ou assim disseram a si mesmas – sobreviver.

A indústria do cereal seco teve origem em Battle Creek, Michigan, e no movimento de alimentação saudável do final do século XIX. Os pioneiros foram John Harvey Kellogg, um médico que era seguidor da Igreja Adventista do Sétimo Dia, e seu concorrente e ex-paciente, C. W. Post.[34] Ambos operavam o que chamavam de "sanatórios" para os dispépticos endinheirados* e acreditavam que o caminho para a saúde e para a felicidade passava pelo trato digestivo. Como Kellogg afirmava: "As causas da indigestão são responsáveis por mais mortes do que todas as outras causas combinadas". A ideia de um floco de cereal que auxiliaria a digestão supostamente ocorreu a Kellogg em uma revelação no meio da noite, e ele se pôs a trabalhar nisso na manhã seguinte. Mas Post ganhou dele, porém, com seu Grape Nuts, que em 1900 havia lhe rendido a maior e mais rápida fortuna legítima da América.

Grape Nuts era originalmente feito com melado e maltose de farinha de cevada, mas sem açúcar de cana ou beterraba. Os primeiros flocos de milho de Kellogg também não continham açúcar. Mas Kellogg havia encarregado seu irmão mais novo, W. K., do processo de desenvolvimento, e enquanto o Kellogg mais velho estava longe, na Europa, em 1902, W. K. acrescentou açúcar aos flocos de milho torrados para aprimorar o gosto e o processo de obtenção de flocos. Diz-se que John Harvey ficou furioso ao voltar – "ele achava que o açúcar não era saudável e argumentou veementemente contra o seu uso"[35], como é contado no livro de história de 1995, *Cerealizing America*. Os consumidores discordaram, porém, e o açúcar – uma quantidade relativamente trivial – ficou. Dois anos depois, quando a Quaker Oats lançou um cereal realmente coberto de açúcar na Exposição Universal de 1904, em St. Louis, a companhia o considerou um doce, assim como outros clientes, e preferiram não colocá-lo no mercado, com a suposição de que "o gosto americano por doce era uma onda passageira".[36] Isso se mostrou equivocado.

Levou 35 anos para que os cereais secos, um alimento saudável, começassem a transformação exitosa para cereais cobertos de açúcar, um doce de café da manhã enormemente rentável. O processo começou com um *outsider* da indústria – Jim Rex, um vendedor de equipamentos de aquecimento da Filadélfia – e com uma linha de pensamento que parece quase incompreensível no contexto dos sentimentos antiaçúcar de hoje. Como é contado em *Cerealizing America*, Rex estava sentado ao café da manhã um dia observando

---

* Os muitos pacientes famosos de Kellogg incluíam J. C. Penney, Montgomery Ward, John D. Rockefeller, Eleanor Roosevelt e Johnny Weismuller.

seus filhos derramando colheres cheias de açúcar sobre seu cereal de trigo inflado. "Enojado pelo excesso de açúcar, Rex começou a pensar em maneiras de fazer com que seus filhos comessem o cereal sem terem de recorrer ao açucareiro. A solução lhe veio num flash de inspiração. Por que não criar um cereal 'já com açúcar'?"[37]

O resultado, Ranger Joe, foi o primeiro cereal matinal pré-adoçado, coberto de açúcar, a ser vendido nos Estados Unidos. Rex o vendia em armazéns locais, mas ele não conseguiu resolver o problema técnico do cereal se grudando em grumos dentro do pacote por causa da cobertura de açúcar – ele "se transformava em tijolo"[38], como um executivo da indústria de cereais matinais mais tarde colocou. Depois de apenas nove meses no mercado, Rex vendeu sua companhia para outro empreendedor local, que, por sua vez, a vendeu em 1949 para a National Biscuit Company (agora Nabisco). Nessa época, a Post Cereals já estava planejando lançar um concorrente, Sugar Crisp, em todo o território nacional.

Post então começou a tendência de racionalizar de que forma uma companhia posicionada como produtora de alimentos saudáveis poderia justificar a venda de um cereal envolto em açúcar.[39] Ecoando a lógica de Jim Rex, os executivos de Post argumentavam que o cereal pré-adoçado continha de fato menos açúcar do que as crianças colocariam por si mesmas. Acrescentando açúcar à receita, Post estava apenas "trocando carboidratos de grãos para carboidratos de açúcar, e açúcar e amido são metabolizados exatamente do mesmo jeito". Bioquímicos já haviam demonstrado que isso não era verdade, mas não era amplamente sabido. Fosse como fosse, Post argumentou que "o valor nutricional do produto" permanecia inalterado, com calorias de açúcar substituindo as de grãos de cereais. Sugar Crisp (agora chamado Golden Crisp) vendeu espetacularmente bem, forçando o resto da indústria a correr atrás da máquina. Nabisco rapidamente lançou Ranger Joe em todo o território nacional, agora renomeado para Wheat and Rice Honeys. A empresa de Kellogg, em 1950, lançou Sugar Corn Pops, embora a maior parte das ações da empresa ainda fosse de propriedade da W. K. Kellogg Foundation, "uma organização beneficente estabelecida para promover a saúde e a educação das crianças".

A Kellogg's se pôs a produzir uma versão coberta de açúcar de seus icônicos flocos de milho como se "fosse sua salvação"[40], lançando Sugar Frosted Flakes em 1952 e Sugar Smacks, um concorrente direto de Sugar Crisp, de Post, um ano mais tarde. Kellogg's não conseguiu produzir um cereal de aveia coberto de açúcar e, em vez disso, se voltou ao chocolate. A lógica da companhia, novamente guiada por nutricionistas, era a de que "toda essa doçura não é o melhor para as crianças, [e] aquele chocolate amargo era bom e saudável e não lhes faria mal". O resultado foi Cocoa Krispies. Quando a primeira versão sabor meio amargo não vendeu, a companhia acrescentou ainda mais açúcar. "O novo cereal", como um vendedor da Kellogg's colocou, "era um fracasso nutricional, e um paraíso de vendas."

Executivos da General Mills se preocupavam sobre os "possíveis efeitos na dieta"[41] de cereais cobertos de açúcar, e seus nutricionistas contratados atrasaram a entrada da companhia no mercado dos cereais pré-adoçados por anos, mas acabaram por capitular. O time de marketing da General Mills argumentava que, se a companhia não competisse, não sobreviveria. Em 1953, a General Mills lançou Sugar Smiles, uma mistura de Wheaties e Kix, coberto de açúcar; em 1956, eles haviam lançado três outras marcas de cereais envoltos em açúcar – Sugar Jets, Trix e Cocoa Puffs.

Ao longo dos vinte anos seguintes, a indústria de cereais criaria uma dúzia de cereais cobertos de açúcar, alguns com metade das calorias derivando de açúcar. As maiores mentes da publicidade do país não apenas criariam personagens animados para vender os cereais para as crianças – Tony, o tigre, Mr. MaGoo, o cão Huckleberry e o urso Yogi, Sugar Bear e Linus, coração de leão, os Flinstones, Rocky e Bullwinkle – como lhes dariam programas de tevê inteiros para as manhãs de sábado dedicados à tarefa de fazê-lo.

Essas companhias gastariam quantias enormes promovendo e vendendo cada cereal – seiscentos milhões de dólares no total em um só ano no final dos anos 1960,[42] quando Ralph Nader, o advogado de direitos do consumidor, começou a combater a indústria. Cada novo cereal que fazia sucesso criava uma gama de imitadores, enquanto a indústria, nos anos 1960, estava abertamente anunciando a natureza doce de seus produtos[43]: "Tem o sabor de bala de xarope de bordo", o pai de Mary Maypo dizia do Maypo em 1956, para convencer seu filho a comê-lo; Cocoa Krispies eram anunciados como tendo o gosto "de milk-shake de chocolate, só mais crocante". Executivos da indústria, incentivados por nutricionistas – o mais conhecido deles sendo Fred Stare, fundador e diretor do departamento de nutrição de Harvard –, justificariam a venda de cereais banhados em açúcar como um meio de fazer as crianças tomarem leite, ou como parte de um "café da manhã saudável". A revista *Consumer Reports* talvez tenha capturado esta lógica perfeitamente em 1986 quando alegou: "Comer qualquer um desses cereais certamente propiciaria uma melhor nutrição do que não tomar nenhum café da manhã".

A lógica idêntica ainda é usada hoje, quando nutricionistas e autoridades de saúde pública argumentam que as crianças deveriam poder tomar leite achocolatado e adoçado porque o benefício de obter as vitaminas e os minerais no leite compensa qualquer perigo que poderia advir de beber o açúcar. Isso é baseado em um conceito de ciência nutricional que remonta à época da "nova nutrição" dos anos 1920, e, se é verdade ou não, ou até mesmo se é vagamente verdadeiro, era e ainda é a questão óbvia.

Capítulo 5

A primeira (má) ciência

> Apesar dos médicos, declaramos que, quando os açúcares são caros, as pessoas sofrem. Quando somos todos obrigados a negar as pequenas gratificações a nossos paladares caprichosos, ficamos muito desconfortáveis.
>
> *The New York Times*, 1856[1]

> A maioria das pessoas sabe que os açúcares são bons alimentos. Algumas pessoas sabem quantas calorias há num pedaço de fudge. Poucas pessoas sabem que o açúcar vicia.
>
> J. J. Willaman, Universidade de Minnesota, 1928[2]

Nas primeiras décadas do século XX, nos periódicos e jornais científicos, podia-se encontrar médicos colocando a culpa no açúcar por uma série de males que pareciam advir do aumento dramático do consumo do produto.[3] A diabetes receberia a maior parte da atenção, já que se difundia a ideia de uma aparente epidemia de diabetes. Reumatismo, pedra na vesícula, icterícia, doença do fígado, inflamação, indigestão gasosa, insônia, cárie, úlceras e doenças intestinais, desordens neurológicas (ou, pelo menos, "instabilidade nervosa"), câncer e "tornar a raça humana um povo degenerado" eram todos culpa do açúcar, e por uma razão óbvia. "Nenhum outro elemento da dieta humana aumentou com tais saltos",[4] escreveu o médico de Los Angeles Alexander Gibson no *The Medical Summary*, em 1917. "Os pródigos consumidores da Era Elisabetana, quando o açúcar custava um guinéu por libra, consumiam menos açúcar livre em um mês do que uma criança em uma escola moderna consome por dia em balas que custam alguns centavos. Na verdade, a indulgência com o açúcar ultrapassou a indulgência tida com qualquer outro estimulante, até mesmo considerando-se o tabaco, o café, o chá e o álcool."

Discussões sobre o valor nutritivo do açúcar, os riscos e os benefícios de consumi-lo em grande quantidade, eram fornecidas pela ciência da nutrição[5], que estava então em seus primórdios. Tipicamente, a ciência faz progresso quando novas tecnologias são inventadas ou aplicadas, permitindo que pesquisadores obtenham novas informações e assim perguntem e respondam novas questões sobre os fenômenos que estão estudando. Na nutrição e sua relação com doenças crônicas, porém, isto nunca aconteceu. Novas tecnologias surgiram e resultaram em novas revelações, como esperado, mas essas revelações não tiveram influência em como nutricionistas, e até mesmo pesquisadores estudando obesidade e diabetes, percebiam o problema apresentado pelo açúcar. O pensamento dos anos 1920 permaneceu firmemente arraigado, e estamos vivendo com as consequências desde então. Entender como e por que isto aconteceu é crítico para entender os riscos e benefícios do consumo do açúcar.

As raízes da ciência moderna da nutrição remontam à França no final do século XVIII e coincidem com o nascimento de uma química moderna, à medida que um punhado de cientistas agora lendários começaram a explorar a relação entre o ar que respiramos, as comidas que comemos e o que significa, de fato, estar vivo – as reações químicas que constituem a própria vida. À medida que a ciência da nutrição divergiu da química na última metade do século XIX, o nexo da pesquisa se mudou para a Alemanha, onde os detalhes de como os organismos queimam proteína, gordura e carboidratos para obter combustível foram desvendados. ("A quantidade de informações que [os alemães] adquiriram em, comparativamente, poucos anos é notável",[6] escreveu o nutricionista americano Wilbur Atwater em 1888.) Cientistas lá estudavam o metabolismo e a respiração de homens e animais submetidos a várias condições de dieta, estudando o equilíbrio de energia que entra e que sai do corpo humano – o que entrou via inspiração e alimentação, e o que saiu na expiração e como calor ou excremento.

Essas eram as óbvias primeiras perguntas a serem feitas, e os instrumentos que os cientistas tinham à disposição conduziram seus estudos – como é sempre o caso na ciência. Historiadores iriam mais tarde datar o nascimento da ciência *moderna* da nutrição nos anos 1860, quando pesquisadores alemães foram pioneiros no uso de aparelhos do tamanho de uma sala chamados calorímetros que lhes permitiam medir precisamente quanta energia indivíduos humanos ou animais gastavam em diferentes condições de dieta e atividade física. No início do século XX, pesquisadores da área de nutrição estavam medindo as necessidades energéticas de crianças, soldados e atletas; estavam estudando como os alimentos contribuíam para construir corpos fortes, e os componentes de uma dieta saudável – quantas calorias eram necessárias, quanta proteína, e que vitaminas e minerais. Estudaram o que acontecia quando vitaminas essenciais e minerais estavam ausentes da dieta e identificaram doenças de déficit de vitaminas que poderiam ser curadas adicionando-as de volta. Essa foi a era da "nova nutrição" e tem sido a fundação da sabedoria da nutrição desde então.

Porém, quando médicos e autoridades de saúde pública começaram a questionar os efeitos de vários carboidratos e açúcares na saúde humana, essa pesquisa lhes informou muito pouco sobre qualquer outra coisa que não o metabolismo energético. A influência de alimentos nas então chamadas "secreções internas" – os hormônios tais como insulina e o hormônio do crescimento – era desconhecida, como era também a influência sobre qualquer condição patológica que não aquelas causadas por deficiência vitamínica ou mineral. Esses assuntos ainda precisavam ser estudados.

Somente em 1960 os pesquisadores publicariam os detalhes de uma técnica chamada radioimunoensaio, que seguia a medição dos níveis de hormônio na circulação com precisão e que, por sua vez, fez nascer a era moderna da endocrinologia: o estudo de doenças hormonais e relacionadas a hormônios.[7] Como resultado, nutricionistas tinham aberto uma vantagem de noventa anos no que diz respeito a pensar sobre dieta em termos de seus efeitos no "equilíbrio energético" – na energia consumida e gasta pelo corpo humano – em vez de nas secreções internas, os hormônios, que regulam tais propriedades fundamentais como quanta gordura acumulamos em nossas células e na "divisão" ou "alocação" dos combustíveis que consumimos, seja os que estocamos como gordura, carboidrato (glicogênio) ou proteína, seja os que queimamos como combustível.

Essa vantagem de noventa anos seria crítica no estabelecimento de como pesquisadores nutricionistas e médicos interpretavam a relação risco/benefício de consumir açúcares, e ainda afeta como pensamos sobre essas questões hoje. Quando nutricionistas dizem que o açúcar é "calorias vazias", eles estão definindo o problema colocado pelo açúcar no âmbito da ciência do início do século XX – em termos de quantidade de energia (calorias), vitaminas e sais minerais (vazios) que ele contém – e ignorando a pesquisa, e todo um campo de ciência médica que veio depois. Esses médicos, como Elliott Joslin, que pensou de fato sobre a influência dos hormônios em diferentes etapas de doenças – particularmente da insulina na diabetes –, tinham pouco ou nenhum entendimento de como alimentos influenciavam esses hormônios. Esse era o alcance dos nutricionistas, e os nutricionistas não tinham as ferramentas ou, francamente, a percepção de que era importante prestar atenção.

Pesquisadores de nutrição no final do século XIX e início do século XX estavam começando a entender que o açúcar tinha propriedades que o diferenciavam dos outros carboidratos, mas não entendiam a extensão dessas propriedades para além do reino do conteúdo energético, vitamínico e mineral, ou por que poderiam ser relevantes para a obesidade, diabetes ou qualquer doença relacionada. Os químicos e os nutricionistas que estudavam o metabolismo desses carboidratos no laboratório ou em animais de laboratório não eram médicos e não estavam tratando pacientes nem pensando sobre as implicações de saúde pública que seu trabalho poderia ter. Os médicos americanos que tratavam obesidade e diabetes não estavam aplicando o pensamento científico cético e rigoroso, e ainda assim seria a opinião deles que forjaria o pensamento convencional sobre a relação entre açúcar e doenças.

Em uma época em que médicos dos Estados Unidos estavam pela primeira vez confrontando a maré montante de pacientes diabéticos, a medicina e a ciência tinham pouca ligação nos Estados Unidos[8], embora isso tenha começado a mudar em 1893, com a fundação da Faculdade Médica Johns Hopkins. Médicos interessados em pesquisa científica viajavam para a Europa para aprender com as autoridades de lá, como Joslin fez, mas as próprias faculdades de medicina não exigiam que médicos estudassem ciência, nem mesmo que a entendessem. Já em 1900, apenas uma faculdade de medicina dos Estados Unidos – a Johns Hopkins – exigia que candidatos tivessem um diploma universitário.* Muitas faculdades, de acordo com um relatório de 1910 feito pela Carnegie Foundation sobre o estado da educação médica americana, sequer exigiam que seus estudantes tivessem terminado quatro anos de ensino médio. O primeiro critério para aceitação era a possibilidade e a disposição de pagar pelo curso. Nenhuma dessas faculdades médicas apoiava a pesquisa. Em 1871, quando Henry Percival Bowditch, de Harvard, criou o que pode ter sido o primeiro laboratório acadêmico no país para promover medicina experimental, ele ficava localizado no sótão, e o pai de Bowditch pagava por parte do equipamento. Os americanos dessa época estavam transformando os mundos da engenharia e da indústria, mas não o da ciência médica.

Pesquisadores e clínicos europeus abriram todos os campos da ciência relevantes à compreensão tanto da obesidade quanto da diabetes – incluindo a má nutrição, o funcionamento do metabolismo, a endocrinologia e a genética – e dominavam essa pesquisa até a Segunda Guerra Mundial. Esses europeus chegariam a conclusões radicalmente diferentes sobre a gênese da obesidade e, assim, por implicação, da diabetes, mas as comunidades científicas europeias evaporaram com a guerra, e esses conceitos europeus evaporaram junto. Cientistas europeus mais tarde escreveriam, como o médico e bioquímico vencedor do prêmio Nobel Hans Krebs o fez em 1967, sobre a necessidade de haver centros de excelência em ciência onde jovens pesquisadores pudessem construir uma educação, aprendendo literalmente junto aos grandes cientistas, que, por sua vez,

* Os cursos de medicina, nos Estados Unidos, são uma espécie de pós-graduação. (N.T.)

tivessem aprendido seus ofícios e a pensar criticamente com outros grandes cientistas. Como Krebs escreveu: "Cientistas não nascem, eles se tornam".[9] Essa cultura científica e esses centros de excelência infelizmente estavam ausentes da medicina nos Estados Unidos, então os médicos americanos que perseguiam investigações científicas estavam forjando-as ao mesmo tempo em que avançavam, para o bem e para o mal.

O dilema colocado pelo açúcar é claro, ou pelo menos o é em retrospecto. Foi delineado mais de dois mil anos atrás, quando médicos hindus perceberam que o açúcar "promove nutrição *e* [itálico meu] corpulência".[10] Que ele tem qualidades nutritivas notáveis é algo que os nutricionistas depois passariam a aceitar como se fosse um dado de realidade. Sua história sugere que tem qualidades medicinais, também. Mas será que aqueles que engordam o fazem meramente consumindo açúcar em quantidades excessivas, como alguns sugeriram, ou em função de alguma característica única do próprio açúcar?

As raízes da discussão moderna sobre açúcar e doenças podem ser traçadas ao início dos anos 1670, quando o açúcar pela primeira vez começou a inundar a Inglaterra a partir de suas colônias britânicas (e isto, é claro, pode não ser uma coincidência) e o hábito de beber chá adoçado começou a se difundir. Thomas Willis, consultor médico do duque de York e do rei Carlos II, percebeu um aumento da prevalência da diabetes nos abundantes pacientes de sua clínica. "O mal do mijo"[11], ele o chamava, e se tornou o primeiro médico europeu a diagnosticar o gosto doce da urina diabética – "maravilhosamente doce, como açúcar ou como mel." Foi Willis que acrescentou o termo "mellitus" ("de mel") ao nome da doença.*[12, 13]

---

* O testemunho de Willis fica como uma exceção à observação de que a diabetes era uma doença extremamente rara antes do século XX. Em sua obra póstuma, *Diabetes or the Pissing Evil* [Diabetes, ou o mal que faz urinar], Willis escreveu: "Encontramos exemplos e casos suficientes, posso dizer até diariamente, dessa doença". Pode ter sido um exagero, como sugere Robert Tattersall, um professor especializado em diabetes aposentado da clínica na Universidade de Nottingham, no Reino Unido, e autor de *Diabetes: The Biography*. Poderia se tratar de um reflexo do fato de que os pacientes de Willis eram ricos e membros da realeza, e assim mais passíveis de serem afligidos.

Willis atribuiu a diabetes que ele via entre seus abastados pacientes londrinos a "um jeito errado de viver e, principalmente, a um hábito assíduo e imoderado de beber cidra, cerveja ou vinhos".[14] Mas mesmo assim ele enfaticamente "reprovava coisas em conserva, ou muito temperadas com açúcar [...] [e julgava que] sua invenção e seu uso imoderado haviam contribuído muito para o vasto aumento de escorbuto nos últimos tempos".[15]

A denúncia de Willis sobre o açúcar levou, por sua vez, a que este fosse censurado pelo botânico John Ray, o que podia "assustar o crédulo"[16], como o médico Fred Slare registrou em 1715, quarenta anos depois. (Debates científicos demoravam muito a se desenrolar nos tempos pré-internet.) Foi a vigorosa defesa que Slare fez do açúcar – sua "Vindicação dos Açúcares contra as Acusações do Dr. Willis, Outros Médicos e Preconceitos Comuns" – que novamente capturaria com perfeição o dilema colocado pelo açúcar e o encaminhamento dos debates ainda por vir.

"Desviar" crianças pequenas do açúcar "é uma coisa muito cruel, se não um completo pecado"[17], Slare escreveu, antes tendo discutido a experiência anedótica daqueles que, como seu avô, que viveu até os cem anos, e o duque de Beaufort, que morreu aos 71 anos, comiam excessivamente açúcar para os padrões da época (Beaufort, aparentemente, para os padrões de qualquer era – 0,45 quilo diário durante quarenta anos).*[18] Slare também relatou sua própria experiência como edificante: ele tinha "quase 67" e estava em excelente forma, escreveu, comendo grandes quantidades de açúcar. "Escrevo sem óculos e consigo ler letras pequenas: consigo caminhar quinze ou 25 quilômetros com facilidade e posso cavalgar cinquenta ou até mais de sessenta quilômetros por dia." Mais importante, talvez, ele sobrevivera a cerca de oitenta de seus colegas no Royal College of Physicians, muitos dos quais "eram inimigos ferrenhos"[19] do açúcar. (Este tipo de argumento – semelhante a dizer

* Slare achou digno de nota que os órgãos internos do duque de Beaufort, quando autopsiados, estavam em excelente estado, e que ele ainda tinha os próprios dentes. O duque aparentemente acreditava no adágio popular: "Aquilo que preserva maçãs e ameixas também preserva fígado e pulmões". Slare considerou as vísceras do duque e seus dentes como prova de que o duque estava certo.

que meu tio Max fumava dois maços de cigarro por dia e viveu até os cem anos, logo cigarros não causam câncer de pulmão – também seria comum no debate sobre o açúcar para todo o sempre.)

Slare também percebeu que "o pior do refugo e do sedimento"[20] das refinarias de açúcar nas Índias Ocidentais era usado exitosamente para engordar porcos – algo positivo, do ponto de vista de Slare. Ele acrescentou apenas um senão à sua absolvição do açúcar como um mal alimentar. Escrevendo numa época em que o açúcar ainda era um item de luxo e quando seu consumo anual na Inglaterra é estimado como tendo sido menor do que 2,5 quilos per capita[21], ou menos do que um vigésimo do que seria dois séculos depois, ele ainda assim alertou que mulheres que se orgulhavam de suas "belas proporções", mas que tivessem "inclinação para engordar", talvez devessem evitar o açúcar, porque é "um nutriente tão poderoso que pode levá-las a serem mais gordas do que gostariam".[22]

Ainda assim, em uma era quando a má nutrição e a subnutrição eram problemas muito presentes em toda a Europa, a habilidade do açúcar de fazer engordar os magros ou emaciados era amplamente vista como uma de suas qualidades benéficas. Não apenas podiam os velhos viver por muitos anos alimentando-se de "quase nada além de açúcar", como o médico britânico Benjamin Moseley registrou em seu tratado de 1799 sobre o assunto, mas "tomado no chá, no leite e na cerveja, [o açúcar] fez pessoas magras engordarem e aumentou o vigor de seus corpos". Pode ter sido Moseley, tendo passado dezoito anos trabalhando nas Índias Ocidentais, quem primeiro sugeriu que os escravos ganhavam gordura ao chupar o caldo da cana-de-açúcar durante a colheita, uma observação que seria repetida nos escritos médicos durante o início do século XX. Não apenas o caldo da cana trazia saúde aos bebês adoentados e cheios de vermes dos escravos, Moseley escreveu – "dê a uma criancinha negra um pedaço de cana para chupar, e o leite fraco de sua mãe se torna insosso para ele" –, como fazia o mesmo pelos adultos. "Frequentemente vi negros velhos, cheios de chagas, exauridos, se arrastarem do engenho, semimortos, na época da colheita, e, ao chupar cana-de-açúcar todo dia, eles logo se tornaram fortes, gordos e dispostos."[23]

Em 1865, Abel Jordão, um professor da Escola de Medicina de Lisboa e uma das principais autoridades europeias em diabetes, sugeriu que essa capacidade do açúcar de fazer os magros engordarem poderia explicar a associação entre obesidade e diabetes.[24] Ao passo que a maior parte dos médicos, incluindo, principalmente, Joslin, acabariam por achar que a obesidade causava diabetes, Jordão propôs que uma espécie de estágio pré-diabético, causado pelo consumo excessivo de açúcar, poderia, por sua vez, causar obesidade. Se os animais eram engordados à base de açúcar e amido, ele raciocinou, então fazia sentido que seres humanos engordassem quando tinham muito açúcar na circulação, o que era o caso com a diabetes. "Uma constituição robustamente adiposa não é uma causa, mas um efeito da reclamação", Jordão explicou. "Já vi alguns casos de indivíduos magros acometidos de diabetes que começaram a engordar." Quando Charles Brigham, então um estudante de medicina em Harvard e mais tarde um renomado cirurgião, escreveu sobre diabetes uma tese vencedora de prêmios que foi publicada em 1868, ele ampliou o pensamento de Jordão e ecoou também o senão de Slare, mas agora de uma perspectiva oposta: "Sobre essa mesma propriedade engordante do açúcar", Brigham escreveu, "muitas do belo sexo, envergonhadas da aparência esquelética que seus ombros e braços apresentam quando expostos, têm o hábito de tomar com frequência um copo de eau sucré [água açucarada] na esperança de melhorarem".[25]

Os poucos pesquisadores nutricionistas e químicos de alimentos que estudavam o açúcar ou outros carboidratos estavam focando sua atenção quase exclusivamente nas qualidades nutricionais do açúcar, determinada tão somente pelo que podiam medir na época. Em 1900, haviam delineado os diferentes tipos de açúcar encontrados na natureza – glicose e frutose, por exemplo, que então eram conhecidos como dextrose e levulose, respectivamente – e os modos pelos quais eles se combinavam em açúcares mais complexos, tal como a lactose do leite, ou a sacarose da beterraba e da cana. Pesquisadores relatavam que os músculos usam tais açúcares como combustível e o fazem de forma muito eficiente. (Eles também confundiriam frequentemente, senão quase sempre, o açúcar que consumimos – sacarose, composta por frutose e glicose – com a glicose do açúcar do sangue.) Diferentemente da proteína, que deixa para trás nitrogênio para ser excretado na urina, carboidratos produzem energia "sem deixar restos e nem resíduos".[26] Embora carboidratos não colaborem para a construção de músculos, como faz a proteína, o corpo parece queimá-los preferencialmente como combustível, poupando a proteína nesse processo.

Em 1916, Harold Higgins, trabalhando no Carnegie Institute de Washington (localizado em Boston), mediu quão rapidamente nosso corpo metaboliza esses três tipos diferentes de açúcar – o quanto, na verdade, eles demoram para nos fornecer energia; isso era considerado o "valor nutritivo" da comida.[27] Higgins relatou que metabolizamos frutose e sacarose mais rápido do que outros açúcares. Esta descoberta seria a base bioquímica para a ideia de que o açúcar fornece "energia rápida", como a indústria do açúcar mais tarde promoveria.

O laboratório de pesquisa de Higgins também confirmou a observação de que o açúcar tinha o que o médico britânico Willoughby Gardner, escrevendo para o *British Medical Journal* em 1901, chamaria de "inesperadas propriedades estimulantes".[28] Essa observação distinguiu o açúcar de outros carboidratos e sugeriu que ele era, literalmente, um estimulante – a versão de final do século XIX e começo do século XX de uma droga para aprimoramento de performance. Pesquisadores alemães, escreveu Gardner, haviam testado "vários homens, tanto fracos quanto de constituição física musculosa", e concluíram que uma onça de açúcar era suficiente para restaurar em 45 minutos "o poder de trabalho a músculos tão cansados que antes não haviam mostrado qualquer resultado mensurável". O açúcar parecia ajudar esses homens a desempenhar "trabalho muscular extraordinário", e os alemães especulavam o que poderia influenciar diretamente o sistema nervoso a "superar o sentimento de fadiga".

Outros pesquisadores perceberam efeitos similares em seus experimentos, e essas observações serviram de base a relatos de campo de que lenhadores, escaladores alpinos e exploradores polares haviam passado a usar açúcar em vez de brandy ou outro álcool para aliviar o cansaço. Companhias de táxi parisienses haviam até mesmo começado a dar açúcar a seus cavalos para lhes proporcionar mais energia e vitalidade.[29] O lendário escalador britânico George Mallory disse que, em sua tentativa de 1923 de escalar o Monte Everest, conseguiu chegar a seiscentos metros do topo se alimentando de açúcar nos últimos dias da subida: quase que exclusivamente balas de limão, menta e chocolate. "Em grandes altitudes ninguém tem força para desperdiçar em processos digestivos desnecessários", Mallory disse; "o açúcar [...] pode ser digerido rapidamente e facilmente convertido em energia muscular. Também tem um efeito estimulante muito necessário."[30]

Em 1897, de acordo com Gardner, o Reichstag alemão havia debatido o valor do açúcar como alimento e tomado a decisão de testá-lo em soldados alemães, um teste que foi levado a cabo durante as manobras de outono do ano seguinte. "Os resultados foram conclusivamente favoráveis aos consumidores de açúcar"[31], Gardner escreveu. Os soldados que receberam açúcar em suas rações aumentaram de peso, "o que não aconteceu com seus camaradas; gozavam de melhor saúde e foram capazes de suportar o trabalho árduo com muito menos estresse [...]. Como resultado desses experimentos decidiu-se que a ração de açúcar para os soldados alemães deveria ser aumentada em sessenta gramas diárias". (Que isso fosse quase o dobro do que os soldados britânicos estavam recebendo – 37 gramas – parecia sugerir a Gardner que os britânicos estavam agora com uma forte desvantagem militar.)

Autoridades holandesas começaram a defender o uso de "treinamento de açúcar" para atletas de alta resistência, e vários clubes de remo – incluindo a Sociedade de Remo de Berlim – adotaram a prática de comer o que era então considerado grandes quantidades de açúcar e, ao fazê-lo, "não ficavam 'podres' nem exauridos".[32] Por volta da metade da década de 1920, uma era em que regatas de remo eram tão populares como o beisebol profissional ou qualquer outro esporte, treinadores de remo em Harvard e Yale estavam emulando os europeus e testando açúcar com seus remadores – geleias, gelatinas, torrões de açúcar, até mesmo uma "libra de pastilhas de menta" (um rumor "absurdo", sugeriu o treinador de Harvard: uma tal quantidade "deixaria um rapaz enjoado"[33]).*[34]

Em 1925, pesquisadores de Harvard relataram no *The Journal of the American Medical Association* que corredores da maratona de Boston tinham taxas de açúcar no sangue muito baixas ao final da corrida – parecidas com a de um diabético, eles escreveram, a quem fosse dada uma "overdose de insulina"[35] – e que os sintomas em outros corredores haviam melhorado ao enchê-los de carboidratos antes da corrida e fazê-los comer "balas de glicose" enquanto corriam, e fornecendo a eles "chá contendo grandes quantidades de açúcar em paradas ao longo do trajeto". Este relatório levou editores do *The Lancet*, um periódico acadêmico britânico, a fazerem gozações com os americanos por não saberem o que todo mundo já havia aprendido anos antes: "A coisa mais curiosa é que nem os autores nem os membros do corpo de Harvard parecem ter se dado conta de que o consumo de açúcar em uma forma ou outra é amplamente reconhecido como um modo de prevenir e curar fadiga [...]. Cocadas são um *sine qua non* em qualquer recepção de atletas".[36]

Visto da perspectiva do efeito rápido para fornecer energia e derrotar a fadiga, o açúcar parecia ser um item tão valioso da dieta que o Departamento de Agricultura dos Estados Unidos sugeriu que "pareceria ser um alimento especialmente adaptado a crianças por causa da grande atividade dessas".[37] Por essa lógica, como Gardner sugeriu no *British Medical Journal*, "o preconceito popular contra"[38] o açúcar estava trabalhando em detrimento de meninos e meninas em idade de crescimento, não para seu benefício. A indústria de doces, não surpreendentemente, concordou.

Ao longo dos anos 1920, essas discussões sobre o valor nutricional do açúcar continuaram sendo acompanhadas do que era geralmente um aparte, o fato de o açúcar engordar e, portanto, os

* Em novembro de 1924, o time de futebol de Yale recebeu açúcar "em uma tentativa de aumentar sua energia física" durante um jogo contra a Universidade da Pensilvânia. Yale perdeu de cinco a um, fazendo com que um professor de fisiologia aplicada de Yale dissesse ao jornal *The New York Times* que os resultados do experimento eram "perceptíveis, embora não convincentes".

obesos – qualquer um, na verdade, que precisasse se exercitar para se manter magro – fariam melhor em evitá-lo. Como Gardner escreveu em sua avaliação para o *British Medical Journal*, o açúcar era seguramente "um dos artigos mais valiosos da dieta"[39], e ainda assim devia ser evitado "como veneno" por aqueles que têm tendência à obesidade, diabetes ou gota.

Isso se tornara um pensamento corrente. Depois que o adoçante artificial sacarina foi descoberto em derivados de carvão-piche pelos químicos da Universidade Johns Hopkins em 1878 e transformado em um produto comercial na década seguinte, ficou imediatamente claro para as autoridades médicas que "pode, beneficamente, substituir integral ou parcialmente o açúcar na dieta"[40] para os obesos e diabéticos, e talvez também para aqueles com doenças no fígado e gota. Em 1929, quando delegados da Liga das Nações se encontraram em Genebra para discutir questões econômicas enfrentadas por seus países, uma delas era o efeito deletério em suas indústrias nacionais de açúcar de "uma crescente abstinência mundial por mulheres" que estavam evitando o açúcar "a fim de se manterem magras".[41] À essa época, a American Cigarette Company estava vendendo o Lucky Strike – que começou sua existência como fumo prensado marinado no açúcar e derrotaria a Camel em 1930 para se tornar o cigarro mais popular do país – como uma "alternativa esplêndida a doces engordantes".[42]

Com o lento aumento da diabetes no final do século XIX, médicos e autoridades de saúde pública começaram a considerar a possibilidade de que o açúcar fosse responsável. Mas como a doença ainda era relativamente rara, também o eram os médicos especializados em tratá-la e que refletissem de forma significativa sobre suas causas. Elliott Joslin esteve entre os primeiros nos Estados Unidos a se especializar em diabetes, e ele estava recém começando sua carreira na época. Joslin foi seguido por Frederick Allen, que havia feito pesquisa com animais diabéticos na Faculdade de Medicina de Harvard e em pacientes humanos no Rockefeller Institute for Medical Research.

Em 1913, Allen publicou um livro sobre a diabetes – *Studies*

Concerning Glycosuria and Diabetes [Estudos sobre glicosúria e diabetes]* – reunindo informações de estudos humanos e animais, de bioquímicos e até mesmo de livros de história. O livro de Allen incluía uma ampla discussão sobre a possibilidade de a diabetes ser causada pelo açúcar, e ele acreditava que isso tinha de ser discutido, pela razão óbvia: "O consumo de açúcar está sem dúvida aumentando", escreveu Allen. "É geralmente reconhecido que a diabetes está aumentando, e, até certo ponto, sua incidência é maior entre as raças e entre as classes sociais que consomem mais açúcar".[43]

Allen dividiu as autoridades europeias em três escolas de pensamento quanto a uma possível relação causal entre açúcar e diabetes. Alguns, como o alemão Carl von Noorden, autor de vários livros didáticos sobre diabetes e disfunções metabólicas e nutritivas, rejeitavam a ideia completamente; alguns, como Bernhard Neaunyn, alemão especialista em medicina interna (a quem Joslin havia visitado enquanto jovem médico para aprender sobre a doença), pensavam que a comprovação de que o açúcar causava diabetes era ambígua. Esses médicos não colocavam a culpa no açúcar por de fato causar diabetes, mas admitiam, escreveu Allen, que "grandes quantidades de alimentos doces e a maltose da cerveja"[44] favoreciam o início da doença. Outros, mais notavelmente a autoridade francesa Raphaël Lépine, estavam convencidos do papel causal do açúcar e mencionavam como prova o fato de a diabetes ser suspeitamente comum entre os trabalhadores de fábricas de açúcar.

Como Allen percebeu, porém, o que os médicos diziam sobre açúcar e diabetes e a maneira como eles atuavam muitas vezes eram coisas desconexas (como ainda é o caso hoje): a maioria dessas autoridades parecia pensar que o açúcar tinha pouco ou nenhum papel na causação de fato da doença, embora "estivessem abertos a acusações contra o açúcar"[45] quando passou a se considerar a possibilidade de ele exacerbar complicações diabéticas. Virtualmente todos esses médicos, porém, incluindo as mesmas autoridades céticas, diziam a seus pacientes diabéticos para não comer açúcar, sugerindo que pensavam, de fato, que o açúcar fosse prejudicial.

* *Glicosúria* significa excesso de açúcar (glicose) na urina.

"A prática da profissão médica é totalmente afirmativa" desta ideia, Allen escreveu. Ele observou: se o açúcar podia piorar a diabetes, o que estava implicado por essa restrição quase universal do açúcar na dieta diabética, então certamente existia a possibilidade de que pudesse fazer com que a doença surgisse em indivíduos que poderiam, de outra forma, parecer saudáveis.

O pensamento de Allen havia sido influenciado pesadamente pela discussão sobre "diabetes nos trópicos"[46] no encontro anual de 1907 da Associação Médica Britânica. Médicos britânicos e indianos de grande influência, trabalhando no subcontinente indiano, haviam discutido a prevalência alta e aparentemente crescente de diabetes entre os "ricos preguiçosos e indolentes" de suas populações, e particularmente entre "cavalheiros bengali" cuja "alimentação diária [...] é basicamente arroz, farinha, grãos e açúcares".

"Não há a menor sombra de dúvida de que, com o progresso da civilização, da educação superior, da riqueza e da prosperidade aumentada do povo sob o domínio britânico, o número de casos de diabetes cresceu enormemente"[47], observou Rai Koilas Chunder Bose, membro da Universidade de Calcutá, apontando que talvez um em cada dez membros da "classe favorecida de cavalheiros bengali" tinha a doença. Bose acrescentou que médicos hindus haviam diagnosticado diabetes lá no século VI e mesmo então haviam percebido a urina doce – "formigas correm para ela" – enquanto observavam que aquela era uma doença "da qual principalmente os ricos padecem, e recai sobre eles devido ao consumo excessivo de arroz, farinha e açúcar". Allen achou esse ponto especialmente revelador. Aqueles antigos médicos hindus, afinal de contas, estavam ligando a diabetes ao consumo de carboidrato e açúcar mais de um milênio antes da invenção da química orgânica e suas revelações de que açúcar, arroz e farinha eram carboidratos e que carboidratos "são convertidos, na digestão, no açúcar que aparece na urina". "Esta incriminação definitiva dos principais alimentos que contêm carboidratos", Allen escreveu, "é, portanto, livre de ideias químicas pré-concebidas, e é baseada, se não em puro acidente, em pura observação clínica."

O que não estava claro era se o gatilho alimentar da diabetes eram todos os carboidratos, só grãos refinados (arroz branco e farinha branca entre eles) e açúcares, só açúcares, talvez a própria gula, ou também algum outro fator que predispunha os bem de vida à diabetes e protegia os pobres. A partir da discussão no encontro da Associação Médica Britânica, parecia que os trabalhadores pobres podiam viver com dietas de carboidrato sem ter diabetes, ao passo que indianos bem de vida (e até mesmo chineses e egípcios ricos, como foi percebido por médicos na conferência) que viviam com dietas ricas em carboidrato facilmente sucumbiam à diabetes e pareciam fazê-lo em índices cada vez mais crescentes. Qual era a diferença na dieta deles e no estilo de vida deles? "A menos que a causa desconhecida da diabetes esteja presente", escreveu Allen, "uma pessoa pode comer gulosamente carboidratos toda a sua vida e nunca ter diabetes."[48] Alguns dos médicos no encontro britânico haviam sugerido que essa causa desconhecida seria o estresse mental ou "tensão nervosa" da vida como um profissional – um médico ou um advogado – comparado com a vida relativamente simples de um trabalhador (como o médico britânico Benjamin Ward Richardson havia sugerido como uma causa de diabetes em seu livro de 1876, *Diseases of Modern Life* [Doenças da vida moderna]); outros sugeriram que era a vida ociosa levada por muitos ricos e seu desdém pela atividade física que causavam a doença. Outros ainda pensavam que era a gula, ou talvez o álcool. O próprio açúcar, como Allen percebeu, era sempre ventilado como uma possibilidade.

Allen considerava possível que os indivíduos nascessem com uma certa habilidade inata para assimilar os carboidratos de sua dieta e usá-los como energia. Se os carboidratos consumidos ultrapassam essa capacidade, o excesso não é usado pelo corpo e é descartado na urina – daí a "glicosúria" ou o açúcar na urina que era então o principal sintoma para o diagnóstico da doença. Talvez comer açúcar sobrecarregasse de alguma maneira esse processo em algumas pessoas, mas não em todas, e trabalho braçal pesado talvez agisse para compensar isso. "Se ele é um trabalhador pobre, pode comer amido livremente", Allen sugeria, "e utilizar de forma segura a glicose daí derivada, por causa do processo de digestão e assimilação de amido mais lento comparado com o do açúcar livre, e por causa da maior eficiência de combustão nos músculos devido ao exercício. Se ele é rico, sedentário e gosta de alimentos doces, ele pode claramente, sem ter maiores predisposições, se tornar diabético."[49]

Nos meados da década de 1920, as taxas crescentes de mortalidade devido à diabetes nos Estados Unidos haviam se tornado matéria-prima abundante dos jornais e das revistas; Joslin, a Metropolitan Life Insurance Company[50] e o secretário de Saúde do Estado de Nova York[51] estavam todos afirmando, publicamente, o que Joslin agora chamava de epidemia. Quando Haven Emerson, diretor do departamento de saúde pública da Universidade de Columbia e sua colega Louise Larimore discutiram exaustivamente esses indícios em duas conferências em 1924 – as reuniões anuais da American Association of Physicians e da Associação Médica Americana –, eles consideraram o aumento no consumo de açúcar que corria paralelamente ao aumento da prevalência da diabetes como o principal suspeito.

As coisas não parariam aí. Ao longo dos trinta anos seguintes, uma série de ideias erradas propagadas por meia dúzia de especialistas em diabetes, liderados pelo próprio Joslin, acabariam por exonerar o açúcar quase inteiramente como *uma* das causas da diabetes, e principalmente como *a* principal causa do aumento estável nos índices da doença. O argumento de que o açúcar era uma causa de obesidade e da diabetes seria revisitado de novo nos anos 1970; dessa vez, os médicos que estudavam e tratavam a diabetes mal seriam envolvidos no debate.

Um dos tópicos comuns na história da pesquisa médica é o fato de que um pequeno número de autoridades influentes, frequentemente um único indivíduo, pode alterar todo um campo do pensamento. Na ciência, pesquisadores jovens são ensinados a desafiar a autoridade e a serem céticos quanto a tudo que lhes é ensinado, mas esse não era o caso na medicina, campo em que a opinião das figuras de autoridade carrega um peso indevido. Isso pode ser especialmente danoso quando o estado da ciência é imaturo e o número de pesquisadores em busca de respostas é pequeno. Nos Estados Unidos, Joslin se tornou essa única figura influente na diabetes, e suas opiniões sobre o assunto eram frequentemente tratadas como evangelho. Por volta de meados dos anos 1920, Joslin havia há muito ultrapassado Allen como principal autoridade nos Estados Unidos em diabetes, e seu livro[52], *The Treatment of Diabetes Mellitus,* se tornaria a bíblia no campo. Ele publicou a primeira edição em 1916, baseado no que havia aprendido dos mil pacientes que tratara em sua clínica, e ele e seus colegas atualizariam o tratado nove vezes até sua morte, aos 92 anos de idade, em 1962.*[53] Com Joslin argumentando, edição após edição de seu livro, que o açúcar não era a causa da diabetes, todo o campo acabaria por aceitar isso como verdade.

A julgar por todos os relatos, Joslin era um médico incrivelmente dedicado, sempre trabalhando para o bem de seus pacientes. Depois que a insulina foi descoberta por pesquisadores da Universidade de Toronto, em 1921, a clínica de Joslin foi pioneira em seu uso nos Estados Unidos, e ele, como outros médicos, rapidamente passou a acreditar que a insulina permitia que pacientes diabéticos ficassem livres do fardo da severa restrição a carboidratos que até então se julgava necessária para controlar a doença. Talvez mais impressionante ainda, jovens diabéticos com a forma aguda da doença (agora conhecida como diabetes tipo 1) foram libertados do regime torturante de quase fome do qual Allen havia sido o pioneiro e sobre o qual construíra sua reputação. Com a insulina, muitos diabéticos mais velhos e mais novos poderiam comer carboidratos, manter seus níveis de açúcar no sangue sob controle e viver vidas relativamente normais. Priscilla White, colega de Joslin, que se especializou em tratar as crianças diabéticas da clínica dele, mais tarde diria: "Nenhuma criança pode crescer sem uma bola de sorvete uma vez por semana"[54], e a insulina possibilitava esse tipo de prazer.

Joslin reconheceu o valor do açúcar para atletas[55], como seus colegas de Harvard haviam relatado sobre corredores de maratona

---

* A última edição – a 14ª, com 1.224 páginas – foi publicada em 2005.

em 1925 (para o ridículo dos editores do *Lancet*).*[56] Ele também reconheceu que consumir açúcar na forma de doce, por exemplo, podia imediatamente reverter a baixa taxa de açúcar no sangue (hipoglicemia) ou até mesmo o coma diabético resultante de injeções dadas fora de hora ou mal dosadas de insulina. ("Uma laranja é menos tentadora para uma criança do que dois ou três torrões de açúcar ou balas"[57], Joslin advertiu na edição de 1923 de seu livro.) Joslin acreditava que o açúcar era um item valioso da dieta e, assim, pouca passível de ser a causa de doença crônica.

Joslin simplesmente não entendia que os carboidratos no açúcar tinham propriedades que outros carboidratos não tinham. Ele era um médico, não um nutricionista, embora tivesse estudado bioquímica por um ano em Yale. Ele argumentava que todos os carboidratos eram, de fato, iguais – amido, grãos, açúcar. Joslin foi a primeira de muitas autoridades médicas que literalmente não sabia do que estava falando ao falar sobre açúcar; suas crenças e seu êxito na defesa do açúcar na dieta eram baseados, em grande parte, em conceitos errôneos.

Já em 1917, Joslin estava usando os japoneses como razão suficiente para questionar a ideia de que açúcar causava diabetes, e seu livro continuaria a afirmar a mesma coisa, frequentemente com as mesmas palavras, pelos próximos quarenta anos. "De fato, uma alta percentagem de carboidrato na dieta não parece predispor o indivíduo à diabetes"[58], ele havia escrito. "Assim, os japoneses vivem com uma dieta que consiste em grande parte de arroz e cevada, e, no entanto, até onde as estatísticas mostram, a doença não apenas é menos frequente como é menos grave naquele país do que no nosso." Ele reconhecia que o crescente índice de mortes causadas pela diabetes nos Estados Unidos coincidia com consumo crescente de açúcar, e nas primeiras edições seu livro tinha até mesmo uma tabela que mostrava como o consumo de açúcar aumentava com a mortalidade pela diabetes. "Uma alteração tão marcante na dieta

* Em uma palestra pública sobre diabetes em 1925, de acordo com o *The New York Times*, Joslin argumentou assertivamente que o açúcar dado a atletas renovava seu vigor. "Barras de chocolate para corredores de maratona e chá adoçado para jogadores de futebol americano podem resultar em novos recordes", ele declarou.

de uma nação é digna de nota e merece atenção", ele observou. A conclusão óbvia seria *supor* que os dois "decerto têm uma relação", ele acrescentou, mas a experiência japonesa simplesmente argumentava o contrário: "Felizmente, os hábitos alimentares e as estatísticas sobre a diabetes do Japão pareciam nos salvar deste erro".*[59]

Joslin acabou por pôr a culpa pela epidemia de diabetes em dois fatores primários, em vez de no açúcar. O fator mais óbvio era a obesidade, por causa da associação próxima entre as duas condições. Já que a maioria dos adultos diabéticos eram gordos, Joslin entendeu que era a sua gordura que os tornava diabéticos e acreditava que eles se tornavam gordos, em primeiro lugar, porque comiam muito e se movimentavam muito pouco. (Em 1925, Joslin deu uma palestra na qual colocava a culpa pela diabetes em parte na invenção e disseminação do automóvel, que tornava as pessoas mais sedentárias do que antes e, portanto, ele acreditava, mais gordas.)[60]

Joslin também passaria a acreditar que a diabetes era causada por uma dieta rica em gordura, o que fortaleceu a crença dele de que o açúcar podia ser absolvido. Tratava-se de um "excesso de gordura, um excesso de gordura no corpo, a obesidade, um excesso de gordura na dieta, e um excesso de gordura no sangue"[61], ele escreveu em 1927. "Com um excesso de gordura, a diabetes começa, e de um excesso de gordura os diabéticos morrem [...]." Esta foi a lição passada adiante também por Cyril Long, um proeminente diabetologista e reitor da Faculdade de Medicina de Yale. "Ao passo que há uma ideia popular de que um aumento no consumo de açúcar é associado com a incidência crescente de diabetes", escreveu Long, "pode-se dizer com considerável segurança que o consumo excessivo de carboidrato em si não é uma causa direta da doença."[62] A visão de Long era baseada na sua suspeita de que gordura alimentar era o suspeito mais provável.

* Esta era uma suposição natural e foi frequentemente alegada por médicos que trabalhavam em países asiáticos, também: Isidor Snapper, por exemplo, que passou os anos da Segunda Guerra Mundial na China, relatou que a diabetes havia se tornado uma doença comum entre os chineses abastados, mas era muito pouco frequente entre os pobres. "Pareceria que a dieta extremamente baixa em valores calóricos, consistindo principalmente em carboidratos, legumes e verduras frescos ou em conserva de sal e farinha de soja, deve ter tido uma influência compensadora sobre a diabetes."

Médicos especializados no tratamento da diabetes viriam a admitir que quando os livros médicos usavam frases como "segurança considerável", o faziam baseados em evidências importantes, mas que este simplesmente não era o caso. A opinião de Long baseava-se quase que inteiramente nas afirmações de outro pesquisador de diabetes profundamente influente, Harold Himsworth, da University College Hospital em Londres, e as afirmações de Himsworth eram baseadas tanto no seu próprio trabalho quanto no trabalho de Joslin.

Como Joslin, Himsworth teria uma carreira ilustre na medicina. Em 1948 ele seria nomeado secretário do British Medical Research Council (similar ao National Institutes of Health nos Estados Unidos), um cargo que ocuparia por duas décadas. Mas ele tinha recém vinte e poucos anos em 1931, quando propôs que uma dieta relativamente rica em carboidrato era ideal para os diabéticos[63], dando a entender que uma dieta rica em gordura podia ser a causa da doença. "Açúcar é o que deve ser dado" para tratar o coma diabético, Himsworth explicou, então se tornou aceito o juízo de que o açúcar e outros carboidratos (glicose) seriam valiosos para a dieta de qualquer diabético.

Himsworth mais tarde diria[64] que os índices de diabetes haviam subido nos países ocidentais em paralelo com um aumento geral no consumo de gordura e uma diminuição dos carboidratos.[*65, 66] E ele passou a acreditar, como outros pesquisadores haviam sugerido, que consumir carboidratos ajudava a construir a habilidade de um indivíduo de tolerar alimentos ricos em carboidratos, e que consumir o tipo de dieta rica em gordura tipicamente indicada para diabéticos fazia o oposto. "Assim parece", escreveu Himsworth, "que a maneira mais eficiente de reduzir a incidência de diabetes mellitus entre indivíduos predispostos a desenvolver essa doença

---

* Para argumentar que a gordura causava diabetes, Himsworth precisava rejeitar a evidência de que populações como os inuítes ou os masai, que tinham dietas muito ricas em gordura, também apresentavam índices muito baixos de diabetes, ou pelo menos assim era o caso na época em que Himsworth fazia suas afirmações. Ele o fez insistindo que as comprovações a respeito dos masai eram "tão insuficientes" que podiam ser ignoradas, e então interpretando mal dois artigos – um sobre os inuítes na Ilha de Baffin e um sobre os pescadores de Labrador – para alegar que os inuítes, apesar de todas as evidências em contrário, na verdade tinham dietas ricas em carboidratos.

seria incentivar o consumo de uma dieta rica em carboidratos e evitar que satisfaçam seu apetite com outro tipo de alimento."

Em seus livros e artigos, Joslin descreveria as "dolorosamente acumuladas" informações de Himsworth que implicavam a gordura como causa de diabetes e, assim, exoneravam o açúcar. (Long descrevia as "muito significativas observações" de Himsworth como condutoras a essas conclusões.) Himsworth por sua vez citaria Joslin como a última palavra no sentido de que o açúcar não era a causa da diabetes e de que a gordura poderia ser.[67] Ao longo dos anos 1930 e 1940, os dois construíram o equivalente científico de um castelo de cartas em apoio a suas crenças, cada um citando as observações do outro como comprovação, apenas para ser citado novamente como base para tal evidência. Ambos, ao fim e ao cabo, basearam suas conclusões largamente na suposição incorreta de que açúcar e outros carboidratos eram equivalentes em sua composição química e também em seu efeito no corpo humano. Ambos retornaram, vezes sem conta, à experiência japonesa como chave. Eis uma nação que consumia muito pouca gordura e uma quantidade considerável de carboidratos e tinha muito pouca diabetes. Joslin considerou esse fato como comprovação definitiva de que dietas ricas em carboidratos eram benéficas; Himsworth o usou para argumentar que dietas ricas em gordura causavam diabetes. Nesse processo, ambos exoneraram o açúcar.

Aparentemente, nem Himsworth nem Joslin se preocuparam em perguntar se os japoneses consumiam menos açúcar do que os americanos ou os britânicos – o que faziam. Já em 1963[68], o consumo de açúcar per capita no Japão era aproximadamente equivalente à quantidade consumida na Inglaterra e nos Estados Unidos um século antes, quando a diabetes ainda era uma doença rara também naqueles países. A experiência japonesa poderia ter sido usada para apoiar a conexão açúcar/diabetes exatamente como Joslin e Himsworth a usaram para refutar a relação.

Um dos muitos aspectos impressionantes da história é que, depois que Joslin concluiu que a hipótese de gordura causadora de diabetes de Himsworth era suficientemente interessante para ser aceita como verdade inconteste, o próprio Himsworth a rejeitou.[69] Em uma palestra de 1949 para o British Royal College of Physicians, Himsworth descreveu o problema com a hipótese como um paradoxo: embora as populações que consumiam mais gordura tendessem a ter mais diabetes, "o consumo de gordura não tem influência deletéria na tolerância ao açúcar, e dietas ricas em gordura na verdade reduzem a suscetibilidade de animais a agentes diabetogênicos". Colocado de forma mais simples: quanto mais gordura é consumida por animais de laboratório para substituir carboidratos, mais difícil é torná-los diabéticos. Agora Himsworth sugeria que talvez a gordura alimentar não fosse a culpada, afinal de contas, e talvez houvesse "outras circunstâncias variáveis mais importantes" que concorriam com a gordura alimentar. Ele sugeriu calorias totais como uma possibilidade – o consumo em excesso de todos os alimentos –, por causa da associação entre diabetes e obesidade, e pelo fato de que "na dieta individual, embora não necessariamente nas estatísticas alimentares nacionais, gordura e calorias tendem a mudar juntas". Himsworth não mencionou o açúcar, porém, que é outra circunstância variável que se comporta estreitamente com a gordura e as calorias tanto nas estatísticas alimentares nacionais *quanto* nas dietas individuais.

Com Joslin nos Estados Unidos e Himsworth no Reino Unido afirmando que o açúcar não causava diabetes, esta colocação tomou ares de verdade inconteste. Por ocasião da edição de 1971 do livro de Joslin, editado por seus colegas nove anos depois de sua morte e agora rebatizado *Joslin's Diabetes Mellitus*, o assunto de se o consumo de açúcar causava diabetes havia desaparecido inteiramente[70]. Exatamente na mesma época em que outros médicos e nutricionistas em todo o mundo começaram novamente a sugerir que o açúcar era uma causa óbvia de obesidade, diabetes e agora também de doenças do coração, pesquisadores da diabetes nos Estados Unidos supunham *a priori* que a possibilidade não era mais digna de atenção. Em vez disso, argumentavam que a obesidade em si era a causa, mirando na gula e na preguiça e em *todas* as calorias juntas, em vez de no açúcar em si.

Capítulo 6

A bênção sem fim

> Diabetes [...] é uma grave punição para a obesidade, e, quanto maior a obesidade, mais provável é que a Natureza imponha essa punição. Quanto antes isto for compreendido pelos médicos e pelos leigos, tanto antes será barrado o avanço na incidência da diabetes.
>
> Elliott Joslin, 1921[1]

> 18 CALORIAS! em uma colher de chá de açúcar [...] Usamos mais do que isso para nos vestir de manhã!
>
> Propaganda da Sugar Information Inc., 1962[2]

É necessária mais uma longa digressão na ciência antes de voltar ao açúcar. Desde a década de 1930, para resumir brevemente, os nutricionistas encamparam duas ideias que acabaram por moldar nossos julgamentos sobre o que constitui uma dieta saudável. Esses seriam os pilares nos quais se basearia a fundação da sabedoria nutricional sobre o efeito de alimentos – incluindo o açúcar – na obesidade, na diabetes, em doenças cardiovasculares e em outras doenças crônicas. Elas eram ambas produtos do estado da ciência da época; eram ambas mal concebidas, e ambas fariam danos enormes ao nosso entendimento da relação dieta-doença e, como resultado, à saúde pública.

A primeira ideia era a de que a gordura em nossas dietas causa as doenças crônicas que tendem a nos matar prematuramente nas sociedades modernas ocidentais. Isso era o que Himsworth alegara e no que Joslin passara a acreditar sobre a diabetes nos anos 1930, e na década de 1960 já havia se espalhado para os pesquisadores que procuravam por um gatilho alimentar para doenças cardiovasculares e obesidade (por causa das calorias densas da gordura) e eventualmente para o câncer e também para o mal de Alzheimer.

Em sua forma mais simples, o foco na gordura alimentar – especificamente a derivada de manteiga, ovos, produtos lácteos e carnes gordas – emergiu de um conceito que é agora conhecido como uma transição nutricional: à medida que as populações se tornaram mais ricas e mais urbanas, mais "ocidentalizadas" em seus hábitos alimentares e em seu estilo de vida, elas experimentaram uma prevalência aumentada dessas doenças crônicas. Quase invariavelmente, as mudanças de dieta incluem o consumo de mais gordura (e mais carne) e menos carboidratos.

Porém, nem sempre é o caso, o que deveria ter sido considerado como um fator crítico nos debates nutricionais que se seguiram. Os inuítes, por exemplo, populações pastorais como os masai no Quênia, ou ilhéus do Pacífico Sul como os de Tokelau, território sob administração da Nova Zelândia, consumiam menos gordura (e em alguns casos menos carne) ao longo de suas transições nutricionais relevantes e, no entanto, também eles experimentaram mais obesidade, diabetes e doenças cardiovasculares (e também câncer). Essas populações são os contraexemplos que sugerem que a hipótese alimentar da gordura está errada. O mesmo é verdade em relação a populações como os franceses e os suíços, que se alimentam de dietas ricas em gordura, até mesmo em gorduras saturadas, mas sabidamente vivem muito e saudavelmente. Pesquisadores convencionais da nutrição e de doenças crônicas ignorariam essas populações inteiramente ou invocariam explicações ad hoc (o paradoxo francês, por exemplo) para explicar por que essas experiências não são relevantes.

Que *todas* as populações, sem exceção, consumam significantemente mais açúcar à medida que se tornam mais ricas e mais ocidentalizadas seria ocasionalmente considerado uma hipótese concorrente, como Joslin o fez mais cedo em sua carreira. Até recentemente, porém, seria tipicamente rejeitado tendo como base que (1) especialistas muito influentes acreditavam que a gordura dos alimentos era o problema e (2) carboidratos têm efeitos idênticos no corpo humano, independentemente se são amido ou açúcar, e, portanto, em estágios de doenças crônicas, como Joslin e Himsworth acreditavam. Por essa lógica, populações que tinham dietas pobres em gordura e ricas em carboidratos e níveis baixos de obesidade (como os japoneses) eram apresentadas como uma prova definitiva de que a gordura é que era o problema e de que o açúcar era inofensivo.

O segundo pilar da sabedoria nutricional moderna é ainda mais crucial, e acabou por ter muito mais influência no desenvolvimento da ciência, e ainda domina o pensamento sobre a questão do açúcar. Assim, também causou muito mais dano. Para a indústria do açúcar, tem sido o presente que não cessa de dar frutos, o argumento de defesa máximo contra todas as discussões e evidências de que o açúcar é especialmente tóxico. Trata-se da ideia de que ficamos obesos ou acima do peso porque consumimos mais calorias do que queimamos ou excretamos. Por esse pensamento, pesquisadores e autoridades de saúde pública pensam sobre a obesidade como uma desordem do "equilíbrio energético", um conceito que se tornou tão arraigado no pensamento comum, tão difundido que qualquer argumento ao contrário tem sido tipicamente tratado como charlatanismo, senão como uma ousada recusa das leis da física.

De acordo com essa lógica do equilíbrio energético, de ingestão/gasto de calorias, o único impacto significativo dos alimentos que ingerimos no nosso peso corporal e na gordura acumulada se dá por meio de seu conteúdo calórico – calorias. Essa seria a única variável que importa. Ficamos mais gordos porque comemos muito – consumimos mais calorias do que gastamos – e esta simples verdade era, e ainda é, considerada tudo o que é necessário para explicar a obesidade e sua prevalência nas populações. Esse tipo de pensamento torna de fato irrelevante o impacto radicalmente diferente que diferentes macronutrientes – a proteína, a gordura e o conteúdo de carboidrato dos alimentos – têm sobre o metabolismo e sobre o que os hormônios e as enzimas que regulam o nosso corpo fazem com esses alimentos: se são queimados para combustível, usados para recompor tecidos e órgãos ou armazenados como gordura.

Pela lógica do equilíbrio energético, a associação íntima entre obesidade, diabetes e doenças cardiovasculares não implica nenhuma revelação profunda por trás de distúrbios hormonais ou metabólicos[3], mas, sim, que a obesidade é objetivamente motivada, e que a diabetes e as doenças cardiovasculares são exacerbadas por uma combinação de gula e preguiça. Subentende que todas essas doenças podem ser evitadas, ou que nossa probabilidade de desenvolvê-las é minimizada se os indivíduos – ou populações – estiverem dispostos a comer com moderação e talvez a se exercitar mais, como naturalmente se pressupõe que indivíduos magros o façam. Apesar de copiosas razões para questionar essa lógica e apesar de, como veremos, toda uma escola europeia de pesquisa clínica ter passado a considerá-la um nonsense, autoridades médicas e da área da nutrição têm demonstrado a tendência de tratá-la como um evangelho. A obesidade é causada por esse desequilíbrio calórico, e a diabetes, como Joslin disse há quase um século, é em grande parte a punição pela obesidade. Corte-se o *comportamento* da gula (o Falstaff de Shakespeare foi muitas vezes evocado como um exemplo pedagógico) e da preguiça (outro pecado mortal), e todas essas doenças irão se tornar, novamente, extremamente raras.

Esta lógica também serviu para, publicamente, inocentar o açúcar como suspeito de causar obesidade ou diabetes. Ao especificar o conteúdo energético ou calórico como sendo o instrumento por meio do qual os alimentos influenciam o peso corporal, dá-se a entender que uma caloria de açúcar não seria nem mais nem menos capaz de causar obesidade – e, portanto, diabetes – do que uma caloria de brócolis ou azeite de oliva ou ovos ou qualquer outro tipo de alimento. Em meados de 1960, a frase "uma caloria é uma caloria" havia se tornado um mantra da comunidade de pesquisa no que dizia respeito à nutrição versus obesidade, e era invocada para justificar esse argumento (como ainda o é).

A indústria do açúcar acabou por abraçar esse pensamento como a seiva de sua organização – "O que engorda MENOS?"[4], perguntava um anúncio do Domino Sugar em 1953. "Três colheres de chá de Puro Domino Sugar contêm *menos calorias* do que uma maçã média." Pela lógica do equilíbrio de energia, o açúcar é visto como, na pior das hipóteses, inofensivo e, talvez, como a indústria do açúcar argumentaria, como um alimento ideal para perder peso. Essa visão nasceu da suposição de que a obesidade é causada por comer em excesso e de que todas as calorias são iguais, e a indústria do açúcar tomaria total proveito disso. Por isso é importante entender a evolução desse pensamento, como passou a ser aceito como um dogma, sua implicação e seus problemas.

A ideia de equilíbrio energético deriva, ao fim e ao cabo, da simples observação de que os obesos tendem a ser mais famintos do que os magros e a serem menos fisicamente ativos, e de que esses são dois desvios do consumo e do dispêndio normais: gula e preguiça. Foi pela primeira vez proposta como uma explicação para a obesidade nos primeiros anos do século XX, quando pesquisadores da área de nutrição, conforme vimos, estavam focados em quantificar cuidadosamente com seus calorímetros o conteúdo de energia de alimentos e a energia gasta com atividades humanas. Na época, a aplicação das leis da termodinâmica e particularmente da conservação da energia para criaturas vivas – a demonstração de que todas as calorias que consumimos será queimada como combustível, armazenada ou excretada – era considerada um dos triunfos da ciência da nutrição de finais do século XIX. Pesquisadores da área da nutrição e do metabolismo abraçaram calorias e energia como a moeda corrente de sua pesquisa. Quando médicos começaram a especular quanto à causa da obesidade, eles naturalmente fizeram o mesmo.

O primeiro clínico a tomar essas revelações sobre termodinâmica e aplicá-las ao problema essencialmente humano da obesidade foi o especialista em diabetes alemão Carl von Noorden. Em 1907, ele propôs que "a ingestão de uma quantidade de comida maior do que a exigida pelo corpo leva a uma acumulação de gordura e à obesidade, caso a desproporção continue ao longo de um período considerável".[5]

As ideias de Noorden foram amplamente disseminadas nos Estados Unidos e se enraizaram primeiramente por meio do trabalho de Louis Newburgh[6], um médico da Universidade de Michigan, que o fez baseado no que ele acreditava ser uma verdade fundamental: "Todas as pessoas obesas se parecem em um aspecto fundamental – elas literalmente comem demais". Newburgh pressupôs que alimentação excessiva era a causa da obesidade e assim passou a pôr a culpa pela desordem numa combinação de um "apetite pervertido" (consumo de energia excessivo) e um "menor dispêndio de energia" (gasto insuficiente). Quanto aos pacientes obesos que permaneciam sendo obesos apesar desse entendimento, Newburgh sugeriu que isso acontecia por causa de "várias fraquezas humanas tais como a frouxidão e a ignorância". (O próprio Newburgh era extremamente magro.) Newburgh estava resolutamente posicionado contra a ideia de que outras falhas fisiológicas pudessem estar envolvidas na obesidade. Por volta de 1939, sua biografia na Universidade de Michigan já o creditava com a descoberta de que "todo o problema do peso reside na regulação entre a entrada e a saída de calorias" e por ter "minado de forma conclusiva a teoria sustentada de que a obesidade é o resultado de alguma falha fundamental".[7]

Porém, a questão de uma falha fundamental não poderia ser repudiada tão rapidamente. Para fazê-lo, seria necessário repudiar observações de pesquisadores clínicos alemães e austríacos que haviam concluído que a obesidade só podia ser razoavelmente explicada pela existência de tal falha – especificamente, um defeito nos hormônios e nas enzimas que controlavam a entrada e a saída de gordura das nossas células. Newburgh rejeitou essa explicação hormonal, acreditando que tinha identificado a causa da obesidade como sendo a autoindulgência.

Gustav von Bergmann, um contemporâneo de Noorden e a principal autoridade alemã em medicina interna*, criticou as ideias de Noorden (e, implicitamente, as de Newburgh) como sendo nonsense. Um equilíbrio energético positivo – maior consumo do que gasto de energia – ocorria durante o crescimento de *qualquer* sistema, Bergmann apontou: acúmulo de massa. Balanço energético positivo não era uma explicação, mas, em vez disso, uma descrição, e, aliás, uma explicação tautológica: o equivalente, em termos de lógica, a dizer que um cômodo fica cheio de gente porque mais pessoas entram do que saem.**[8] Era uma afirmação que descrevia *o que* acontece, mas não *por quê*. Parece tão ilógico quanto, escreveu

* Hoje a honraria mais alta da Sociedade Alemã de Medicina Interna é receber a Medalha Gustav von Bergmann.

** Em 1968, o nutricionista de Harvard Jean Mayer provaria o mesmo ponto com uma metáfora diferente: "Atribuir obesidade a 'comer demais'", ele escreveu, "é tão significativo quanto explicar a causa do alcoolismo por 'beber em excesso'".

Bergmann, dizer que as crianças crescem porque comem demais ou porque se exercitam de menos, ou que ficam baixinhas porque são fisicamente ativas demais. "O corpo sempre encontra aquilo de que precisa para crescer, e aquilo de que ele precisa para engordar, mesmo se for dez vezes mais, o corpo vai guardar para si mesmo da balança anual."[9]

A pergunta que Bergmann estava implicitamente fazendo é: por que calorias em excesso acabavam sendo aprisionadas em gordura, em vez de gastas como energia ou usadas para outro propósito biológico necessário? Há algo na regulação do tecido adiposo ou em como o metabolismo combustível funciona, ele se perguntou, que faz isso acontecer?

O objetivo de uma hipótese na ciência é oferecer uma explicação para aquilo que observamos, e, assim, seu valor é determinado por quanto essa hipótese pode explicar ou prever. A ideia de que a obesidade é causada pelo consumo excessivo de calorias, Bergmann raciocinou, falhava em explicar o que fosse.

A obesidade tem uma base genética. Gêmeos idênticos, afinal de contas, são idênticos não apenas em suas feições faciais, altura e cor, mas em tipo de corpo – na quantidade de gordura que acumulam e para onde vai essa gordura. Biotipos são hereditários, exatamente como cor de cabelo, olhos e qualquer outra característica. Em 1929, o endocrinologista da Universidade de Viena Julius Bauer confirmou o óbvio quando relatou que havia considerado histórias de casos de 275 pacientes obesos e três a cada quatro tinham pelo menos um progenitor obeso.[10] (Em 2004, o biólogo molecular da Rockefeller University Jeffrey Friedman descreveria a influência dos genes da obesidade como "equivalente aos genes da altura e maior do que quase qualquer outra condição já estudada".)[11]

Newburgh era abertamente cético quanto a ideia de que genes pudessem determinar diretamente o acúmulo de gordura, que dirá determinar se somos ou não predispostos a nos tornar obesos. Ele reconhecia que talvez "um apetite bom ou ruim fosse uma característica herdada", mas então alegou que "uma explicação mais realista" é a tradição familiar de servir porções enormes de comida saborosa "da mesa das delícias e de pratos de iguarias", como

Newburgh colocou.[12] Pais gordos cozinhavam demais para seus filhos, e então seus filhos comiam demais e também se tornavam gordos. Joslin, aparentemente, acreditava o mesmo: que os filhos de pais obesos adquiriam a predisposição para se tornarem obesos por meio dos hábitos alimentares cultivados na cozinha, e não por causa dos genes.

Julius Bauer, por outro lado, havia passado sua carreira profissional estudando e pensando sobre a aplicação da genética e da endocrinologia na medicina interna, um campo do qual fora pioneiro com seu seminal tratado de 1917, *Constitution and Disease*.[13] Ele percebeu que essa atitude demonstrava uma compreensão ingênua do papel dos genes e de como traços genéticos se manifestavam em organismos vivos. "Os genes responsáveis pela obesidade", Bauer explicou, devem "agir sobre a tendência local do tecido adiposo de acumular gordura, bem como sobre as glândulas endócrinas e aqueles centros nervosos que regulam [o acúmulo de gordura] e dominam as funções metabólicas e os sentimentos gerais que controlam a ingestão de comida e o gasto de energia. Apenas uma concepção mais ampla como essa pode explicar os fatos de maneira satisfatória."[14]

Bergmann, Bauer e outras autoridades europeias queriam saber, entre outras coisas, por que homens e mulheres acumulavam gordura de forma diferente. Mesmo se ambos comem mais do que gastam, por que os homens tendem a acumular a gordura acima da cintura (a barriguinha de cerveja) e as mulheres, abaixo? O que um desequilíbrio calórico – o apetite pervertido, segundo Newburgh – tem a ver com isso? Por que as meninas acumulam gordura durante a puberdade e em locais muito específicos – quadris e seios – ao passo que os meninos tipicamente perdem gordura e ganham músculos? Por que as mulheres acumulam gordura ao engravidarem e, novamente, abaixo da cintura, não em seus abdomens? (Dizer que a futura mamãe está comendo por dois – ou por mais do que dois – como passaria a ser costume geral não é uma explicação, apenas outra observação.)

Por que as mulheres tendem a ganhar gordura durante a menopausa ou depois de ter seus ovários removidos? Endocrinologistas como Bauer que estudam esse "fenômeno muito conhecido"[15] em animais discutiriam o papel óbvio que os hormônios sexuais femininos *devem* desempenhar na inibição do acúmulo de gordura. Newburgh ignorou a pesquisa realizada com animais, ao mesmo tempo em que explicava o mesmo fenômeno em mulheres como causado por uma inclinação à autoindulgência: "Provavelmente ela não sabe ou mal sabe", Newburgh escreveu, "que os doces que mordisca durante as reuniões de bridge de que ela tanto gosta, os quais consome descansadamente, estão aumentando sua circunferência".[16]

Observações desse tipo informavam a pesquisadores clínicos europeus que pensavam sobre obesidade nos anos 1920 e 1930 que os hormônios tinham que estar entre esses fatores biológicos críticos que regulavam o acúmulo de gordura e, talvez mais especificamente, que o equilíbrio calórico e um apetite pervertido não ofereciam nenhuma explicação significativa. "O conceito energético certamente não pode ser aplicado nesta área"[17], Erich Grafe, diretor da Clínica de Medicina e Neurologia na Universidade de Würzburg, escreveu sobre como a distribuição de gordura difere de acordo com o sexo, em seu livro de 1933. Queixos duplos, tornozelos rechonchudos, peitos amplos ou até mesmo os característicos depósitos de gordura nas nádegas conhecidos como esteatopigia nas mulheres de algumas tribos africanas eram todos exemplos citados por Bauer e outros do acúmulo local excessivo de gordura sobre o qual, como Grafe dissera, o conceito de energia não podia ser aplicado.

Em uma série de artigos escritos do final da década de 1920 em diante, Bauer pegou o pensamento de Bergmann[18] e argumentou que a obesidade era claramente o resultado final de uma desregulação dos fatores biológicos que normalmente trabalham para controlar o acúmulo de gordura. Fosse qual fosse a razão, células de gordura estavam aprisionando calorias em excesso como gordura, não permitindo que escapassem ou que fossem usadas como energia pelo resto do corpo, se este precisasse. E, se células de gordura estavam sendo dirigidas ou orientadas por esses fatores biológicos a esconder calorias excessivas na forma de gordura, isso privava outros órgãos e células da energia que precisavam para funcionar bem, levando à fome e à letargia. Essas seriam as consequências do processo de engorde, não as causas. Bauer relacionou o tecido de gordura de uma pessoa obesa ao de "um tumor maligno ou [...] do feto, do útero ou dos seios de uma mulher grávida", todos os quais têm agendas independentes e assim utilizam calorias de combustível tiradas da circulação e as guardam, independentemente de quanto a pessoa está comendo ou se exercitando. Com a obesidade, escreveu Bauer, "existe uma espécie de anarquia, o tecido adiposo toma vida própria e não se encaixa no gerenciamento cuidadosamente regulado do organismo como um todo".

Em 1938, Russell Wilder, o principal especialista sobre diabetes e obesidade da Clínica Mayo e que logo se tornaria o diretor do Conselho de Alimentação e Nutrição da Academia Nacional de Ciências, escreveu que esta hipótese alemã-austríaca "merece atenta consideração" e que "o efeito, depois de uma refeição, de tirar de circulação ainda que um pouco mais de gordura do que o normal pode muito bem responder tanto pela sensação atrasada de saciedade quanto pelo apetite frequentemente anormal por carboidrato encontrado em pessoas obesas [...]. Uma ligeira tendência nessa direção teria um efeito profundo ao longo do tempo".[19] Em 1940, o endocrinologista Hugo Rony, da Northwestern University, no primeiro tratado clínico escrito sobre a obesidade nos Estados Unidos, afirmava que a hipótese era "mais ou menos amplamente aceita"[20] pelas autoridades europeias. E então ela virtualmente desapareceu.

À medida que as comunidades médicas e de pesquisa alemã e austríaca desapareceram com a ascensão de Hitler e a devastação da Segunda Guerra Mundial, a noção de obesidade como uma desordem na regulação hormonal de fato evaporou junto. O primeiríssimo livro alemão sobre endocrinologia e medicina interna dos anos 1950[21] ainda incluía uma discussão sobre esse pensamento, mas esse livro nunca foi vertido para o inglês, o que é significativo, já que a língua franca da ciência médica havia agora passado do alemão pré-guerra para o inglês. Os periódicos médicos alemães da era pré-guerra, e com eles o melhor pensamento científico da era em todas as disciplinas relevantes tanto para a obesidade quanto para a diabetes – incluindo metabolismo, endocrinologia, nutrição e genética –, não seriam mais lidos, tampouco referenciados. Nos Estados Unidos, que agora dominaria a pesquisa médica por décadas, médicos que tratassem de pacientes obesos em suas clínicas e pesquisadores que estudassem a questão em laboratório abraçaram as ideias de Louis Newburgh como fatos documentados. "O trabalho de Louis Newburgh mostrava claramente", eles diziam em seminários, ou "Newburgh respondeu isso"[22] era a resposta a qualquer sugestão de que a obesidade fosse causada por qualquer outra coisa que não um apetite pervertido. A geração do pós-guerra então legou sua crença às gerações que se seguiram.

Tal perspectiva poderia ser mais compreensível não fosse por duas revelações. Primeiro, modelos animais de obesidade consistentemente refutavam os argumentos de Newburgh e sustentavam a escola de pensamento europeu.[23] O primeiro desses modelos foi identificado no final dos anos 1930 e era incrivelmente consistente em confirmar a abordagem regulatória hormonal sobre a obesidade defendida por Bauer e Bergmann. Esses animais obesos frequentemente manifestariam o que Newburgh poderia ter descrito como um apetite pervertido – em outras palavras, à medida que ficavam mais gordos eles pareciam ter uma fome demasiada e consumir maiores quantidades de comida. Mas eles também ficariam obesos, ou pelo menos significativamente mais gordos, mesmo quando não comiam mais; isso era verdade para virtualmente qualquer modelo animal no qual os pesquisadores pensaram em perguntar o que acontecia se os animais não pudessem aumentar a quantidade de comida ingerida ou não pudessem comer mais comida do que seus companheiros magros. Alguns desses animais permaneceriam excessivamente gordos até mesmo quando quase morrendo de fome. Fosse qual fosse a falha que fazia com que esses animais acumulassem gordura, obviamente não era o resultado de excesso de alimento ou de um apetite pervertido. Precisava ser algo que estivesse operando de forma a fazer as células de gordura armazenarem calorias como gordura ou de forma a suprimir a capacidade do animal de queimar gordura como combustível. Ou talvez ambas as coisas.

Ocasionalmente, pesquisadores que estudam a obesidade – tal como George Cahill, uma grande autoridade em diabetes, metabolismo e obesidade de Harvard nos anos 1960 – atentariam a essa pesquisa e concluiriam que, de fato, os animais pareciam ter evoluído para regular cuidadosamente seu tecido adiposo, e era esse sistema que teria de ser desregulado para criar a obesidade. Cahill, porém, achava que isso era irrelevante para os humanos: um sistema regulatório desses, nas palavras da Cahill, "provavelmente também está presente no homem, mas notoriamente suprimido por seus processos intelectuais".[24]

A segunda revelação, em 1960, foi o desenvolvimento de uma nova tecnologia que permitia a pesquisadores medir com precisão, pela primeiríssima vez, o nível de hormônio circulante no fluxo sanguíneo. Foi a invenção de Rosalyn Yalow, uma física médica, e Solomon Berson, um médico, e foi chamada de radioimunoensaio.[25] Quando Yalow recebeu o Prêmio Nobel pelo trabalho em 1977 (nessa época, Berson não estava vivo para compartilhar da láurea), a Fundação Nobel o descreveria adequadamente como possibilitando "uma revolução na pesquisa biológica e médica".[26] Aqueles interessados na obesidade podiam agora finalmente responder as perguntas sobre as quais os clínicos europeus pré-Segunda Guerra Mundial apenas podiam especular: que hormônios regulavam o armazenamento de células adiposas e seu uso como combustível pelo resto do corpo?

Respostas começaram a surgir com as primeiríssimas publicações do laboratório de Yalow e Berson, e foram rapidamente confirmadas por outros.[27] Ocorre que virtualmente todos os hormônios trabalham para mobilizar gordura a partir de células de gordura de forma que esta possa ser usada como combustível. Hormônios sinalizam para o nosso corpo agir – fugir ou lutar, reproduzir, crescer – e também dão o sinal às células de gordura para disponibilizarem o combustível necessário para essas funções. A única exceção dominante a essa sinalização para mobilização de combustível é a insulina, o mesmo hormônio que pesquisadores ainda acreditavam, no início da década de 1960, ser deficiente em todos os casos de diabetes. A insulina, Yalow e Berson relataram, pode ser vista como um maestro orquestrando como o corpo usa ou "divide" o combustível ingerido.

Quando o nível de açúcar (glicose) no sangue sobe, o pâncreas secreta insulina como resposta, o que então sinaliza às células de músculo para captarem e queimarem mais glicose. A insulina também sinaliza às células de gordura para captarem gordura e a armazenarem. Apenas quando a maré montante do açúcar no sangue começa a baixar é que os níveis de insulina também baixam, e nesse ponto as células de gordura liberam seu combustível armazenado para a circulação (na forma de ácidos graxos); as células dos músculos e dos órgãos agora queimam esta gordura em vez da glicose. O açúcar do sangue é controlado dentro de um espectro saudável, e a gordura entra e sai das células conforme a necessidade. O único fator biológico necessário para tirar a gordura das células de gordura e fazer com que seja usada como combustível, como Yalow e Berson perceberam em 1965, é "o estímulo negativo da deficiência de insulina".[28] Essas revelações sobre as várias ações da insulina levaram Yalow e Berson a chamá-la de um hormônio "lipogênico", o que significa "formador de gordura". E esse sinal lipogênico precisa ser desligado, significantemente emudecido, para que as células de gordura liberem sua gordura armazenada e para que o corpo possa usá-la como combustível.

Uma segunda revelação emergiu dos primeiros artigos de Yalow e Berson: tanto os diabéticos de tipo 2 quanto os obesos, eles relataram, tendiam a ter níveis elevados de açúcar no sangue *e* níveis anormais de insulina circulando em seu fluxo sanguíneo.[29] O especialista em diabetes Joslin havia pressuposto que todos os diabéticos – independentemente de terem a forma mais branda (tipo 2), que é associada com a idade e sobrepeso, ou a forma aguda (tipo 1), que surgia normalmente em crianças – tinham deficiência em insulina, e que era por isso que seu açúcar no sangue não podia ser controlado. Afinal de contas, ambos os tipos de diabetes podiam ser tratados de forma exitosa, pelo menos temporariamente, com insulinoterapia.

O austríaco Wilhelm Falta, um pioneiro no campo da endocrinologia, e mais tarde Harold Himswroth, no Reino Unido, haviam relatado que diabéticos mais velhos e mais gordos pareciam ser resistentes à ação da insulina[30], mas especialistas em diabetes haviam dado pouca atenção às implicações disso. O fato de que diabéticos de tipo 2 tinham índices elevados de insulina, como Yalow e Berson estavam agora relatando, e ainda assim apresentavam altos níveis de açúcar no sangue significava que suas células tinham que ser resistentes ao efeito redutor de açúcar no sangue que a insulina geralmente tem. Quando outros pesquisadores trabalhando no ensaio de Yalow e Berson rapidamente confirmaram essa observação, ficou claro que o que agora chamamos de diabetes tipo 2 não é uma doença de deficiência insulínica (como é o tipo 1) – pelo menos não de início –, mas de resistência insulínica. É precedida por um excesso de insulina na circulação e isso, por sua vez, pode ser um efeito compensatório da resistência do corpo à ação dessa insulina.

Essa foi apenas uma das implicações criticamente importantes desse trabalho. A segunda surgiu da observação de que os obesos também tinham açúcar alto no sangue *e* altos níveis de insulina (o que Yalow e Berson chamava de "hiperinsulinismo", embora seja agora mais comumente conhecido como "hiperinsulinemia"). Então, se a insulina é um hormônio lipogênico – se propicia acúmulo de gordura – e se os obesos tinham níveis altos de insulina, talvez essa fosse a razão de serem obesos. E talvez a relação entre a obesidade e a diabetes tipo 2 não fosse tão simples como Joslin e outros na área de pesquisa sobre diabetes estavam supondo, ou pelo menos a direção da causalidade podia ser muito diferente. Em vez da obesidade causar diabetes, talvez a mesma falha fisiológica subjacente – resistência insulínica e daí esse hiperinsulinismo – estivesse causando ambos. "Em geral aceitamos que a obesidade predispõe à diabetes; mas a diabetes moderada não predispõe à obesidade?"[31], como Yalow e Berson escreveram em 1965 (ecoando o que o médico português Abel Jordão havia sugerido um século antes). "Já que a insulina é um agente mais lipogênico, o hiperinsulinismo crônico favoreceria a acumulação de gordura."

Se isso era verdade, e com certeza fazia sentido do ponto de vista biológico, a questão vital que os pesquisadores médicos e nutricionistas tinham que responder era: o que causa resistência insulínica e, assim, elevados níveis de insulina?

Poderia ser a gula e a preguiça, como Newburgh talvez argumentasse, e poderia ser a própria obesidade, como os pesquisadores de obesidade rapidamente passariam a acreditar. Os pesquisadores de obesidade nos Estados Unidos estavam rejeitando a hipótese hormonal para a obesidade desde 1930, se não antes. Ao pressupor que a hiperinsulinemia e a resistência insulínica eram causadas pela obesidade, eles podiam continuar acreditando que a obesidade em si é causada meramente ao se ingerir mais calorias do que se gasta.[32] Esse pensamento levou a uma série de problemas não resolvidos ou não explicados – por exemplo, resistência insulínica ou hiperinsulinemia em indivíduos magros –, mas, mesmo assim, se tornaria amplamente aceito.

Outra possibilidade é que esses níveis elevados de insulina e a própria resistência insulínica fossem causados pelo conteúdo de carboidrato das nossas dietas, e talvez do açúcar em especial. A insulina é secretada em resposta a um aumento de açúcar no sangue, e o aumento de açúcar no sangue é uma resposta a uma refeição rica em carboidratos. Que de alguma forma esse sistema pudesse ser desregulado de forma tal que insulina em excesso estivesse sendo secretada e que isso causasse lipogênese – formação de gordura – em excesso era uma simples hipótese para explicar uma observação simples. E sustentaria uma observação feita há milênios: que o açúcar era capaz de fornecer energia rápida, mas também induzia corpulência naqueles predispostos a tal.

Essas revelações levavam tanto direta quanto indiretamente à ideia de que dietas de restrição de carboidratos – e principalmente com restrição de açúcar – teriam eficácia única em fazer emagrecer os obesos. Em meados da década de 1960, essas dietas de restrição de carboidratos, tipicamente ricas em gordura, estavam entrando na moda, promovidas por médicos, não acadêmicos e ocasionalmente na forma de livros de dieta de enorme sucesso. Nutricionistas acadêmicos conduzidos por Fred Stare e Jean Mayer, de Harvard, ficaram alarmados com isso e denunciaram essas dietas como um capricho (por causa de seu conteúdo de gordura, principalmente gordura saturada), sugerindo que os médicos-autores estavam tentando ludibriar os obesos com o argumento falacioso de que podiam se tornar magros sem fazer o trabalho pesado de reformar seus apetites pervertidos. "É um fato médico que nenhuma pessoa normal consegue perder peso a menos que corte a ingestão de calorias excessivas"[33], *The New York Times* explicaria em 1965.

Esta batalha se desenrolou até meados da década de 1970, com os acadêmicos da nutrição e os pesquisadores sobre a obesidade de um lado, e os médicos-transformados-em-autores-de-livros-de-dietas do outro. Os estudiosos da obesidade começaram a década de 1960 acreditando que a obesidade era, de fato, uma desordem alimentar – o "apetite pervertido" de Newburgh –, e a corrente revolução na endocrinologia, esporeada pela invenção do radioimunoensaio de Yalow e Berson, fez pouco para dissuadi-los. Muitos dos estudiosos mais influentes da obesidade eram psicólogos, e muito de sua pesquisa era dedicada a estudar por que os obesos fracassavam em conter suficientemente o próprio apetite – comer com moderação – e como induzi-los a fazê-lo com mais êxito. Os nutricionistas seguiam nessa toada, focando na questão de se a gordura alimentar causava doenças cardiovasculares e talvez também a obesidade, por causa de suas densas calorias. (Um grama de proteína ou um grama de carboidrato tem quatro calorias; um grama de gordura tem quase nove.) No processo, eles continuavam a rejeitar qualquer implicação de que o açúcar tivesse poderes engordantes para além de seu conteúdo calórico. Que isso pudesse ser a causa da resistência insulínica – afinal de contas, *algo* era –, não entraria em seus radares por muitas décadas.

A indústria do açúcar continuava tirando vantagem dessa convencional sabedoria nutricional ao defender seu produto, como tem feito desde 1920, baseando-se no argumento de que uma caloria de açúcar não é mais engordante ou capaz de causar diabetes do que uma caloria de qualquer outra comida. Enquanto a obesidade foi considerada uma desordem alimentar, essa foi uma suposição perfeitamente legítima, uma bênção dada à indústria do açúcar por nutricionistas e estudiosos da obesidade bem-intencionados.

Em 1956, quando a indústria do açúcar embarcou em uma ofensiva publicitária de 750 mil dólares para "derrubar relatórios de que o açúcar engorda"[34], fizeram-no baseando-se nos dados aparentemente científicos de que calorias "que são gastas como energia nunca chegam a ser depositadas como gordura". Uma fotografia do presidente Dwight Eisenhower colocando adoçante artificial de sacarina em seu café provocou a campanha. Seu médico, conforme os jornais relataram, lhe dissera para evitar o açúcar se quisesse se manter magro. ("Açúcar é derrubado por foto", dizia a manchete do *The New York Times*.[35]) "O açúcar não é nem um 'alimento redutor' nem um 'alimento engordante'", os anúncios da indústria responderam.[36] "Isso não existe. *Todos* os alimentos fornecem caloria e não há diferença entre as calorias que vêm do açúcar ou de um bife ou de um pomelo ou de um sorvete."

Em 2015, quase sessenta anos depois, quando o *The New York Times* relatou que pesquisadores acadêmicos estavam se dobrando à Coca-Cola ao aceitar seu dinheiro para fundar uma Global Energy Balance Network (GEBN) e "levar a culpa pela obesidade para longe das más dietas"[37], este ainda era o argumento que os pesquisadores invocavam em sua defesa: "Cientistas convencionais entendem que a obesidade é causada por um excedente de calorias devido à ingestão excessiva e exercício de menos". E qualquer pessoa que não soubesse disso era ou um charlatão ou, na melhor das hipóteses, tinha uma "abordagem periférica".[38] Esperava-se que membros do GEBN fossem "campeões do equilíbrio energético"[39] e "fizessem com que a ciência incentivasse a consciência de uma solução baseada no equilíbrio energético" para a epidemia de obesidade. "O equilíbrio energético", o website do GEBN dizia[40], "ainda não é completamente compreendido, mas há fortes evidências de que é mais fácil de ser sustentado com níveis de moderado a alto de atividade física (mantendo um estilo de vida ativo e ingerindo mais calorias)." Por implicação, o problema ainda não era beber Coca-Cola demais, ou consumir açúcar demais, nem mesmo consumir demais de qualquer tipo de alimento; era não ser fisicamente ativo o bastante para gastar essas calorias, uma implicação natural do pensamento do equilíbrio energético. Para a indústria do açúcar e fornecedores – como a Coca-Cola – de alimentos e bebidas ricos em açúcar, esse conceito centenário, incrivelmente resiliente e no entanto ingênuo, de por que alguns de nós engordam (ou nascemos gordos) e outros não engordam (ou não nascem) era, de fato, a bênção sem fim.

Capítulo 7

Açúcar graúdo

> "Se [...] todo americano pudesse ser induzido a colocar uma só colher de chá de açúcar a mais no café do desjejum, o consumo dos Estados Unidos aumentaria 907 mil toneladas anualmente [...]"
>
> *Forbes*, 1º de outubro de 1955[1]

Em 1928, quando a indústria do açúcar criou o Sugar Institute, sua primeira associação comercial, o fez não porque nutricionistas estivessem atacando o açúcar, mas para tratar do excesso de açúcar que estava então inundando os mercados dos Estados Unidos. Açúcar demais significa preços mais baixos e o que *The New York Times* chamou de "competição mortal"[2] entre varejistas e produtores. A missão do Sugar Institute era, em parte, promover um novo código de ética que faria com que todo mundo na indústria trabalhasse junto. Também promoveria junto ao público as alegrias e os benefícios de comer e beber açúcar, porque fazer com que os americanos aumentassem seu consumo de açúcar era uma boa maneira de alinhar oferta e demanda.

Ao longo dos três anos seguintes, o Sugar Institute colocou anúncios regularmente em jornais e revistas, promovendo o açúcar como um alimento saudável – um equivalente da década de 1930 aos probióticos ou aos multivitamínicos de hoje. No inverno e na primavera, anúncios do Sugar Institute promoviam o açúcar como um meio de fortalecer o sistema imunológico[3] e combater resfriados; no verão, o açúcar era promovido como um toque a mais nos refrescos gelados.[4] No outono, o açúcar era a solução para o cansaço de depois do almoço: "Investigações científicas recentes provaram que comer bolos doces, algumas balas, uma tigela de sorvete ou beber uma bebida doce – até mesmo um copo de água adoçado com açúcar – revive a pessoa de um jeito incrível".[5]

Em 1931, porém, o Departamento da Justiça processou o Sugar Institute por tentar resolver o problema da competição mortal usando "métodos repressivos"[6] para regular os preços. O caso foi a julgamento na cidade de Nova York, e a corte decidiu contra a indústria do açúcar. A indústria do açúcar apelou em vão para a Suprema Corte, que decidiu que o instituto havia incorrido em 49 práticas ilegais ao assegurar lucros para todos os seus membros.[7] Em 1936, o Sugar Institute foi dissolvido.[8]

Com o advento da Segunda Guerra Mundial, uma nova crise surgiu. Nutricionistas haviam passado os últimos cinquenta anos tentando entender o papel das vitaminas e dos sais minerais nas doenças de deficiência nutricional – escorbuto, pelagra e beribéri, entre outras. Essa pesquisa da "nova nutrição" rapidamente ocasionou uma série de estudos reportando que um número surpreendente de americanos sofria de má nutrição[9]; suas dietas falhavam em lhes proporcionar as vitaminas e sais minerais necessários para uma boa saúde. Em 1940, quando a conscrição militar começou, 40% do primeiro milhão de homens chamados para servir foram rejeitados por razões médicas, das quais a primeira era um problema extensivo de cáries. O desenvolvimento suscitou, entre outras ações do governo, a criação do Food and Nutrition Board do Conselho Nacional de Pesquisa e sua publicação dos primeiros Valores Diários Recomendados para calorias, proteína e outros oito nutrientes, nenhum dos quais, além das calorias, poderia ser encontrado no açúcar. O diretor do Food and Nutrition Board, Russel Wilder, da Clínica Mayo, declarou que o açúcar, "de todas as comidas, [era] inquestionavelmente a pior". Dois anos depois, quando a Food and Nutrition Board e o Departamento de Agricultura dos Estados Unidos divulgaram os sete grupos "básicos" de alimentos – "*Para ter saúde* [...] *coma um pouco de alimento de cada grupo* [...] *todos os dias*"[10] –, o açúcar não constava em lugar algum.

A percepção crescente do açúcar como "calorias vazias", destituído de qualquer proteína, vitaminas ou sais minerais essenciais, deu ao governo um meio conveniente de preparar os americanos para viver com o racionamento do açúcar que viria com a guerra. Nutricionistas e autoridades do governo se juntaram ao que a indústria do açúcar havia passado a chamar de inventores de "modismos alimentares" ao sugerir que o açúcar não tinha lugar numa dieta saudável. Um documento da indústria do açúcar descrevia esses pronunciamentos como "dourando a pílula amarga do racionamento", o que era uma maneira inteligente e hábil de apresentar as coisas. O que a indústria considerou um ataque à sua sobrevivência – "artilharia pesada de propaganda antiaçúcar" – foi iniciado em 1942 com um panfleto do governo lançado em preparação para o racionamento; fazia a seguinte pergunta: "QUANTO DE AÇÚCAR VOCÊ PRECISA?"[11], e a respondia, inequivocamente: "ZERO! [...] Especialistas em alimentação dizem que você na verdade não precisa de *nada* de açúcar".

A Associação Médica Americana publicou um relatório de seu Conselho sobre Alimentos e Nutrição[12] que descrevia o açúcar como um constituinte alimentar "pobre em vitaminas", que, como substituto de alimentos ricos em vitaminas, podia levar a doenças. O conselho da AMA admitiu que na melhor das hipóteses o açúcar podia ser inofensivo quando consumido com alimentos nutritivos – leite e ovos, por exemplo –, mas mesmo então ele meramente "diluía em calorias o alimento por ele adoçado". O relatório concluía que "todos os meios disponíveis" deveriam ser "utilizados para limitar o consumo de açúcar em qualquer forma na qual ele não seja combinado com proporções significativas de outros alimentos de alto teor nutritivo". Como o racionamento de açúcar entrou em vigor em 1942, outras autoridades foram até mesmo mais incisivas sobre o valor do açúcar na dieta. "Não reclame sobre racionamento de açúcar", Louis Newburgh disse a um repórter. "Seria uma bênção de Deus se o açúcar não existisse."[13]

Em seu documento interno, executivos da indústria do açúcar sugeriram que haviam simplesmente falhado em educar as autoridades do governo sobre a "verdadeira história do açúcar". Agora precisavam desfazer o estrago antes que os hábitos que seriam adquiridos durante os anos da guerra, período de racionamento de açúcar, fossem levados para os anos pós-guerra. "Café sem açúcar hoje", alertava um relatório interno da indústria do açúcar, "em muitos casos vai resultar em café sem açúcar no pós-guerra."[14]

Em 1943, a indústria formava uma nova organização sem fins lucrativos, a Sugar Research Foundation (SRF), para alinhar as informações.* A base lógica e a estratégia da SRF – "um programa sugerido para as indústrias de açúcar de cana e de beterraba"[15] – foram descritas em um documento rascunhado por Ody Lamborn, que era o presidente da bolsa de café e de açúcar em Nova York e seria o primeiro diretor executivo da SRF. "O que acontece quando as comportas são abertas ao final da guerra?", perguntava o documento de Lamborn. "Logo se verá que é importante que a mente do público americano não seja envenenada contra um alimento inestimável e quase indispensável: o açúcar."

O foco da SRF consistiria em educar o público quanto aos méritos do açúcar, ao mesmo tempo em que financiaria pesquisas que "assegurassem todos os fatos conhecidos sobre o açúcar e seus efeitos sobre e sua necessidade pelo sistema humano". Membros incluiriam produtores de açúcar, refinadores e beneficiadores, e essas companhias iriam fornecer o financiamento necessário de aproximadamente um milhão de dólares anuais. Um modelo para o que Lamborn e a indústria do açúcar gostariam de realizar era o que a bolsa dos produtores de frutas da Califórnia havia feito para vender laranjas e suco de laranja – "Quem não conhece as laranjas Sunkist?" – e companhias privadas tais como Heinz e Campbell estavam conseguindo com seus produtos de marcas nacionais. A Sugar Research Foundation, fazendo jus ao nome, não se perderia em nenhuma das atividades questionáveis que levaram à falência do Sugar Institute. Em vez disso, iria se focar no único grande desafio que toda a indústria tinha em comum: "A defesa do açúcar como alimento e a expansão de mercados para o açúcar no pós-guerra".

---

* Essa mesma SRF que em 1950 iria discutir o sucesso espetacular do casamento açúcar-tabaco.

O dilema de tal organização se tornaria comum a todos os programas de pesquisa financiados por indústrias, mais notavelmente as pesquisas financiadas pela indústria do tabaco: como defender e promover o uso de um produto – açúcar, no caso – enquanto, simultaneamente, se financia pesquisa que tem o objetivo ostensivo de assegurar todos os fatos conhecidos sobre o produto e seus efeitos na saúde humana? Já que essa pesquisa poderia elucidar os aspectos problemáticos do açúcar, os dois objetivos poderiam se mostrar como sendo mutuamente excludentes. Executivos da indústria do açúcar podiam muito bem ter esperança de que isso nunca acontecesse, mas não havia nenhuma garantia. Se os resultados da pesquisa desafiassem, do jeito que fosse, "a defesa do açúcar", a organização teria de encontrar um jeito de alterar sua pesquisa e seu programa educacional para fazer com que parecesse que não desafiavam.

Em 1951, a Sugar Research Foundation, a essa altura já rebatizada de Sugar Association Inc. (SAI), havia distribuído três milhões de dólares em bolsas de pesquisa em todo o nível mais alto da academia – de Princeton e Harvard na Costa Leste ao California Institute of Technology na Oeste.[16] Em uma época em que os pesquisadores acadêmicos eram incentivados a trabalhar em associação íntima com a indústria, as bolsas do SRF/SAI foram para alguns dos mais proeminentes pesquisadores em nutrição, química de carboidratos e metabolismo.[17] O programa era excepcional, e as bolsas em si eram regularmente oferecidas na *Science* e em outros periódicos acadêmicos influentes. O primeiro prêmio foi para o Massachusetts Institute of Technology (MIT): 125 mil dólares para financiar cinco anos de pesquisa sobre o metabolismo do carboidrato.[18] Os pesquisadores do MIT iriam buscar novos usos industriais para o açúcar enquanto treinavam uma geração de jovens cientistas em química dos carboidratos. O MIT anunciou a bolsa junto com a notícia de que Robert Hockett, um professor assistente de química, iria tirar uma licença da universidade para se tornar diretor científico da SRF/SAI. O presidente do MIT mais tarde diria que esperava que essa colaboração com a indústria do açúcar fosse um modelo de como as indústrias e as universidades trabalhariam juntas no futuro[19], e em grande medida foi o que aconteceu.

Entre os muitos outros pesquisadores que a indústria do açúcar começaria a financiar durante os anos de guerra[20], dois deles – Ancel Keys, da Universidade de Minnesota, e Fred Stare, fundador do Departamento de Nutrição de Harvard – se tornariam amigos vitalícios da indústria. Stare e Keys desempenhariam papéis decisivos nas décadas de 1960 e 1970, defendendo o lugar do açúcar em uma dieta saudável e combatendo a ideia de que este poderia ser causa de doenças crônicas.

No início dos anos 1950, o SAI começaria a travar batalhas de relações públicas em múltiplas frentes. Se fosse dito aos americanos que o açúcar causava cáries nos dentes, o SAI, com a ajuda dos pesquisadores por ela financiados, encontraria um jeito de apresentar uma evidência que sugeriria que os americanos seriam tolos em consumir menos açúcar. Quando a obesidade se tornou um problema, como rapidamente aconteceu, e os americanos se voltaram aos adoçantes artificiais, o SAI atacou diretamente os adoçantes artificiais. A indústria do tabaco dos anos 1960 iria usar uma estratégia similar para combater as campanhas de saúde pública contra o cigarro, e alguns dos players que se especializavam ainda mais em assuntos de açúcar – Robert Hockett, principalmente – desempenhariam o mesmo papel para a indústria do tabaco.*[21]

Cáries e deterioração dos dentes haviam sido diretamente relacionadas com o açúcar por centenas de anos e indiretamente por milhares.[22] No século IV a.C., por exemplo, Aristóteles se perguntou o que havia no figo, uma fruta particularmente rica em açúcar, que estragava os dentes. No século XVI, quando o açúcar havia se tornado um alimento básico da realeza britânica, um alemão que viajou a Londres famosamente comentou que os dentes da rainha Elizabeth eram pretos e que esse era "um defeito ao qual os ingleses

---

* No início dos anos 1970, Hockett trabalhou como diretor científico para o Council for Tobacco Research. Nesse cargo, ele lidava com o dilema de financiar pesquisas ao mesmo tempo em que promovia o consumo do produto ameaçando pelo menos um pesquisador de suspender seu financiamento se ele não distorcesse a interpretação da evidência para fazer com que ficasse menos óbvio que a fumaça de cigarro era carcinogênica.

parecem sujeitos, por usarem muito açúcar". Ele acrescentou que os pobres na Inglaterra de então pareciam mais saudáveis do que os ricos, porque o açúcar era um luxo que os pobres não podiam comprar. O açúcar "apodrecia os dentes, deixando-os pretos, e não obstante causava muitas vezes um terrível mau hálito", um texto do século XVII sugeria. "E, portanto, que os jovens principalmente sejam alertados sobre isso." Esse pensamento pode ser encontrado esparsamente nos textos médicos desde então.

Ainda assim, a prevalência de cáries dentárias permaneceu relativamente baixa em meados do século XIX, mas então começou a explodir.*[23] Na década de 1890, o Exército Britânico rejeitou uma "proporção alarmantemente alta de recrutas"[24] por causa de dentes estragados. Nos anos 1930, pesquisadores de ambos os lados do Atlântico documentaram altos índices de cáries dentárias entre os pobres e malnutridos. "Era preciso procurar bastante até encontrar uma pessoa da classe trabalhadora com bons dentes naturais"[25], escreveu George Orwell em *Road to Wigan Pier*, em 1937. E, de fato, poucos tinham os próprios dentes depois da infância. "Várias pessoas me expressaram sua opinião de que é melhor 'se livrar' dos dentes o quanto antes na vida. 'Dentes são um inferno', uma mulher me disse."

Em 1939, Weston Price, um dentista de Cleveland e presidente do comitê de pesquisa da American Dental Association, publicou *Nutrition and Physical Degeneration*, seu estudo seminal de saúde dental em todo o mundo.[26] Conforme Price relatou e outros pesquisadores confirmariam, populações isoladas – incluindo aldeias montanhosas da Suíça, populações pastoreiras da África Central, os inuítes e os povos das Primeiras Nações na América do Norte, ilhéus do Pacífico Sul – tinham dentes praticamente livres de cáries e mantinham os próprios dentes até o final da vida, desde que consumissem sua dieta tradicional e evitassem o açúcar e a farinha branca que passaram a dominar as dietas nos Estados Unidos e na Europa. "É verdade que a cárie dental não representava um grande

* Que o padrão fosse impressionantemente similar ao da diabetes não deve ser uma coincidência.

risco para a saúde ou para a economia até que o açúcar refinado tornou-se disponível", escreveu o químico da Northwestern University L. S. Fosdick em 1952. "Até hoje, a cárie dental não é uma doença importante nas sociedades em que o açúcar refinado é um luxo."[27]

A causa da cárie dental estivera evidente desde o final do século XIX: bactérias que vivem na boca. Quando açúcares estão presentes, como Fosdick colocou, "elas encontram um lugar ótimo onde viver"[28] e produzem um ambiente ácido que corrói o esmalte dos dentes. O efeito é passageiro e se segue a cada refeição. Daí que, quanto mais vezes ao dia alimentamos nossas bactérias, mais vezes ao dia os dentes serão atacados. Quanto mais lanches ricos em açúcar ou ricos em carboidrato consumirmos durante o dia, mais episódios "cariogênicos" teremos. Escovar os dentes imediatamente após as refeições era uma prevenção reconhecida como relativamente eficaz para se prevenir cáries, mas não tão boa como evitar o açúcar inteiramente. Nos anos 1930, dentistas haviam passado a prescrever dietas com o mínimo possível de açúcar como método óbvio de prevenção, método este que funcionaria até mesmo em crianças que tivessem, de resto, sido mal nutridas.[29]

A ciência existente deixava apenas um ponto de controvérsia, que proporcionou à indústria do açúcar a sua defesa. *Talvez* o açúcar não fosse pior do que qualquer outro alimento rico em carboidrato e facilmente digerível, particularmente farinha branca e fontes de amido. Sabia-se que a glicose alimentava as mesmas bactérias que secretam ácido, assim como a sacarose ou a frutose. Duas das primeiríssimas bolsas dadas pelo SRF foram para pesquisadores da Universidade de Iowa e Harvard (Fred Stare e seu colega Leroy Johnson) para reavaliar as evidências sobre açúcar e formação de cáries.[30] Em 1950, a Sugar Association Inc. já estava admitindo em seus documentos internos que carboidratos, incluindo açúcar, têm um papel causal na deterioração dental, e que açúcares facilmente solúveis em água – sacarose e glicose – talvez tivessem um papel ainda mais fundamental do que amidos, embora este último ponto ainda estivesse aberto para discussão.[31]

O problema, do ponto de vista da indústria do açúcar, era que os dentistas não pareciam se importar com a ambiguidade e estavam simplesmente dizendo às crianças para evitar o açúcar. Donde "o objetivo máximo" da pesquisa financiada pela indústria, de acordo com o relatório anual do SAI de 1950, era "descobrir meios efetivos de controlar deterioração dental com outros métodos que não restrição do consumo de carboidrato".[32] Publicamente, a associação argumentava que não havia nada de único no açúcar, que muitos alimentos teriam de ser controlados se prevenção fosse o objetivo. Se fosse o caso, escreveu Robert Hockett, o presidente da SAI, então "a maior parte do aconselhamento atual está tragicamente longe do necessário".[33] Uma abordagem que exigisse dos americanos cortar todos os carboidratos "tem pouca chance de sucesso"[34] e, portanto, não deveria ser escolhida. Em vez disso, mais pesquisa deveria ser financiada, como a indústria do açúcar vinha fazendo, para encontrar melhores maneiras de evitar cáries em escala nacional – talvez vacinas que combatessem as bactérias cariogênicas. Enquanto isso, a indústria argumentava, o único conselho sábio que os dentistas poderiam e deveriam dar era recomendar "escovação imediata após cada refeição ou enxaguar a boca com água assim que possível depois de ingerir comida de qualquer tipo, o que ajudará consideravelmente a evitar a deterioração".[35]

A indústria do açúcar adotava uma tática similar no que dizia respeito à obesidade, argumentando que todos os alimentos deviam ser restringidos, não apenas o açúcar – uma caloria era uma caloria, afinal de contas –, ainda que sem a implicação de que tal tática com certeza fracassaria.

Coincidência ou não, os anos 1950 se tornaram a década na qual os americanos começaram a fazer dieta em massa – ou pelo menos quando a mídia começou a prestar atenção e produtos de baixas calorias explodiram enquanto categoria de alimento. "Milhões de americanos – homens e mulheres – estavam presos na batalha da barriga" de acordo com a revista *Time* em 1953. A Associação Médica Americana "havia descrito obesidade como o problema de saúde número 1 dos Estados Unidos"[36], observando que 34 milhões de americanos que então estavam com sobrepeso (de acordo com uma pesquisa Gallup) tinham mais risco de morrer do que os magros. Ao fim da década, o jornal *The New York Times* fazia relatos sobre a "grande neurose americana da dieta"[37], ao mesmo tempo em que observava que um em cada cinco americanos estava com sobrepeso (definido como 10% acima do peso "desejado") e que um a cada três – outra pesquisa Gallup – estava planejando fazer dieta, se é que ele ou ela já não havia feito (e voltado a ganhar o peso, como parecia inevitável, fosse qual fosse o peso perdido).

A indústria da dieta estava explodindo, e a indústria do açúcar percebeu isso como uma ameaça direta à sua viabilidade. Em 1952, cerca de cinquenta mil engradados de refrigerantes de "baixa caloria" haviam sido vendidos[38], e refrigerantes sem açúcar eram percebidos primeiramente como um produto a ser usado pelos diabéticos. Em 1959, quinze milhões de engradados foram vendidos; isto ainda era uma pequeníssima percentagem do mercado de refrigerantes, mas a fatia estava amentando a cada ano.

Fabricantes de refrigerantes podiam responder – como tanto a Coca-Cola quanto a Pepsi fizeram – criando seus próprios refrigerantes diet, mas a indústria do açúcar não tinha tal opção. Seu único jeito para proteger sua fatia do mercado era partir para a ofensiva, primeiro defendendo o papel do açúcar em uma dieta saudável, até mesmo como um instrumento para se fazer dieta, e então atacando a concorrência – os adoçantes artificiais –, como faria nos anos 1960.

Em 1951, a American Sugar Refining Company lançou uma intensiva campanha publicitária[39] – o objetivo era entregar 900 milhões de mensagens em trezentos jornais diários, suplementos dominicais e gazetas rurais – salientando como era importante que crianças, em especial, se beneficiassem da energia contida no açúcar puro. Três anos depois, a Sugar Association encampou o esforço[40], trabalhando através de seu braço de relações públicas, a Sugar Information Inc., que agora seria dedicado a comunicar a ideia de que o açúcar era um alimento indispensável em *qualquer* dieta. A Sugar Association liberou um orçamento de 1,8 milhão de dólares para uma campanha massiva de três anos de publicidade – uma "campanha educacional" – e contratou a agência do lendário Leo Burnett em Chicago para bolá-la.*[41]

---

* A agência de Burnett era famosa, entre outras coisas, pelo Jolly Green Giant, Tony the Tiger, o Pillsbury Doughboy e o Marlboro Man. Em 1998, a revista *Time* listou Burnett, o "Sultão das Vendas", entre as cem pessoas mais influentes do século XX.

Enquanto médicos nas faculdades de medicina de Harvard[42], Cornell[43] e Stanford[44] publicavam nos periódicos da área da saúde dietas antiobesidade que defendiam evitar açúcar e doces inteiramente, como faziam também livros didáticos de medicina[45], a indústria do açúcar, relatou a *Times*, estava aferrada em convencer o público de que seu produto era apenas engordante. A Sugar Information Inc., com a ajuda de Leo Burnett, faria isso lançando mão de dois pressupostos dos próprios nutricionistas. O primeiro, como discutimos, era que a obesidade era causada pelo excesso de consumo de calorias totais. Se era assim, não havia nada de especial no açúcar. Não era "nem um 'alimento redutor' nem um 'alimento engordante'"[46], como os anúncios da indústria do açúcar proclamavam. O pressuposto número 2 baseava-se na ideia de que a fome é uma resposta a níveis baixos de açúcar no sangue ou à utilização diminuída da glicose como combustível pelo sistema nervoso central. (Essa última era uma ideia de Jean Mayer[47], que trabalhava no departamento de Fred Stare em Harvard, financiado, pelo menos em parte, pela Sugar Association.[48]) Ambos os pressupostos seriam repetidamente refutados em experimentos[49] e ficariam no máximo como controversos por mais vinte anos, mas nutricionistas tinham a tendência, como ainda têm, de se aferrar às suas hipóteses uma vez adotadas, independentemente das evidências que possam se acumular contra elas. Essas ideias continuaram a sugerir que alimentos passíveis de elevar o nível de açúcar do sangue rapidamente ou de serem rapidamente metabolizados – como era o caso do açúcar – seriam em parte eficazes para combater a sensação de fome e, assim, a ingestão em excesso.

A indústria do açúcar tirou proveito de ambas as ideias, principalmente já que elas *pareciam* lógicas. Como o açúcar só contém dezesseis calorias* por colher de chá (uma medida escolhida pela Sugar Information, Inc., talvez porque as pessoas têm a tendência de colocar açúcar no café ou no chá com colheres de chá), e como é metabolizado tão rapidamente, ele "satisfaz o apetite mais rapidamente do que qualquer outra comida. Mais rápido até do que porções maiores de muitos outros alimentos que fornecem *muito*

* Anúncios da indústria do açúcar ocasionalmente afirmavam conter dezoito.

mais calorias".[50] Pela lógica da indústria, comer açúcar entre as refeições "alivia a fome e ajuda a superar uma das principais causas do sobrepeso – *ingestão excessiva*". Eis aqui o argumento na forma de perguntas e respostas em um anúncio da Sugar Information Inc. que foi veiculado no *The Washington Post* em 1957:

> P. Como o açúcar pode ajudar você a comer menos?
> R. Talvez você lembre que, quando era pequeno, sua mãe não deixava você comer um biscoito ou um pedaço de doce antes de uma refeição porque, senão, você não jantaria. Talvez sua mãe não soubesse da razão científica, mas é fato que *nenhum outro alimento sacia o apetite mais rápido do que o açúcar*... Se você está tentando diminuir porções, mordiscar algo doce logo antes de uma refeição pode impedir que você coma mais calorias do que precisa na hora da refeição.[51]

À medida que uma crescente proporção da população ganhava sobrepeso e então passava à obesidade, e à medida que fazer dieta, de fato, se tornou uma obsessão nacional, os anúncios e sua lógica muito questionável fizeram o trabalho de tratar do problema imediato que ameaçava a indústria, dedicada a maximizar tanto a produção quanto o consumo do açúcar.

No início dos anos 1960, porém, executivos da Sugar Association passaram a acreditar que uma linha mais direta de ataque era necessária para combater a ameaça crescente a suas vidas representada pelo uso de adoçantes sintéticos – em particular a sacarina e os ciclamatos – como substitutos do açúcar. Não apenas esses adoçantes artificiais estavam ganhando aceitação sem precedentes com consumidores ciosos de seu peso como também eram mais baratos do que o açúcar. Essa vantagem competitiva pode ter provocado a resposta da indústria do açúcar mais do que qualquer outro fator, fazendo com que o ciclamato fosse inteiramente removido do mercado americano em questão de uma década, e a sacarina, se não todos os adoçantes artificiais, ficassem talvez irremediavelmente maculados como potencialmente carcinogênicos.[52]

Esse conflito em particular, como muitos em que esteve envolvido o açúcar, tinha uma longa história. A sacarina havia sido descoberta em 1879[53], um derivado do alcatrão que seria vendido como uma alternativa ao açúcar, e ainda por cima como uma alternativa barata. A sacarina era mais do que quinhentas vezes mais doce que o açúcar e podia ser comprada por um décimo do custo. Tinha o benefício adicional de passar pelo corpo sem, aparentemente, ser metabolizada, o que a tornava ideal para os diabéticos, que ouviam de seus médicos orientações para evitar o açúcar, e para os obesos, que poderiam estar tentando limitar calorias ou evitar carboidratos. "Pela primeira vez na história", como o jornalista Rich Cohen escreveu sobre a sacarina, "uma comida era valorizada não por ser nutritiva, mas por não ter qualquer valor nutricional."

Nessa época, como agora, a sacarina gerou controvérsia. O ponto principal do conflito foi detectado já em 1907, quando o presidente Theodore Roosevelt teve o que acabou se mostrando como uma discussão curta demais sobre seus riscos e benefícios com Harvey Wiley, químico-chefe do Escritório de Química do Departamento de Agricultura dos Estados Unidos.[54] Na época, o Congresso recém havia aprovado a Pure Food and Drugs Act, que foi a primeira lei de proteção ao consumidor nos Estados Unidos. Havia sido motivada em grande parte pelos esforços de Wiley por salvaguardar os americanos da adulteração de alimentos processados por perigosos conservantes químicos e de medicamentos patenteados contendo substâncias aditivas e perigosas. A Pure Food and Drugs Act foi a lei fundadora de uma série que levou à reorganização, em 1930, do Escritório de Química do Departamento de Agricultura dos Estados Unidos para a Food and Drug Administration como conhecemos hoje.

Wiley acreditava que a sacarina não era segura para o consumo humano (sua própria pesquisa aparentemente não conseguiu comprovar o contrário) e, conforme argumentaria para Roosevelt, acreditava que qualquer consumidor que comprasse um produto adoçado por sacarina havia sido enganado. Um tal consumidor "pensava estar comendo açúcar", Wiley dissera, "quando na verdade estava comendo um produto de alcatrão totalmente desprovido de valor alimentar e extremamente danoso à saúde". Wiley não se deixou convencer pelo argumento de que produtores de frutas enlatadas, por exemplo, poderiam poupar uma quantidade significativa de dinheiro adoçando e preservando seus produtos com a sacarina, em vez de com o açúcar. Ele havia começado sua carreira no Departamento de Agricultura em 1883[55] e então recebera a incumbência de desenvolver a indústria doméstica do açúcar. Wiley, mais do que qualquer outro indivíduo, tem o crédito pelo sucesso da indústria de açúcar de beterraba americana, tendo passado anos de sua vida profissional determinando as cepas certas a serem plantadas em diferentes solos e condições climáticas.

A perspectiva de Roosevelt sobre o açúcar e a sacarina, porém, era diferente. Ele era gordo e corria o risco de ficar ainda mais gordo, e seu médico pessoal, ou assim Roosevelt contou a Wiley, o aconselhara a usar sacarina diariamente. Donde "qualquer pessoa que diz que a sacarina é danosa é uma idiota".[56] E assim acabou a discussão.

Roosevelt podia estar certo ou não sobre a segurança do uso a longo prazo da sacarina; Wiley certamente estava errado em seu argumento de que era "extremamente" perigosa. Roosevelt de fato tinha a compreensão instintiva da natureza da troca para a saúde. Para ele, um adoçante sem valor nutricional – um adoçante "não calórico" – parecia ser um meio óbvio de evitar a corpulência. Ele corretamente entendeu que a questão relevante era: o que é pior, açúcar ou sacarina?

Em 1975, quando o FDA estava se movimentando na direção de banir a sacarina, também era assim que cientistas conscienciosos colocavam a questão. Philip Handler, diretor da Academia Nacional de Ciências dos Estados Unidos (NAS), a descreveria como uma troca em sua apresentação a um simpósio sobre adoçantes promovido pela NAS. Já que aqueles com sobrepeso morriam mais cedo do que os magros, conforme as tabelas atuariais mostravam – "demonstrando um velho aforismo que aprendi como estudante de graduação", Handler disse, "'os ratos magros enterram os ratos gordos'"[57] –, e partindo do pressuposto de que algum benefício quanto ao peso ou à saúde pudesse ser obtido consumindo-se um adoçante não calórico no lugar do açúcar, então a questão deveria ser uma análise de custo-benefício: que grau de risco de câncer ou outro mal era aceitável diante do benefício?

Mas não foi assim que o FDA entendeu.[58] A função do FDA de regular aditivos alimentares se focava quase que apenas no risco, como sempre foi o caso. Apesar da defesa de Roosevelt quanto à segurança da sacarina, a partir de 1913 o governo federal exigiu que produtos contendo sacarina fossem claramente rotulados: eles poderiam ser usados apenas "para benefício daqueles para quem o açúcar é danoso ou deletério" ou "por pessoas que precisam restringir a ingestão de doces comuns". A escassez de açúcar, particularmente durante as duas guerras mundiais, ocasionaria aumento no uso de sacarina como substituição ao açúcar, mas de resto ela era vendida para e usada primariamente por diabéticos e dispépticos.

Os ciclamatos não tiveram a história ilustre e controversa da sacarina[59]. O ciclamato de sódio foi descoberto em 1937 e em 1950 estava sendo vendido em forma de pílulas pelo Abbott Laboratories. O composto era trinta vezes mais doce do que o açúcar, como era também o ciclamato de cálcio, um composto-irmão, e ambos eram desprovidos do retrogosto amargo que alguns indivíduos percebiam na sacarina. Também podiam ser usados para preparos cozidos e assados sem qualquer perda em doçura, o que não era verdade para a sacarina.

O FDA exigia o mesmo tipo de rótulo de produtos adoçados com ciclamatos que exigia para produtos adoçados com sacarina[60]: "usado apenas por pessoas que precisam restringir a ingestão de doces comuns". Mas, na década de 1950, o número daqueles indivíduos estava subindo vertiginosamente. Certamente o número de indivíduos que *queria* restringir a ingestão de doces comuns estava. E assim nasceu uma indústria de alimentos dietéticos para apoiar uma nação de pessoas fazendo dietas, tipicamente usando a mistura de dez partes de ciclamato para uma de sacarina que se tornaria o padrão da indústria.

Refrigerantes sem calorias e de baixas calorias primeiro surgiram em 1952 – adoçados por ciclamato ou pela mistura de ciclamato-sacarina. Eram ostensivamente vendidos em farmácias e mercados para diabéticos, mas usados de forma ampla. A Coca-Cola e a Pepsi lançaram refrigerantes dietéticos artificialmente adoçados em 1963[61] – Tab e Patio, respectivamente – seguindo de perto o Diet-Rite da Royal Crown e os refrigerantes diet da Canada Dry e da Dad's Root Beer. As vendas de refrigerantes dietéticos aumentaram de 7,5 milhões de engradados em 1957 para cinquenta milhões em 1962, e então começaram a dobrar a cada ano.[62] Em 1964, eles perfizeram 15% das vendas de refrigerante, e analistas previam que poderiam algum dia constituir mais de um terço de todas as vendas.[63]

A indústria do açúcar respondeu com uma campanha publicitária[64] claramente bolada para tratar da ameaça ao negócio representada por refrigerantes dietéticos, alegando que refrigerantes artificialmente adoçados falhavam em suprir as necessidades nutricionais de crianças em idade de crescimento e que "tentar perder peso bebendo esse tipo de bebida é como tentar tornar mais leve um avião esvaziando os cinzeiros". (A Royal Crown, responsável por quase 50% da indústria de refrigerantes diet com Diet-Rite, respondeu com uma série de anúncios que refutavam os "barões do açúcar": "Se é algo errado fazer a milhões de pessoas o favor de tirar o açúcar do refrigerante, Diet-Rite se declara culpado".[65])

Publicamente, a indústria do açúcar trataria da ameaça procurando maneiras de diversificar seus produtos[66] – continuando a financiar pesquisas sobre o uso do açúcar em tintas, detergentes, purificação de água e cigarros, entre outros itens –, mas nenhum desses prometia substituir as vendas de açúcar que corriam o risco de serem perdidas para os adoçantes artificiais.[67]

Privadamente, a indústria tentaria gerar a evidência de que o FDA precisava para eliminar a concorrência. Embora os executivos da indústria fossem incrivelmente abertos sobre essa estratégia, pelo menos uma vez ela mostrou sinais de sucesso. Em 1969, depois que a Sugar Association criou a International Sugar Research Foundation, John Hickson, o vice-presidente da fundação, descreveu a posição da indústria do açúcar como "encontrem-se novos argumentos para forçar o FDA a cumprir suas funções regulatórias ou espere-se para ver serem tomadas grandes fatias do mercado".[68] Para o *The New York Times*, Hickson exprimiu sua posição em termos ligeiramente mais coloquiais: "Se alguém consegue vender [um produto similar ao seu] a 10% do preço", ele disse, se referindo ao ciclamato e à sacarina, "é melhor você encontrar algum tijolo para jogar nessa pessoa".[69]

Esse tijolo, para ser preciso, foi uma emenda de 1958 ao Pure

Food and Drugs Act, que havia sido aprovado pelo Congresso vinte anos antes. A lei original estipulava que o FDA aprovasse como seguro qualquer novo ingrediente de alimentos processados antes que ele pudesse ser usado, especificando que o único critério para a aprovação era *segurança*. Se um produto oferecesse algum risco à segurança, nenhuma quantidade de benefício decorrente de seu uso poderia funcionar a seu favor. Não haveria nenhum tipo de troca compensatória como a percebida por Roosevelt ou mais tarde descrita por Philip Handler. Um congressista de Nova York chamado James Delaney dirigiu o comitê do Congresso responsável por essa emenda de 1958, e Delaney recentemente perdera um familiar para o câncer. Daí que a emenda veio com o que se passaria a chamar de "cláusula Delaney"[70], especificando que "nenhum aditivo pode ser considerado seguro caso se descubra que induz ao câncer quando ingerido por homem ou animal".

A emenda de 1958 também permitia que o FDA eximisse do processo de aprovação cerca de setecentas substâncias existentes com a alegação de que eram "em geral reconhecidas como seguras", uma designação que dependia da opinião de especialistas com as qualificações apropriadas. Essas substâncias, que incluíam tanto o ciclamato quanto a sacarina, gozavam do que passaria a ser conhecido como status GRAS (*generally recognized as safe*, ou em geral reconhecido como seguro): a indústria poderia usá-las e vendê-las livremente como aditivos alimentares, mas, se surgissem novas evidências que questionassem sua segurança, o FDA teria de reavaliá-las também.

Entre 1963 e 1969, a Sugar Association gastou mais de dois terços de um milhão de dólares (mais de quatro milhões nos dias de hoje) em pesquisa[71] pensada para forçar o FDA a remover os ciclamatos da lista GRAS e bani-los. Grande parte do financiamento foi para organizações de pesquisa então obscuras, como a Wisconsin Alumni Research Foundation (WARF) e a Worcester Foundation for Experimental Biology. Os pesquisadores nessas fundações examinariam os efeitos da sacarina ou do ciclamato na ingestão e na excreção, no metabolismo, na circulação do sangue, em interações medicamentosas, no crescimento, em termos de dano celular ou cromossômico que poderia levar ao câncer, em hormônios sexuais, em defeitos congênitos, no comportamento e até mesmo em desconfortos gástricos. O objetivo era encontrar algo que pudesse levar o FDA a reavaliar o status GRAS desses adoçantes artificiais. Se nada mais, os relatórios de pesquisa dessas instituições manteriam os ciclamatos e a sacarina no noticiário como um potencial risco à saúde e aumentariam a ansiedade do consumidor quanto à segurança deles.

Em maio de 1965, o FDA publicou sua primeira análise de literatura médica sobre ciclamatos e concluiu que pouco havia a se temer.[72] Cinco meses depois, a Sugar Association anunciou que a WARF havia publicado uma carta de uma página no prestigioso periódico *Nature* sugerindo que os ciclamatos poderiam afetar o crescimento de ratos – pelo menos quando ratos consumiam esses adoçantes calóricos em quantidades equivalentes a centenas de latas de 355 mililitros de refrigerante diet diariamente. Esse foi o único estudo que os pesquisadores da WARF publicariam sobre ciclamatos[73], mas os dois pesquisadores envolvidos (aparentemente o presidente e o diretor do departamento de biologia da WARF) continuaram sua pesquisa até o início dos anos 1970, primeiro sobre ciclamatos e então sobre a sacarina. Eles se reportavam diretamente à Sugar Association e fizeram várias visitas ao FDA para discutir seus resultados, não publicados, e por que acreditavam que os ciclamatos deveriam ser banidos do uso público de qualquer tipo, sugerindo aos investigadores do FDA que os ciclamatos eram capazes de causar tudo, de defeitos congênitos a "perturbação mental".[74]

William Goodrich, um conselheiro-assistente do FDA, mais tarde testemunharia diante do Congresso que o FDA havia sido cético quanto à pesquisa da WARF porque ela fora financiada pela indústria do açúcar, que "tinha um interesse inquebrantável por tirar os ciclamatos dos refrigerantes".[75] Os advogados da indústria do açúcar, ele disse, também o haviam "bombardeado com memorandos e argumentos científicos de todo tipo no sentido de que o produto ciclamato não podia ser considerado como seguro".

Finalmente, em 1970, pesquisadores financiados pelo Abbott Laboratories, a pedido do FDA, relataram que altas doses de ciclamato tinham, de fato, causado câncer de bexiga em ratos machos.[76] A cláusula Delaney agora teria de ser invocada. Um executivo da

Coca-Cola mais tarde observou que humanos teriam de beber 550 latas de Fresca diariamente para obterem a dose equivalente de ciclamato ingerido pelos ratos – "a pessoa morreria afogada, antes de ter câncer"[77], ele disse –, mas a cláusula Delaney não se preocupava se a dose necessária para causar câncer era verossímil ou não.

Originalmente, os administradores do FDA haviam esperado banir o uso de ciclamato em refrigerantes e outros alimentos, mas apoiavam seu uso para indivíduos diabéticos e obesos que precisavam regular o consumo calórico ou cujos médicos sugeriam que evitassem o açúcar.[78] A pressão de ativistas da alimentação preocupados com substâncias químicas carcinogênicas impossibilitou essa solução de compromisso. (Por exemplo, o Public Citizen's Health Research Group, de Ralph Nader, argumentou que o FDA deveria ver como "uma de suas principais missões ser uma agência de prevenção ao câncer".[79]) Em outubro de 1970, o FDA baniu todo e qualquer uso de ciclamato. Dois anos depois, quando John Hickson deixou a International Sugar Research Foundation para trabalhar para o Cigar Research Council, ele foi descrito em um memorando confidencial da indústria do tabaco como um "político extremamente científico que lograra êxito em condenar os ciclamatos, em benefício da Sugar Research [Foundation], com base nas comprovações um tanto frágeis que fora capaz de extrair da Wisconsin Alumni Research Foundation".[80]

A indústria do açúcar quase teve sucesso em barrar também as vendas da sacarina. Em 1972, o FDA removeu a sacarina da lista GRAS, limitando seu uso à indústria de alimentos, mas permitindo que consumidores continuassem a comprar o adoçante, enquanto a agência esperava por mais pesquisas conclusivas. A ação do FDA se baseava em ainda outra alegação não publicada dos pesquisadores da WARF: que ratos consumindo relativamente vastas quantidades de sacarina também desenvolviam câncer de bexiga.* Os ratos nos estudos da WARF, assim como nas pesquisas sobre ciclamato que os precederam, eram concebidos, desenvolvidos *in utero*, desmamados e subsequentemente viviam toda a sua vida em ambientes ricos em sacarina, "na

* Os pesquisadores da WARF apresentaram um artigo em 1974 em um simpósio sobre adoçantes organizados pela American Chemical Society.

quantidade que um consumidor receberia se bebesse oitocentas latas de 355 mililitros de refrigerante dietético diariamente durante toda a vida"[81], o *The New York Times* explicaria. ("É humanamente impossível beber 1/10 desse volume num só dia"[82], disse um congressista. "As primeiras 50 latas [...] matariam você.") Estudos sobre toxicidade crônica realizados no Japão, na Alemanha, na Inglaterra e nos Países Baixos todos mostrariam não haver mal algum no consumo da sacarina, mas a cláusula Delaney era o que era, e o FDA mandava.

Em 1977, depois de pesquisadores canadenses relatarem uma descoberta similar a que os pesquisadores da WARF haviam alegado, o FDA se movimentou para banir a sacarina também. Isso nunca aconteceu, em grande parte porque o FDA sucumbiu a uma campanha de envio de cartas e se contentou com outra advertência que figuraria nos pacotes do adoçante Sweet'N Low, rico em sacarina, proeminentemente até o ano de 2000.[83] (Para confundir ainda mais as coisas, os canadenses baniram a sacarina, mas deixaram os ciclamatos no mercado, de forma que o Sweet'N Low nos Estados Unidos é feito de sacarina e, no Canadá, de ciclamatos.)

Pesquisadores depois entenderiam que a fisiologia dos roedores de laboratório é suficientemente diferente da fisiologia dos humanos de forma que a propensão dos primeiros a ocasionalmente desenvolver câncer de bexiga ao subsistir à base de grandes quantidades de adoçante artificial não é relevante para o que acontece conosco, como o National Cancer Institute reconhece. O FDA agora considera que nem os ciclamatos e nem a sacarina são carcinogênicos.[84] Em dezembro de 2000, o FDA retirou a exigência de que o Sweet'N Low levasse um alerta no rótulo, mas a essa altura o adoçante artificial já havia sido, de fato, irremediavelmente afetado. Nos anos 1980, quando analistas da indústria alimentar estavam prevendo um aumento nas vendas de refrigerantes dietéticos que acabou não durando[85], uma explicação era a de que os consumidores continuavam considerando essas substâncias muito mais nocivas do que açúcares e então tomavam bebidas adoçadas com açúcar. E, a essa altura, a indústria do açúcar havia conseguido rechaçar com sucesso a maior ameaça à sua própria existência: a possibilidade de que também ele pudesse perder o status GRAS e não ser mais em geral reconhecido como seguro para consumo.

Capítulo 8

Defendendo o açúcar*

Se estamos procurando uma causa alimentar para alguns dos males da civilização, deveríamos procurar pelas mudanças mais significativas na dieta humana.

John Yudkin, *The Lancet*, 1963[1]

Então a real questão para mim, como educador, é: se saio por aí falando às pessoas que estão comendo açúcar demais, se saio e digo para as mães que deveriam evitar que seus filhos comessem tanto açúcar porque é ruim para eles, será que vou ser surrado pelos cientistas? Ou serei autorizado a fazer essa declaração sem dificuldade, com a alegação de que, embora não tenhamos fatos concretos que liguem o açúcar a uma doença específica, sabemos que um padrão alimentar contendo consideravelmente menos açúcar, no qual o açúcar fosse substituído por um carboidrato complexo, seria uma dieta muito mais saudável?

Joan Gussow, presidente do Departamento de Nutrição da Universidade de Columbia, 1975[2]

Em 1976, John Tatem Jr., então presidente da Sugar Association Inc., fez duas apresentações memoráveis contando a história do açúcar da perspectiva da indústria. Tatem falou primeiro, em

* Muito do conteúdo deste capítulo sobre a Sugar Association e sua defesa do açúcar foi publicado pela primeira vez como um artigo no número de novembro--dezembro de 2012 da revista *Mother Jones*, que coescrevi com Cristin Kearns. Cristin desenterrou todos os documentos da indústria do açúcar nos quais o artigo e este capítulo se baseiam.

janeiro, para a Chicago Nutrition Association; em outubro, ele falou em Scottsdale, Arizona, para uma reunião do conselho de diretores da Sugar Association.

O açúcar é um nutriente saudável, se não ideal, Tatem explicou nessas reuniões, "o carboidrato mais puro e mais econômico disponível para nós". Na verdade, como fonte de calorias baratas, o açúcar era um nutriente vital na guerra contra a fome em todo o mundo subdesenvolvido. Mas, recentemente, o açúcar estava sofrendo ataques. Os "inimigos do açúcar", Tatem disse, "o acusaram de contribuir com todas as doenças e todos os males físicos conhecidos do homem, de doença cardiovascular a suor na palma das mãos".

Esses inimigos eram os "persuasivos fornecedores de tolice nutricional", disse Tatem, os "oportunistas dedicados a explorar o público consumidor", "promotores e charlatães" que "calculadamente arregimentam os meios de comunicação de massa para seus fins", que "corretamente aplicam a técnica da 'Grande Mentira' de Goebbels", que haviam "exitosamente despistado muitos advogados de boa fé e comentaristas da mídia". Como resultado dessa campanha de propaganda antiaçúcar, disse Tatem, "o açúcar, outrora aceito quase que sem questionamentos, tornou-se um alimento altamente controverso".[3] E, se quiséssemos saber a verdade, teríamos de vadear por metros e mais metros de baboseira pseudocientífica".[4]

Tatem não se acanhou, pelo menos não publicamente, pelo fato de que esses supostos fornecedores de nonsense nutricional incluíam, entre outros, Walter Mertz, chefe do Laboratório de Nutrição dos Carboidratos do Departamento de Agricultura dos Estados Unidos; John Yudkin, o mais influente nutricionista do Reino Unido, fundador do primeiro departamento dedicado à nutrição na Europa; e o nutricionista de Harvard Jean Mayer, de longe o nutricionista mais influente dos Estados Unidos e futuro presidente da Tufts University.

Mayer havia publicado um artigo em junho de 1976 na *The New York Times Magazine* – "The Bitter Truth About Sugar" [A verdade amarga sobre o açúcar] – ligando o açúcar não apenas a cáries e problemas dentários, mas à obesidade e à diabetes tipo 2 (que Mayer chamou de diabetes tipo "*fat-and-forty*" [gordo e de meia-idade] por causa da associação com a obesidade e o envelhecimento). Para crianças, Mayer sugeria, o açúcar é talvez tão aditivo quanto o tabaco. "A fatura limitada contra a sacarose que pode ser documentada é suficiente para justificar uma diminuição drástica no nosso consumo"[5], Mayer havia escrito.

Na reunião de Scottsdale, quatro meses depois de o *The New York Times* publicar o artigo de Mayer, Tatem revelou que a Sugar Association ficara sabendo que o *Reader's Digest* planejava publicar uma parte dele. Tatem e seus colegas então haviam conseguido matar o excerto, ele disse, primeiro com uma ligação de uma hora e meia para o editor da *Reader's Digest*, seguida por um telegrama de três páginas para o próprio editor-executivo. O artigo de Mayer, de acordo com o telegrama, que foi distribuído para membros do conselho presentes na reunião, era uma "farsa científica e uma desgraça jornalística"[6], e a Sugar Association podia dizer isso porque "nenhum fiapo de evidência científica substanciada e admissível existe ligando o açúcar às doenças potencialmente letais".

Essa foi a história na qual a indústria do açúcar acreditou, e essa era a história que a Sugar Association agora divulgava amplamente para o público americano. "Estamos na defensiva – na defesa do nosso produto principal"[7], Tatem disse. "Ao confrontar nossos críticos, tentamos nunca perder de vista o fato de que nenhuma evidência científica liga o açúcar às doenças potencialmente mortais. Este ponto crucial é o sangue vital da associação."

A guerra contra o açúcar, como os jornais passariam a chamá-la – e da qual este livro é a mais recente ofensiva –, emergiu em todo o seu esplendor nos anos 1960, quando a Sugar Association partiu para o ataque a fim de proteger o que Tatem mais tarde chamou de seu "sangue vital". Nutricionistas proeminentes, médicos e pesquisadores laboratoristas haviam começado a publicar relatórios sugerindo que o açúcar parecia especialmente capaz de causar uma miríade de anormalidades metabólicas – pelo menos em animais de laboratório, se não também em humanos – que estavam intimamente associadas tanto à diabetes quanto a doenças cardiovasculares. Esses relatórios coincidiram com o aumento da consciência por parte do consumidor e com as demandas de ativistas dos direitos do consumidor para que o Food and Drug Administration cumprisse com suas obrigações a fim de proteger o público de pesticidas e aditivos alimentares danosos.

Em 1969, uma conferência da Casa Branca sobre comida, nutrição e saúde, conclamada pelo presidente Richard Nixon, solicitou uma revisão completa por parte do FDA dos ingredientes alimentares que eram "em geral reconhecidos como seguros", ou substâncias GRAS. O açúcar havia sido considerado pelo FDA – junto com outros "ingredientes comuns em alimentos"[8], como sal, pimenta e vinagre – seguro para qualquer uso. E, no entanto, como a sacarina e os ciclamatos, ele poderia ter seu status GRAS revogado se ao FDA fosse dada razão suficiente para inquietação.

O desafio para a indústria do açúcar, como Tatem explicou, era primeiro quanto à sua credibilidade – "pois uma das consequências indiretas do movimento dos direitos do consumidor foi um grande enfraquecimento da fé do público nas motivações dos negócios e da indústria" – e então quanto à sua viabilidade. Ela precisava responder a acusações apontadas contra o açúcar por essas autoridades de pesquisa e da saúde pública, pelos "inimigos do açúcar", como Tatem os chamava. "Precisamos responder para estabelecer os fatos ou correr o risco de sermos juridicamente riscados da existência."[9]

A indústria do açúcar venceu a batalha nos anos 1970. Assim fazendo, conseguiu moldar a opinião pública quanto ao caráter saudável do açúcar e também como as autoridades de saúde pública e o governo federal o perceberiam no quarto de século seguinte – se não mais. Esse foi um dos grandes triunfos da indústria de alimentos em termos de relações públicas. Os executivos da Sugar Association certamente o perceberam como tal.

Em meados da década de 1980, pesquisadores acadêmicos ou do governo que sugeriam que o açúcar poderia ser uma causa de doenças cardiovasculares ou de diabetes disseram estar arriscando sua credibilidade no processo. Em grande parte por causa do triunfo de relações públicas da indústria do açúcar, o consumo de açúcares – tanto de sacarose quanto de xarope de milho rico em frutose – não caiu dramaticamente, como Jean Mayer sugerira ser necessário, mas, em vez disso, teve o maior aumento em pelo menos meio século. Isso foi acompanhado – coincidentemente ou não – por aumentos igualmente dramáticos na prevalência da obesidade e da diabetes.

O que a indústria do açúcar realizou nos anos 1960 e 1970 levanta questionamentos vitais sobre como uma indústria deveria responder quando confrontada com pesquisas legítimas, ainda que ambíguas, sugerindo que seu produto é perigoso. Defender seu produto contra as medonhas implicações de pesquisa é uma resposta natural, como o é apontar as limitações e a natureza conflituosa das evidências. Mas será que a responsabilidade termina aí? É justificado fazer nada mais do que esperar e ver o que as pesquisas futuras mostram?

Em meados da década de 1970, até mesmo pesquisadores contratados como consultores pela indústria do açúcar diziam para fazerem quaisquer experimentos e pesquisas clínicas que fossem necessários – que gastassem o dinheiro necessário – para estabelecer definitivamente se o açúcar causa ou não diabetes e se aumenta ou não o risco de doenças cardiovasculares. Em vez disso, a indústria do açúcar lançou sua campanha de relações públicas para defender o açúcar e atacar seus críticos. Como essa campanha foi bem-sucedida, a pesquisa necessária para estabelecer se as implicações nefastas estavam corretas, ou para inocentar o açúcar, como poderia ser o caso, foram adiadas por pelo menos vinte anos. Ainda está sendo feita, ainda que aos trancos e barrancos. A campanha da indústria do açúcar, porém, só pôde ser bem-sucedida com a ajuda de uma comunidade de pesquisa nutricional que passara em grande parte a acreditar que a gordura – a gordura saturada em especial – era a causa mais provável das nossas doenças crônicas. Entender como se chegou a isso é crucial.

Nos anos 1950, a pesquisa em nutrição havia se desviado de seu foco no conteúdo energético e no conteúdo de vitaminas e sais minerais dos alimentos (a "nova nutrição" dos anos pré-guerra) e, em vez disso, considerava a possibilidade de certos alimentos serem causas únicas das doenças crônicas que tendem a nos matar no mundo desenvolvido. Doenças cardiovasculares eram o foco imediato dessa *nova* nutrição, e a crença crescente de que a gordura alimentar era a causa determinaria o desenrolar dessa empreitada científica. Nutricionistas e outros pesquisadores – tipicamente cardiologistas e outros médicos – estavam inventando os métodos e protocolos para tal pesquisa à medida que avançavam. Tudo era ciência nova, e um tanto de *work in progress.* Em retrospecto, os agentes-chave tinham pouca ideia do que estavam fazendo, ou da melhor maneira de fazê-lo, mas a conclusão deles moldou cinquenta anos de dogmas nutricionais, e ainda molda.

A doença coronária era o foco por causa da observação de que *aparentemente* mais e mais americanos morriam de ataques cardíacos. Em 1948, a Associação Americana do Coração havia começado uma campanha publicitária multimilionária para levantar dinheiro para pesquisas sobre doenças cardiovasculares.[10] Assim fazendo, trouxe a atenção da nação para o que era um fato inegável: que americanos morriam mais de doenças cardiovasculares do que de qualquer outra doença. Isso alimentava a crença de que a nação estava presa a uma epidemia de doença cardiovascular, e isto por sua vez instou nutricionistas e cardiologistas a se perguntarem por quê. O estresse da vida moderna era uma possibilidade – donde a ideia de que personalidades tipo A e executivos corporativos fossem particularmente suscetíveis –, embora não tivesse nada a ver com o que comemos. Os níveis de colesterol em nosso sangue eram outro suspeito principal, e de fato eram uma causa.

Pesquisadores sabiam havia décadas que o colesterol era um componente significativo das placas ateroscleróticas que são uma característica distintiva da doença arterial coronariana ou aterosclerose coronariana. Pesquisadores russos haviam celebremente demonstrado que coelhos a quem fossem dadas altas doses de colesterol desenvolviam lesões em suas artérias que pareciam muito com aterosclerose.[11] (Que coelhos, que são herbívoros, não consumissem naturalmente colesterol em suas dietas era um fato ocasionalmente levantado em protesto, como deveria ser.) Nos anos 1930, pesquisadores da Universidade de Columbia criaram uma técnica para medir níveis de colesterol na corrente sanguínea (o mais comumente chamado de colesterol ruim, ou LDL) e, com essa ferramenta analítica disponível, o colesterol se tornou o foco da ciência da nutrição. Pesquisadores podiam facilmente medir o colesterol de indivíduos alimentados com dietas diferentes e ver como se diferenciavam; pesquisadores praticantes da ciência nascente da epidemiologia de "fator de risco" podiam medir o colesterol em milhares de indivíduos em grandes estudos populacionais – o primeiro, famosamente, foi em Framingham, Massachusetts

– e ver quem mais tarde desenvolveria doença cardiovascular e quem não desenvolveria; médicos mediam o colesterol em seus pacientes com doenças cardiovasculares e comparavam o que viam com os níveis de colesterol em seus pacientes saudáveis.

Em 1952, o nutricionista da Universidade de Minnesota Ancel Keys estava argumentando que índices altos de colesterol no sangue causavam doenças cardiovasculares e que era a gordura de nossas dietas que aumentava os níveis de colesterol. Keys estava diante de um conflito de interesse: sua pesquisa havia sido financiada pela indústria do açúcar – pela Sugar Research Foundation e então pela Sugar Association – desde 1944, senão antes, e as K-rations que ele havia celebremente desenvolvido para os militares durante a guerra (diz-se que o "K" queria dizer "Keys") eram carregadas de açúcar.[12] Isso pode tê-lo levado naturalmente a perceber outra coisa que não o açúcar como problema. Podemos apenas especular. Porém, está claro que Keys estava errado sobre muitas de suas conclusões, particularmente em relação ao papel da gordura e do colesterol na doença cardiovascular. Ainda assim, seu pensamento e a força de sua personalidade – tanto seus detratores quanto seus amigos o descreviam como uma pessoa combativa e inescrupulosa[13] – dariam o tom da pesquisa nutricional pelos trinta anos seguintes.

A Associação Americana do Coração (AHA) também teve um papel crucial no foco sobre a gordura alimentar e o colesterol como culpados, como ainda o tem. Em 1957, a AHA publicou uma avaliação de quinze páginas das evidências, compiladas por alguns dos principais cardiologistas da época, que concluía que a hipótese da gordura alimentar/doença cardiovascular era altamente questionável e criticava pesquisadores – presumivelmente Keys – por tomarem "posições sectárias baseados em evidências que não se sustentam diante de exame crítico".[14] Essa seria a última análise crítica da AHA. Em dezembro de 1960, a associação mudou seu posicionamento, ainda que sem se basear em evidências ou em testes clínicos. Um comitê especialmente designado, do qual Keys era agora membro, tomou posição oposta ao do relatório de 1957, alegando que "as melhores evidências científicas da época"[15] sugeriam que a doença cardiovascular era causada pela gordura saturada da nossa dieta, e que homens com risco alto de doença cardiovascular (fumantes com sobrepeso, por exemplo, ou com colesterol alto) deveriam ingerir pouca gordura saturada. Um mês depois, Keys estava na capa da revista *Time* como o rosto da nutrição dos Estados Unidos, argumentando que o país inteiro deveria consumir uma dieta pobre em gordura (menos da metade da gordura que estávamos então consumindo) e que a gordura alimentar era sem sombra de dúvida a causa de doenças cardiovasculares.[16]

Ao longo da década seguinte, pesquisadores de ambos os lados do Atlântico realizariam uma série de testes clínicos cada vez mais elaborados, pensados para testar a hipótese de que uma dieta que baixasse nossos níveis de colesterol evitaria doenças cardiovasculares e, mais importante, nos permitiria viver mais e de forma mais saudável. Os resultados seriam, na melhor das hipóteses, ambíguos. Alguns dos testes sugeriam uma modesta redução na doença cardiovascular decorrente da diminuição do conteúdo de gordura saturada da dieta; um teste sugeria até mesmo um incremento nos anos de vida. Mas outros sugeriam que não, e um até mesmo sugeria que comer menos gordura saturada encurtaria nossa vida.*[17, 18] Até hoje, meio século depois, resenhas abrangentes da conexão entre gordura alimentar e doença cardiovascular encontram, no máximo, evidências que "sugerem"[19] que o risco de doenças cardiovasculares pode ser aumentado ao se consumir gordura alimentar, e frequentemente declaram que a evidência existente simplesmente não consegue embasar esta conclusão.

Ao longo dos anos 1960 e no início dos anos 1970, porém, a mídia continuaria o trabalho que a revista *Time* começara, acreditando que a AHA representava uma autoridade sem viés no assunto, ao mesmo tempo em que comunicava a ideia de que o interesse na hipótese de que a gordura saturada causava doença cardiovascular e os esforços que pesquisadores estavam fazendo para testá-la constituíam razão suficiente para acreditar que ela era verdadeira. A AHA, enquanto isso, revisitaria suas recomendações quanto à ingestão de gordura em uma série de relatórios que inevitavelmente serviram para embasar suas conclusões de forma ainda mais feroz. Em 1970, a AHA estava advogando em prol da dieta pobre em gordura

---

* Esse estudo foi finalizado em 1973, mas só foi publicado oficialmente em 1989 porque, conforme o principal pesquisador me contou, "nunca encontramos os resultados que pensamos que iríamos encontrar". Este tipo de seleção com viés foi muito mais do que comum nessa pesquisa.

para todos os americanos, inclusive "bebês, crianças, adolescentes, mulheres lactantes e grávidas, e idosos"[20], apesar de testes clínicos continuarem não tendo êxito em confirmar a hipótese, ou apesar do fato de que todos esses estudos haviam sido feito em adultos – em especial, homens adultos (que são grupo de risco para doenças cardiovasculares). Mulheres não eram estudadas, então, qualquer extrapolação dos resultados, por ambíguos que estes fossem, para mulheres, e mais ainda para crianças e bebês, significaria um salto no escuro ainda maior.

Pesquisadores influentes admitiriam em periódicos médicos que a relação gordura alimentar/doença cardiovascular era uma "hipótese não comprovada que precisa ser muito mais investigada"[21], como Thomas Dawber, fundador do famoso estudo de Framingham, fez no *The New England Journal of Medicine* em 1978. Mas a imprensa, a AHA e eventualmente até mesmo o Congresso e o Departamento de Agricultura dos Estados Unidos trataram a hipótese como quase que certamente verdadeira, pelo menos até que alguma pesquisa definitiva surgisse demonstrando o contrário.

A explicação mais simples para o que aconteceu nesse período era que a hipótese gordura alimentar/doença cardiovascular havia preenchido um vácuo, fornecendo uma resposta viável e aparentemente razoável para a questão de que aspecto da dieta causava doenças cardiovasculares. Qualquer hipótese concorrente que viesse depois teria de superar a crença de que a questão já havia sido respondida. Teria de expulsar esse dogma, o que era uma tarefa muito mais difícil do que preencher esse vácuo em primeiro lugar.

O açúcar entrou na discussão da causação porque parecia um culpado óbvio, pelo menos para os nutricionistas e pesquisadores que ainda não tivessem adotado a ideia de que a culpa era da gordura. A lógica de que o açúcar provavelmente estivesse causalmente envolvido baseava-se em uma série de pressupostos: primeiro, o de que a prevalência de doenças cardiovasculares era crescente nas nações ocidentais (independentemente de ser ou não tão dramaticamente crescente como alguns pensavam) e demonstrava uma ocorrência aumentada; era mais alta em nações desenvolvidas do que nas subdesenvolvidas. Em segundo lugar, o fato de que o mesmo era verdade para a prevalência de diabetes, obesidade e hipertensão (pressão arterial alta). Em terceiro lugar, que essas desordens são intimamente relacionadas: os obesos tendem a ser diabéticos e hipertensos e a terem ataques do coração; aqueles que sofrem ataques de coração tendem a ser hipertensos e obesos e/ou diabéticos; diabéticos têm alta tendência de serem obesos e hipertensos e de morrer de ataques cardíacos. Então, fosse qual fosse o fator causal, provavelmente deveria ser algo que acompanhasse a incidência e que fosse parte integral das dietas ou do estilo de vida ocidentais, e algo que poderia causar todas essas doenças, não apenas doenças cardiovasculares.

Por exemplo, o aumento dramático no consumo de cigarros poderia ser o responsável, e calhou que fumar de fato aumenta o risco de doença cardiovascular, mas era (e ainda é) difícil argumentar que os cigarros causam obesidade ou diabetes. Muitas autoridades acreditavam que os carros e a mecanização haviam tornado nossas vidas menos fisicamente ativas e que isso também podia ser um fator, mas era (e é) fácil identificar populações com altos níveis de obesidade, diabetes e hipertensão que também davam duro para garantir seu sustento – populações pobres sem os benefícios da automação e da mecanização.

Quanto à dieta, de longe a mudança mais significativa e consistente nas dietas humanas à medida que a população se ocidentaliza, urbaniza ou meramente enriquece é o quanto de açúcar elas consomem. Algumas populações também têm a oportunidade de consumir mais produtos animais, particularmente carne vermelha, mas outras populações – os inuítes, tribos nativas americanas das Grandes Planícies, e africanas pastoris como os masai – já estavam vivendo predominantemente à base de produtos animais, e elas, também, ficam obesas, diabéticas, hipertensas e ateroscleróticas à medida que se ocidentalizam. Todas essas populações, sem exceção, consomem significativamente mais açúcar em função desse processo de ocidentalização. (O modelo de negócio de companhias como a Coca-Cola e a PepsiCo e da própria indústria do açúcar é dedicado a fazer isso acontecer.) O consumo de gordura pode ter aumentado nos Estados Unidos desde o início do século XIX[22], de acordo com estatísticas da USDA, mas o aumento registrado não foi nem de perto tão dramático ou efetivo como no caso do açúcar desde os anos 1850. Nutricionistas legitimamente discutiam se os números para o consumo de gordura relatados pela USDA – baseados em estimativas feitas durante os primeiros anos da Segunda Guerra Mundial – eram, de fato, reais.

Uma ambiguidade dessas não existia no caso do consumo de açúcar. "Agora nós comemos em duas semanas a quantidade de açúcar que os nossos ancestrais de 200 anos atrás levavam um ano inteiro para comer"[23], como o nutricionista da Universidade de Londres, John Yudkin, escreveu em 1963 sobre a situação na Inglaterra. "O açúcar fornece cerca de 20% da nossa ingestão total de calorias e quase metade dos carboidratos." Para Yudkin e outros, esse simples fato tornava o açúcar o suspeito principal do aumento da prevalência da obesidade, da diabetes, da hipertensão e de doenças cardiovasculares em todas as nações desenvolvidas.

À medida que esse argumento ganhava corpo no início dos anos 1960, foi fortalecido pelas observações feitas em Israel, na África do Sul e no Pacífico Sul que ligavam a ingestão de açúcar ao que pareciam ser aumentos epidêmicos na prevalência de diabetes – similar ao que acontecera nos Estados Unidos desde o final da Guerra Civil, mas muito mais rápido, ao longo de algumas décadas.

Em 1954, o próprio Elliott Joslin desafiara um médico israelense, Aharon Cohen, a testar a crença deste de que predisposição genética não era a causa primária da diabetes. Cohen havia gasto a década anterior estudando e tratando a diabetes entre nativos americanos nos Estados Unidos e nas populações imigrantes que inundaram Israel depois da Segunda Guerra Mundial.[24] Essas experiências o convenceram de que a dieta tinha um papel importante em disparar a doença em indivíduos suscetíveis. Cohen aceitou o desafio de Joslin comparando a prevalência de diabetes em uma população imigrante local – judeus do Iêmen, na ponta sudoeste da Península Arábica – que havia chegado a Israel em duas levas diferentes. A primeira chegara nos anos 1930 e estava estabelecida em Israel havia um quarto de século; a segunda chegara lendária e massivamente por via aérea numa operação conhecida como Operação Tapete Voador, que começou em 1949 e levou 49 mil judeus iemenitas para Israel ao longo de um ano.

Os iemenitas que estavam em Israel desde 1930, de acordo com a pesquisa de Cohen, tinham índices de diabetes muito similares aos de outros israelenses e de populações documentadas em Nova York e alhures. Este índice era *cinquenta* vezes mais alto do que o dos iemenitas que tinham chegado na Operação Tapete Mágico e que estavam no país há apenas doze anos quando Cohen começou a pesquisa. Cohen percebeu que haviam sido relatadas disparidades similares em índices de hipertensão e doenças cardiovasculares entre essas duas ondas de imigração iemenita. Ele e seus colegas então sistematicamente entrevistaram os iemenitas sobre suas dietas originais no Iêmen e sobre o que estavam comendo em Israel, e a diferença principal não era no consumo de gordura. "A quantidade de açúcar usada no Iêmen era irrisória", Cohen relatou; "quase nenhum açúcar era consumido. Em Israel há um aumento notável no consumo de açúcar, embora pouco aumento no total de carboidratos."[25]

George Campbell, um médico da África do Sul, fez uma série de observações similares em duas populações atendidas pelo King Edward VIII Hospital em Durban, onde Campbell tinha uma clínica para tratar diabetes. A pesquisa de Campbell foi precipitada por uma observação que ele fizera sobre algo que estava se tornando cada vez mais comum em toda a África: os brancos relativamente ricos de lá sofriam de um espectro de doenças crônicas – incluindo obesidade, diabetes, doença cardiovascular e hipertensão – que era ausente em negros rurais levando estilos de vida tradicionais. O mesmo grupo de doenças crônicas, porém, estava se tornando cada vez mais notório em negros que tinham se mudado de áreas rurais para cidades e metrópoles. Campbell descreveria que estava "absolutamente estupefato com a diferença do espectro de doenças"[26] entre essas populações rurais e urbanas.*[27]. Essa diferença sozinha parecia descartar a genética como fator primário na etiologia dessas doenças e sugeria algum aspecto da dieta ou do estilo de vida como responsável.

Campbell focou sua pesquisa em uma população que descendia de imigrantes que haviam chegado à região de Natal, na África do Sul, desde a Índia no final do século XIX para trabalhar como mão de obra sob contrato de servidão em fazendas de açúcar.[28] Quatro de cada cinco dos pacientes diabéticos de Campbell, ele relatou, vinham dessa comunidade indiana de Natal, muitos dos quais ainda trabalhavam na indústria açucareira local. "Uma verdadeira explosão de diabetes está acontecendo entre essas pessoas", Campbell relatou. Ele estimava que um em cada três homens de meia-idade dessa população era diabético e descreveu essa prevalência como "quase que certamente a mais alta do mundo".[29] (Como veremos, Campbell estava errado nesse ponto.) Embora a ancestralidade indiana sugerisse uma predisposição nessa população, Campbell observou que a prevalência da diabetes em toda a Índia era apenas de um doente para cada cem pessoas. Então, se a predisposição existia, precisava ser desencadeada pelo ambiente local. A dieta era obviamente o principal suspeito. Campbell descartou o conteúdo de gordura, porque era tão baixo nessa população como na Índia. Ele rejeitou a ideia simplista de que esses indianos de Natal estivessem simplesmente comendo muito, porque os membros mais pobres da comunidade subsistiam com tão pouco como 1.600 calorias por dia – "um número que em muitos países seria visto como uma *ração de fome*", disse Campbell. E no entanto alguns ainda assim eram "enormemente gordos e sofriam inegavelmente de diabetes, comprovada com exames de sangue".[30] Mais uma vez, a quantidade de açúcar consumido saltava aos olhos: na Índia, o consumo de açúcar per capita era

* As mesmas comparações seriam feitas por Campbell e outros entre o espectro de doenças em africanos negros e em negros nos Estados Unidos que haviam sido levados (à força) da África apenas poucos séculos antes. A comparação sugere fortemente que outra coisa além da genética estava envolvida nessas doenças crônicas; algum aspecto da dieta ou do estilo de vida tinha que estar disparando a doença que estava presente nos Estados Unidos e relativamente inexistia na África.

de 5,44 quilos por ano, comparado com mais de 36 quilos para os indianos na região de Natal.

Campbell também comparou índices de doença entre as populações zulu urbana e rural e percebeu que os zulus urbanos estavam começando a aparecer em seu hospital com diabetes, hipertensão e doenças cardiovasculares, ao passo que essas doenças ainda eram virtualmente ausentes entre os zulus rurais. Os zulus urbanos, Campbell relatou, estavam comendo, em média, quase 41 quilos de açúcar por ano; os zulus rurais consumiam apenas pouco mais de dezoito quilos, e este número havia dobrado seis vezes em uma década.

A pesquisa de Campbell o levou a duas conclusões que vale a pena mencionar sobre a aparência da epidemia de diabetes em populações. Primeiro, a partir de seu estudo de vários grupos, ele sugeriu que a maioria dos indivíduos podia tolerar até 31,75 quilos de açúcar por ano – aproximadamente o que os americanos e os britânicos consumiam nos anos 1870 – antes que a prevalência de diabetes começasse o tipo de aumento epidemiológico que ele estava vendo entre os indianos de Natal e nas populações de zulus urbanos na África do Sul. Em segundo lugar, a diabetes tinha um período de incubação similar, por exemplo, ao tempo que o câncer de pulmão levava para aparecer em fumantes de cigarros. A partir das histórias médicas que recolhera em sua clínica, Campbell percebeu "um período incrivelmente constante de anos de exposição à vida na cidade"[31] – de dezoito a 22 anos – até a diabetes aparecer.

No início dos anos 1960, o argumento de que o açúcar causava não apenas diabetes e doenças cardiovasculares, mas todo o grupo de doenças crônicas a estas associado, estava sendo defendido com mais vigor por dois pesquisadores britânicos: Thomas (Peter) Cleave e John Yudkin. Ao passo que Yudkin era o mais influente nutricionista do Reino Unido, se não de toda a Europa, Cleave era um forasteiro, um cirurgião naval britânico que virara diretor de pesquisa médica no Instituto de Medicina Naval.[32] Cleave argumentava que o açúcar branco e grãos refinados eram igualmente responsáveis por essas doenças crônicas comuns. Yudkin estava focado só no açúcar. Ambos formaram suas hipóteses a partir de uma perspectiva darwiniana que estava ausente da discussão sobre a hipótese colesterol/gordura saturada.

Cleave vinha argumentando nas páginas de *The Lancet* desde 1940[33] que, quanto mais um alimento é transformado a partir do seu estado natural, mais nocivo será para o animal que o consome – no caso, humanos – e que o açúcar e a farinha refinada eram os exemplos mais dramáticos. Em uma série de artigos e livros, um dos quais fora coescrito por George Campbell, Cleave invocou o que chamou de "Lei da Adaptação", baseado em sua leitura de Darwin, para explicar a epidemia de doenças crônicas que Campbell e outros estavam começando a documentar em todo o mundo: espécies precisam de "um período adequado de tempo para que ocorra a adaptação a qualquer característica não natural (i.e., nova) do ambiente, de forma que qualquer perigo oferecido por essa característica deveria ser avaliado sob o critério de há quanto tempo está lá".[34] Para Cleave, o refino do açúcar e da farinha branca e o aumento dramático em seu consumo desde o século XIX eram as mudanças mais significativas na nutrição humana desde a introdução da agricultura cerca de dez mil anos atrás. "Tais processos", ele escreveu sobre o refino do açúcar e do trigo, "existem há pouco mais de um século para o homem comum, e de um ponto de vista evolutivo isto não significa nada".[35]

Nas populações locais do tipo que Campbell, Cohen e outros estavam estudando, as mudanças no consumo de açúcar e farinha branca que os americanos e europeus haviam experimentado ao longo de um século estavam ocorrendo em muitos casos depois de um ciclo de dez a vinte anos. E assim a resposta deles a essas comidas, pelo raciocínio de Cleave, deveria ser proporcionalmente dramática – níveis mais altos de obesidade e de diabetes, principalmente – e surgir nesses períodos de tempo incrivelmente curtos. Se pesquisadores estudavam uma população de afro-americanos ou nativos americanos ou de ilhéus do Pacífico Sul, ou uma população de indianos de Natal, como Campbell estudara, que estava consumindo significativas quantidades de açúcar, e comparassem com uma população de ascendência europeia consumindo a mesma quantidade, os primeiros exibiriam uma prevalência muito maior de obesidade e diabetes porque teriam tido consideravelmente menos tempo para se adaptar a tais alimentos nesses níveis de consumo relativamente grandes.

Cleave acreditava que o refino do açúcar e da farinha permitia que ambos fossem facilmente consumidos em excesso. Compare a colherada de açúcar presente em uma só maçã, Cleave sugeria, com a quantidade de açúcar que comumente se ingere em bebidas. "Uma pessoa pode consumir uma colherada de açúcar bem rápido, seja no chá ou em outro veículo, mas vai consumir mais devagar o número equivalente de maçãs"[36], Cleave escreveu. "O argumento pode ser estendido à comparação entre os 141,7 gramas de açúcar consumidos, em média, por indivíduo por dia [no Reino Unido] com o equivalente de maçãs de tamanho médio [...]. Quem consumiria essa quantidade diária de alimento natural? Ou, se o fizesse, o que mais estaria ingerindo?"

Mais ainda, Cleave argumentava, o refino aumentava a velocidade da digestão dos açúcares – da sacarose *e* da glicose. O pâncreas em especial estaria sujeito a um ataque de glicose com o qual nunca tivera de se confrontar na história humana, e Cleave acreditava que isso podia facilmente explicar o aumento de diabetes nos cem anos anteriores. "Admita-se que o que sobrecarrega o pâncreas seja o que sobrecarrega qualquer outro tipo de aparelho", escreveu Cleave, "não tanto a quantidade total de trabalho que é levado a fazer, mas a velocidade na qual é levado a fazê-lo. No caso de ingestão de batatas, por exemplo, a conversão do amido em açúcar e a absorção deste açúcar na corrente sanguínea é um processo mais lento e mais suave do que o processo violento que segue a ingestão de [qualquer] massa de açúcar concentrado."[37]

John Yudkin tinha formação não apenas como médico, mas também como bioquímico, tendo obtido seu doutorado na Universidade de Cambridge com uma pesquisa que o bioquímico francês Jacques Monod mais tarde creditaria como a base do trabalho que levou ele, Monod, a receber o prêmio Nobel.[38] Yudkin havia desenvolvido um interesse por nutrição enquanto servia na África

Ocidental durante a Segunda Guerra Mundial, quando identificou a causa de uma doença de pele entre soldados locais como sendo uma deficiência vitamínica. No início da década de 1950, o Queen Elizabeth College (que em breve se tornaria uma instituição da Universidade de Londres) estabeleceu o primeiro programa dedicado à nutrição da Europa, sob o comando de Yudkin, e ele então dedicou sua própria pesquisa a entender a causa e a prevenção da diabetes e da doença cardiovascular.

Em 1963, em um artigo seminal no *The Lancet*, Yudkin adotou a ideia de Cleave de que a espécie se adapta – "anatômica, fisiológica e bioquimicamente"[39] – a uma dieta específica e à combinação de alimentos, e que desvios dramáticos dessas dietas tendem a ser os mais danosos. Yudkin propôs o termo "doenças da civilização" para descrever o grupo de doenças incluindo obesidade, diabetes e doença cardiovascular que são comuns nas sociedades ocidentais ricas e incomuns em outras partes. (Mais tarde, pesquisadores iriam preferir o termo "doenças ocidentais", para evitar a implicação de que de alguma forma as únicas sociedades civilizadas fossem as ocidentalizadas.) Ele atribuiu este padrão à quantidade relativa de açúcar consumido.

Subjacente a essa ideia, explicou Yudkin em seu artigo no *The Lancet*, estava uma série de descobertas por bioquímicos e biofísicos americanos – da Universidade da Califórnia, da Rockefeller University na cidade de Nova York e da Universidade de Yale – implicando o conteúdo de carboidrato da dieta na doença cardiovascular, e sugerindo uma patologia comum subjacente à obesidade, à doença cardiovascular *e* à diabetes. Essa pesquisa catalisou a atenção para longe do colesterol como o principal fator na causação da doença cardiovascular e na formação de placas ateroscleróticas, e ateou fogo nas partículas conhecidas como lipoproteínas, que fazem o transporte do colesterol na circulação.[40] (Hoje, quando falamos em colesterol LDL – o colesterol "ruim" –, nos referimos ao colesterol carregado em lipoproteínas de baixa densidade, as partículas LDL.) O colesterol é apenas uma de várias substâncias similares à gordura que circulam no sangue. Um coviajante do colesterol nessas lipoproteínas é uma forma de gordura conhecida como triglicerídio, e várias espécies de lipoproteínas (caracterizadas por sua densidade) que carregam quantidades variáveis de triglicerídios e colesterol.

Qualquer uma dessas substâncias poderia desempenhar um papel nas doenças cardiovasculares, como também seria o caso de qualquer uma das várias espécies de lipoproteínas. Medir o colesterol era relativamente fácil nos anos 1950 e 1960, período em que essa ciência estava se desenvolvendo, mas medir triglicerídios era mais difícil, e quantificar partículas de lipoproteína requeria um equipamento altamente especializado e caro. Isso não significava que as partículas de lipoproteína tivessem um papel menor nas doenças cardiovasculares, apenas que seu papel era mais difícil de ser determinado. Como Yudkin observou, pesquisas já sugeriam que se tratava de agentes críticos. Um jeito de se pensar sobre isso, que é como hoje se costuma falar sobre o assunto, é que as lipoproteínas são como ônibus, e que o colesterol e os triglicerídios são os passageiros. A questão que seria muito debatida ao longo dos trinta anos seguintes, e ainda é, em certa medida, é: é o ônibus ou algum passageiro que causa dano às paredes das artérias e, portanto, causa as doenças cardiovasculares?

No início dos anos 1960, à medida que os pesquisadores de Yale e de Rockefeller[41] comunicavam suas descobertas[42], já estava claro que as pessoas com doenças cardiovasculares estavam mais sujeitas a ter triglicerídios anormalmente altos no sangue do que colesterol alto (medido após jejum de uma noite, não imediatamente após uma refeição). Outra maneira de colocar isso é que uma medição alta de triglicerídios – não de colesterol – era a anormalidade mais comum associada às doenças cardiovasculares. Mais ainda: pessoas com tendência a desenvolver doenças cardiovasculares, mas que não as haviam ainda manifestado – aqueles com um histórico familiar ou com diabetes (como Joslin percebera trinta anos antes), ou que estavam meramente com sobrepeso ou obesos –, também tendiam a ter níveis altos de triglicerídios.

Tudo isso sugeria, como Yudkin continuava a argumentar, que há um padrão de distúrbios metabólicos e talvez hormonais, todo um agrupamento deles, que causa doenças cardiovasculares, ou que pelo menos as acompanham, e que esse padrão de distúrbios é muito mais complexo do que meramente ter colesterol alto. Tudo isso sugere, como a pesquisa de Yale e de Rockefeller estava demonstrando, que o conteúdo de carboidrato da dieta está desempenhando um papel crucial: os triglicerídios na corrente sanguínea, em especial, continuam elevados quando comemos carboidratos, não quando comemos gordura. A partir desta perspectiva, a gordura alimentar parece ter pouco ou nada a ver com doenças cardiovasculares. Yudkin considerou o açúcar como sendo o principal suspeito na qualidade de carboidrato responsável.

Ao longo da década seguinte, Yudkin testou sua hipótese de açúcar em uma série de experimentos, dando açúcar ou amido a animais de laboratório – ratos, camundongos, coelhos e porcos – e relatando que o consumo do açúcar aumentaria a combinação de triglicerídios, colesterol e níveis de insulina.[43] Ele administrou dietas ricas em açúcar a indivíduos humanos e relatou que isso fez aumentar tanto o colesterol deles quanto seus triglicerídios, estes últimos mais dramaticamente, e que isso parecia elevar a insulina deles e chegava a deixar suas células sanguíneas mais grudentas, o que sugeria a Yudkin que tais indivíduos agora teriam maior tendência de apresentar coágulos sanguíneos que provocam ataques cardíacos.*[44] Outros pesquisadores começaram a estudar o efeito do açúcar em indivíduos humanos e animais ao longo de semanas e até de meses; embora essa pesquisa continuasse sendo sugestiva, não conseguiu estabelecer se o açúcar era ou não verdadeiramente a causa dessas doenças crônicas, ou se as pessoas (e os animais de laboratório usados nos estudos) simplesmente comiam demais da comida e então ficavam primeiro gordos, e em seguida doentes.

O tipo de ensaios clínicos que estava sendo realizado então nos Estados Unidos e na Europa para testar a hipótese da gordura nunca foi realizado para testar a hipótese do açúcar. Ao longo dos anos 1960 e 1970, pesquisadores lançaram ensaios clínicos cada vez mais

* Nos Estados Unidos, Ancel Keys e seus colegas da Universidade de Minnesota primeiro prescreveram dietas ricas em açúcar para homens de meia-idade e também relataram que os níveis de colesterol deles aumentavam. Keys então repetiu a pesquisa com estudantes universitários e relatou que as dietas ricas em açúcar pareciam ser benignas para eles, o que reafirmaria que ele estava certo e que Yudkin estava errado. Mas é possível, se não provável, que homens em seus quarenta e cinquenta anos respondam diferentemente ao açúcar do que responderiam no final da adolescência ou no início de seus vinte anos.

elaborados e custosos nos quais os indivíduos recebiam aleatoriamente dietas com quantidades ou tipos de gordura diferentes e então eram acompanhados por um ou por vários anos para ver o efeito: eles tinham, mais ou menos, doenças cardiovasculares ou câncer? Viviam por mais tempo ou tendiam a morrer prematuramente? Esses ensaios clínicos sempre falharam em confirmar que comer menos gordura ou substituir a gordura saturada por gordura poli-insaturada poderia prolongar vidas. *Nenhum esforço equivalente foi feito para se testar o açúcar.* Além disso, apenas alguns pesquisadores estavam testando os níveis de triglicerídios circulantes na corrente sanguínea. Quantificar as lipoproteínas na circulação requeria um equipamento exorbitantemente caro e especial. E assim pesquisas sobre esses "fatores de risco" para doenças cardiovasculares, como viriam a ser chamadas, era algo restrito a bem poucos laboratórios.

Quando cardiologistas e a Associação Americana do Coração pensaram sobre o papel dos triglicerídios ou das lipoproteínas na doença cardiovascular, talvez não surpreendentemente o consideraram da perspectiva de um médico – não sob a perspectiva do que eles (ou nós) poderiam aprender sobre a gênese da doença cardiovascular ao estudar essas outras substâncias em nosso sangue que estão associadas à doença cardiovascular, mas, em vez disso, se podíamos esperar que os doutores em seus consultórios os medissem em pacientes.[45] Eles teriam alguma droga que poderiam receitar aos pacientes para baixar triglicerídios elevados, e, se fosse o caso, essa droga teria mais benefícios do que riscos? Se não, de que adiantava medir triglicerídios? Qualquer médico poderia facilmente medir o nível de colesterol, como poderia fazê-lo qualquer pesquisador interessado em estudar doenças cardiovasculares; portanto, colesterol era o que as pessoas estudavam e aquilo em que a AHA investia seu interesse.

Os periódicos médicos da Inglaterra – principalmente o *British Medical Journal* e *The Lancet* – publicaram debate após debate sobre o papel do açúcar na doença crônica. ("O refino do açúcar ainda poderá ser provado como uma maior tragédia para o homem civilizado do que a descoberta do tabaco"[46], um médico escocês sugeriu em uma carta ao *The Lancet* em 1964.) Outros pesquisadores e clínicos questionaram, como cientistas devem fazer, a interpretação de que o açúcar era realmente responsável, e argumentaram que estudos seriam necessários para determiná-lo. Os periódicos americanos, como a comunidade de pesquisa dos Estados Unidos, continuaram focados na gordura e em grande parte se mantiveram silenciosos sobre a questão do açúcar.

A Sugar Association primeiro se preocupou com evidências emergentes que ligavam o açúcar à doença cardiovascular e à diabetes já em 1962[47], mas outras questões mais prementes tiveram precedência. A Crise dos Mísseis Cubanos e o que um memorando da Sugar Association se refere como sendo a "Situação Castro"[48] significavam que contribuições financeiras de produtores de açúcar cubanos, até então membros da associação, não mais aconteceriam. A ameaça da competição dos adoçantes artificiais, particularmente os ciclamatos, transformara a pesquisa sobre a sacarina e os ciclamatos na "prioridade número 1"[49] da Sugar Association, a ameaça mais imediata à sobrevivência da indústria.

Em 1968, quando o braço de pesquisas da Sugar Association se dividiu para se tornar a International Sugar Research Foundation, ou ISRF (e, em 1978, a World Sugar Research Organization, que ainda está conosco hoje), ele o fez em grande parte, de acordo com documentos da indústria do açúcar, para recrutar mais membros em todo o mundo. Esses forneceriam mais apoio financeiro para combater as evidências cada vez mais volumosas de pesquisadores que ligavam o consumo de açúcar tanto à diabetes quanto à doença cardiovascular. Um folheto da ISRF de 1969 idealizado para instigar companhias produtoras de açúcar a se juntar ao esforço (e assim pagar as taxas de associado), intitulado "What's at Stake at Sugar Research" [O que está em jogo nas pesquisas sobre o açúcar], explicava que a organização focaria na nutrição e em estudos de saúde pública, porque "ideias erradas sobre as causas de cárie dental, diabetes e problemas cardiovasculares existem em todo o mundo".[50] Colocando de forma mais simples: os fundos da ISRF seriam destinados a combater a ideia de que o açúcar era a única causa desses problemas. (O fato de que uma certa fé incondicional no açúcar esteja entrelaçada no próprio tecido da organização é algo evidente hoje também. A missão da Sugar Association, como hoje consta em seu site, é "educar profissionais de saúde, a mídia, oficiais do governo e o público sobre o caráter benévolo do açúcar".[51])

A Sugar Association teve muita ajuda, nesse aspecto, de Ancel Keys, cujo laboratório havia sido financiado pela associação desde a década de 1940. Em 1957, Yudkin havia implicitamente atacado o trabalho de Keys em um ensaio[52] demonstrando, entre outras coisas, que o consumo do açúcar ou até mesmo o número de tevês e aparelhos de rádio per capita estavam mais associados à doença cardiovascular no Reino Unido do que a quantidade de gordura ingerida. Em 1970, Keys devolveu o obséquio, em uma carta que ele primeiro distribuiu largamente a colegas e então publicou no obscuro periódico *Atherosclerosis.*[53] Ele tratava Yudkin como uma figura ridícula, descrevendo seus argumentos como "tendenciosos" e sua comprovação de que o açúcar, e não a gordura, era a causa da doença cardiovascular como "realmente superficial" e "um monte de bobagens".

A maior parte das críticas de Keys eram igualmente aplicáveis a seus próprios estudos, o que ele talvez soubesse. Elas davam conta das falhas e limitações nos métodos de pesquisa que os próprios pesquisadores recém começavam a entender – o uso de ensaios clínicos curtos extrapolando para estados de doenças crônicas de longo prazo, por exemplo, ou a implicação de que associações entre o que comemos e as doenças que mais tarde adquirimos signifiquem que estas últimas foram *causadas* pelo primeiro. Mas essa realidade não impediu Keys de usar tais ideias para desacreditar Yudkin e especificamente seu trabalho.

Ao fim e ao cabo, Keys construiu sua argumentação contra Yudkin sobre os primeiros resultados do famoso Estudo de Sete Países de Keys, que acabara de ser divulgado e que fez um extenso trabalho de convencer nutricionistas e o público de que a gordura saturada causava doença cardiovascular (e que a gordura monoinsaturada, como o azeite de oliva, protegia dela). Tratava-se de um projeto que ele começara em 1956. Trabalhando com uma equipe internacional de colaboradores, Keys havia comparado índices de doença cardiovascular com a dieta em dezesseis populações da Itália, Iugoslávia, Grécia, Finlândia, dos Países Baixos, do Japão e dos Estados Unidos. Ironicamente, o estudo de Keys foi o primeiríssimo a tentar medir tanto o consumo de açúcar como de gordura em várias populações. A conclusão foi que, de todos os vários fatores alimentares medidos nessas populações, os dois mais associados à doença cardiovascular – como Yudkin poderia imaginar – eram o açúcar e a gordura saturada. Trata-se de dois macronutrientes, junto com a proteína animal, que as populações tendem a (mas nem sempre) consumir em quantidade maior à medida que se tornam ocidentalizadas e mais ricas. Já que a associação que surgiu no Estudo dos Sete Países parecia ser *levemente* mais forte para a gordura saturada do que para o açúcar, e já que populações no estudo que ingeriam muito de um também tendiam a ingerir muito do outro, Keys agora sugeria que isso era "adequado" para explicar a relação observada entre sacarose e [doença arterial coronariana] sem recorrer à ideia de que a sacarose estivesse de alguma forma envolvida na etiologia"[54] – isto é, que o açúcar a causasse. Isso era especulação, mas Keys a divulgou, mesmo assim. "Nada do que é dito aqui deveria ser tomado como aprovação dos costumeiros altos índices de sacarose em muitas dietas", ele disse ao criticar Yudkin, e no entanto insistiu que seu rival "não tem base teórica nem evidência experimental" para sustentar tais alegações.

Quatro anos depois, quando Keys e sua esposa, Margaret, escreveram juntos um livro de dieta baseado em sua crença nos poderes curativos dos padrões de alimentação mediterrâneos, eles insistiram que Yudkin estava "sozinho em sua disputa", pelo menos entre pesquisadores acadêmicos, e acrescentaram: "Yudkin e seus apoiadores comerciais não são detidos por fatos; eles continuam a entoar a mesma descreditada ladainha".[55]

É difícil enfatizar suficientemente que a existência da hipótese da gordura alimentar influenciou o pensamento sobre a hipótese do açúcar e a evolução da controvérsia. Pesquisadores tipicamente partiam do pressuposto de que, se Keys estava certo, Yudkin estava errado, e vice-versa. (O conflito científico não foi beneficiado em nada pelo fato de que "há um tanto de antipatia mútua"[56] pessoal entre Yudkin e Keys, como um dos colegas de Yudkin mais tarde diria.) Peças críticas de evidências seriam examinadas apenas de uma perspectiva, e geralmente da perspectiva de apoiadores da hipótese da gordura saturada. Durante a Guerra da Coreia, por exemplo, patologistas fazendo autópsias em soldados americanos mortos em batalha perceberam que muitos apresentavam significativa formação de placas nas artérias, embora não passassem de adolescentes.[57] Os coreanos mortos em batalha não as apresentavam. Isso foi mais tarde atribuído ao fato de que soldados americanos comiam muita manteiga, carne e produtos lácteos – todos ricos em gordura saturada –, ao passo que os soldados coreanos não comiam. Mas disparidades no consumo de açúcar também poderiam, obviamente, explicar o que se via (como, é claro, outros fatores também poderiam): em 1950, o consumo per capita da Coreia ainda era tão baixo ou provavelmente mais baixo do que o consumo de açúcar nos Estados Unidos um século antes.

Quando os pesquisadores se deram conta de que os franceses tinham índices relativamente baixos de doença cardiovascular apesar de uma dieta que era rica em gorduras saturadas, eles descartaram isso como um "paradoxo" inexplicável e ignoraram o fato de que os franceses tradicionalmente consumiam muito menos açúcar do que populações – mais notavelmente os americanos e os britânicos – nas quais doenças coronarianas pareciam ser um flagelo.[58] Ao final do século XVIII, o consumo de açúcar per capita dos franceses era menos do que um quinto do consumo dos ingleses. Ao final do século XIX, mesmo depois da revolução do açúcar de beterraba, a França ainda ficava bem atrás tanto dos britânicos quanto dos americanos – 14,96 quilos para os franceses, comparados aos 39,91 quilos dos ingleses e 29,93 para os americanos. ("A doçura parece nunca ter sido endeusada como um gosto a ser contrastado com todos os outros no espectro do paladar francês – amargo, azedo, salgado, quente – como foi na Inglaterra e nos Estados Unidos", escreveu Sidney Mintz. "Não é necessariamente uma pergunta maliciosa indagar se o açúcar danificou a culinária inglesa, ou se a culinária inglesa no século XVII tem mais *necessidade* de açúcar do que a francesa."[59])

Jornalistas escreveriam sobre os males potenciais do açúcar, mas então descartariam a ideia de que ele causava doença cardiovascular – como a repórter de saúde pessoal do *The New York Times* Jane Brody fez, por exemplo, em um artigo de 1977 intitulado "Sugar: Villain in Disguise?" [Açúcar: um vilão disfarçado?] – argumentando que a ideia "não tem apoio difundido entre especialistas da área, que dizem que a gordura e o colesterol são os suspeitos mais prováveis".

Se pesquisadores e observadores americanos tendiam a se alinhar com Keys e sua hipótese da gordura alimentar, os europeus tinham a cabeça mais aberta. "Embora haja forte comprovação de que as gorduras, particularmente as saturadas, têm um papel fundamental na etiologia [da doença arterial coronariana], não há prova de que sejam o único ou o principal culpado"[60], escreveu Robert Masironi, um pesquisador de doenças cardiovasculares da Organização Mundial da Saúde e mais tarde presidente da European Medical Association. "No que diz respeito à relação de açúcares e doenças cardiovasculares, é preciso ter em mente que esses nutrientes têm caminhos metabólicos em comum com as gorduras. Perturbações no metabolismo dos carboidratos podem ser responsáveis pela metabolização anormal da gordura e podem portanto agir como um fator causal no desenvolvimento da aterosclerose e na doença coronariana."

Em 1971, Yudkin se aposentou do cargo de diretor do departamento de nutrição da Universidade de Londres, esperando dedicar seu tempo à pesquisa e à escrita. Os administradores da universidade o substituíram por um nutricionista sul-africano chamado Stewart Truswell, que acreditava e argumentava publicamente que a hipótese da gordura alimentar de Keys era com toda a certeza correta e que as pessoas deveriam mudar suas dietas de acordo.[61] Sob a chancela de Truswell, o departamento quebrou o acordo de dar a Yudkin um escritório e permitir que mantivesse seu laboratório, e isso pôs fim à sua carreira de pesquisador.[62] Yudkin, em vez disso, passou os primeiros anos de sua aposentadoria escrevendo uma polêmica popular contra o açúcar que foi publicada em 1972 sob o título de *Pure, White and Deadly* [Refinado, branco e mortal] na Inglaterra e de *Sweet and Dangerous* nos Estados Unidos.[63]

Enquanto o trabalho de Yudkin falhava em mobilizar a comunidade médico-científica nos Estados Unidos a abraçar fosse a ele ou a sua teoria sobre o açúcar, a publicação de seu livro era coberta pela mídia: "Sugar – The Question Is, Do We Need It at All"[64] [Açúcar: A pergunta é, precisamos dele?], lia-se na manchete da revista *Times*. A atenção da imprensa, por sua vez, fez com que o Senado americano se envolvesse. Em abril de 1973, um subcomitê do

Senado encabeçado por George McGovern (com aconselhamento de Jean Mayer) promoveu uma audiência no Congresso sobre o açúcar na dieta, diabetes e doença cardiovascular.[65]

O depoimento foi de um painel internacional de pesquisadores.[66] Yudkin depôs, como Aharon Cohen, George Campbell, Peter Cleave e Peter Bennett, um pesquisador de diabetes do National Institutes of Health que trabalhava com os nativos americanos do povo pima no Arizona. Bennett testemunhou que os pima apresentavam talvez os maiores índices de diabetes de qualquer população jamais estudada. "A única pergunta que eu teria", Bennett disse, "é se podemos implicar o açúcar especificamente ou se o fator relevante não são as calorias em geral, o que por sua vez acaba se traduzindo em quantidades excessivas de carboidrato." Walter Mertz, chefe do Laboratório de Nutrição de Carboidratos do Departamento de Agricultura dos Estados Unidos, também testemunhou, bem como sua colega Carol Berdanier, explicando que o açúcar refinado parecia provocar um estrago especial na saúde, pelo menos em ratos de laboratório. Eleva o açúcar do sangue e os triglicerídios especificamente, e faz com que se tornem diabéticos, Berdanier disse aos congressistas, "e eles morrem muito cedo".

A International Sugar Research Foundation reagiu no mês de março seguinte promovendo uma conferência em Washington, D.C. – "O risco de se tornar diabético é afetado pelo consumo de açúcar?" – e convidando para falar apenas pesquisadores que eram notoriamente céticos quanto à conexão entre açúcar–diabetes–doença cardiovascular. Ausentes da lista, portanto, estavam todos os pesquisadores que haviam testemunhado nas audiências de McGovern e que teriam argumentado que as evidências eram tentadoras. (A explicação: "A pesquisa e as descobertas desses cientistas são bem conhecidas pela equipe da ISRF e pelos membros da fundação".[67])

Até mesmo os pesquisadores recrutados para falar na conferência, por mais céticos que fossem quanto à hipótese do açúcar, concordavam que uma percentagem significativa de indivíduos poderia ser especialmente sensível ao açúcar, e que esses indivíduos experimentariam um risco maior de doença cardiovascular a menos que restringissem seu consumo de açúcar. "Do ponto de vista nutricional", disse o nutricionista e químico belga Jean

Christophe, um dos palestrantes, "o fato de que a sacarose aumenta os triglicerídios séricos em alguns pacientes [...] poderia tornar imperativa sua restrição."[68] Uma resenha da conferência publicada em um periódico sobre diabetes, que a ISRF compartilhou com seus membros, concluía: "Todos os presentes concordaram que muita pesquisa é ainda necessária antes de se chegar a uma conclusão, e várias sugestões foram feitas quanto a pesquisas futuras".[69]

Em setembro de 1975, a International Sugar Research Foundation voltou a se reunir em Montreal para discutir prioridades de pesquisa com cientistas consultores contratados para apontá-los na direção certa.[70] A indústria claramente estava em maus lençóis. Como John Tatem, da Sugar Association, relatou na reunião, a quantidade de açúcar vendida pela indústria nos Estados Unidos e assim, aparentemente, consumida havia caído 12% só nos dois anos anteriores (de 46,26 quilos para 40,82 quilos), e um dos principais fatores era "o impacto dos advogados dos direitos do consumidor que ligam o consumo de açúcar a algumas doenças".

Depois da conferência de Montreal, a ISRF distribuiu um memorando a seus membros focando nas recomendações de Errol Marliss, um especialista em diabetes da Universidade de Toronto, sugerindo que essas fossem abraçadas pela fundação.[71] "É do interesse da indústria estabelecer definitivamente que contribuição a sacarose pode ter e tem no desenvolvimento da diabetes – e de outras doenças – para inseri-la no contexto", Marliss dissera e o ISRF relatou. "Isto vai requerer o apoio de programas de pesquisa bem desenhados. Tais programas de pesquisa *talvez* produzam uma resposta de que a sacarose é ruim para certos indivíduos e, se bem pensada, pode permitir a recomendação de quantias específicas para estes indivíduos [...]. O acima exposto pode muito bem ser caro em termos de investimento de pesquisa, e deveria ser levado adiante de um jeito suficientemente amplo como maneira de produzir resultados. Um gesto, em vez de apoio total, tem pouca probabilidade de produzir as tão desejadas respostas."

Um gesto seria tudo o que a indústria do açúcar ofereceria. Em 1975, as companhias de açúcar dos Estados Unidos estavam buscando apoio na ISRF, discordando sobre como o dinheiro de pesquisa deveria ser gasto. Em vez de juntar recursos a nível internacional – "o esforço para unir o mundo da pesquisa do açúcar foi um fracasso colossal"[72], como Tatem relatou em seu conselho de diretores –, a Sugar Association agora retomaria o controle da pesquisa nos Estados Unidos e levantaria o dinheiro para tal com indústrias locais que usavam açúcar – até mesmo alistando, entre outras, Coca-Cola, Hershey, General Foods, General Mills, Nabisco, Life Savers, Quaker Oats, M&M/Mars, PepsiCo e Dr. Pepper.

Primeiro, porém, a Sugar Association contratou a lendária firma de relações públicas da Madison Avenue, Carl Byoir and Associates, para pensar uma campanha de saúde pública que "estabelecesse com a maior visibilidade possível – virtualmente todo mundo é consumidor – a segurança do açúcar como alimento".[73] (A empresa de relações públicas e a Sugar Association submeteram uma candidatura à Public Relations Society of America por seu 1976 Silver Anvil Award, a honra mais prestigiosa na indústria de RP, dado por "forjar a opinião pública", e a campanha de defesa do açúcar bolada por Byoir venceria.) O primeiro ponto foi o recrutamento de um comitê da Food and Nutrition Advisory Committee (FNAC) que seria composto por autoridades renomadas da medicina, nutrição e odontologia, todos aparentemente dispostos a defender o açúcar como sendo necessário ao público.[74] Para John Tatem e a indústria do açúcar, eles eram "cientistas médicos eminentes e objetivos".[75]

Trabalhando para o bem da indústria do açúcar, de novo, estava o crescente apoio à crença de que o consumo de gordura saturada e níveis elevados de colesterol eram as causas prováveis das doenças cardiovasculares. Na ocasião em que Henry Blackburn, um colega de Ancel Keys em Minnesota, afirmava no *The New England Journal of Medicine* que "duas atitudes incrivelmente polarizadas persistem" sobre o assunto da dieta e da doença cardiovascular, "com muita conversa de cada parte e pouco ouvir entre elas"[76], e quando o National Institutes of Health acabara de lançar dois ensaios clínicos enormes, sem precedentes, a um custo de mais de 250 milhões de dólares, para testar, ainda que apenas indiretamente, a hipótese de gordura alimentar/colesterol, a Sugar Association e o

ISRF construíam sua defesa contra o açúcar baseados na crença de que já havia sido comprovado que a gordura saturada era o agente causador da doença cardiovascular. (Tatem chegaria a sugerir em uma carta ao editor do *The New York Times*, nunca publicada, que alguns "detratores do açúcar"[77] tinham como motivação tão somente "tirar a pressão das gorduras saturadas".)

Quando a Sugar Association precisou de uma autoridade sobre doença cardiovascular para a FNAC, chamou Francisco Grande, que trabalhava muito próximo a Keys na Universidade de Minnesota. Keys e Grande haviam escrito mais de trinta artigos juntos, a maioria dos quais apoiando a relação presumível entre a gordura alimentar e a doença cardiovascular ou tentando explicar a evidência que implicava o açúcar. Uma segunda autoridade em doenças cardiovasculares na FNAC era o nutricionista da Universidade do Oregon William Connor, o proponente principal da ideia de que o colesterol alimentar causava doença cardiovascular.[78]

Como especialista em diabetes, a FNAC recrutou Edwin Bierman, da Universidade de Washington.[79] Bierman havia sido quase que inteiramente responsável por convencer a Associação Americana de Diabetes a liberar a quantidade de carboidratos recomendada nas dietas de diabéticos e a efetivamente ignorar o conteúdo do açúcar. Bierman também professou uma fé de que eram os níveis altos de colesterol que causavam doença cardiovascular, e isso implicava a gordura saturada de nossas dietas, e não o açúcar.

O papel de Bierman, tanto para a Sugar Association quanto trabalhando solo, foi absolutamente crucial para garantir que pouco esforço de pesquisa fosse feito sobre o possível papel causador do açúcar na diabetes. Bierman era inequívoco em sua crença de que o açúcar e outros carboidratos não desempenhavam nenhum papel no desenvolvimento de diabetes, a não ser talvez fornecendo calorias extras. Ele moldou as diretrizes nutricionais da Associação Americana de Diabetes (ADA), tirando o foco do açúcar, quando a ADA era (e ainda é) envolvida em estabelecer a agenda de pesquisa sobre diabetes por meio de seu próprio financiamento e apesar do papel significativo de conselheiro desempenhado pela associação.[80] Ele também rejeitou a ideia de que o açúcar tivesse qualquer papel significativo na causação da diabetes ao coescrever, com a epidemiologista Kelly West, uma seção sobre obesidade e fatores nutricionais em um relatório realizado em 1976 pela Comissão Nacional sobre a Diabetes – *The Long Range Plan to Combat Diabetes* [O planejamento a longo prazo para combater a diabetes] –, que influenciou a agenda da pesquisa sobre a diabetes do governo federal desde então. Alguns pesquisadores, Bierman e West reconheciam, haviam "argumentado de forma eloquente" que carboidratos refinados como o açúcar poderiam ser um fator de precipitação na diabetes (citando Peter Cleave e Aharon Cohen, mas não Yudkin). Eles não acharam a ideia atraente, porém, e omitiram qualquer outro estudo sobre o papel do açúcar de suas recomendações para pesquisa. "Uma revisão de todas as evidências laboratoriais e epidemiológicas", escreveram, "sugere que o fator alimentar mais importante a aumentar o risco de diabetes é a ingestão total de calorias, independentemente da fonte." Em uma resenha de 1979 igualmente influente publicada no *The American Journal of Clinical Nutrition*, Bierman insistiria: "Não há base biológica conhecida para a hipótese que poderia ligar níveis mais altos de ingestão de sacarose ou carboidratos à causação da diabetes".[81]

O homem-chave do Comitê de Alimentação e Nutrição da Sugar Association era Fred Stare, fundador e diretor havia muito tempo do Departamento de Nutrição da Escola de Saúde Pública de Harvard. A indústria do açúcar estivera apoiando Stare e seu departamento desde o início dos anos 1940, e a International Sugar Research Foundation estimava que o financiamento concedido a Stare (para estudar a relação entre açúcar no sangue, apetite e obesidade) havia resultado na publicação de trinta artigos de pesquisa e resenhas entre 1952 e 1956.[82] Em 1960, quando o Departamento de Nutrição de Stare começou a construção de um novo prédio de 5 milhões de dólares, o projeto foi pago em grande medida por doações privadas, incluindo a "doação principal"[83], como Stare a descreveu, de 1,026 milhão de dólares da General Foods Corporation, fabricante dos sucos em pó Kool-Aid e Tang.

No final dos anos 1960, Stare havia se tornado, na academia, o mais notório defensor do açúcar – não era nem mesmo "remotamente verdade", ele escrevia, "que o consumo moderno do açúcar contribuísse para problemas de saúde"[84] –, enquanto seu departamento recebia financiamento da indústria do açúcar, da National Confectioners Association, da Coca-Cola, da PepsiCo e da National Soft Drink Association.[85] (Documentos da indústria do tabaco revelam que o departamento de Stare também recebeu, mediante solicitação deste, dinheiro do Tobacco Research Council especificamente para financiar projetos que pudessem exonerar os cigarros como causa de doença cardiovascular.[86]) Stare reconheceu de bom grado que não usava açúcar no café nem no seu cereal matinal; estava poupando calorias, ele disse, para um martíni à noite.[87] Mas ele também argumentou que era pouco saudável "e pode ser danoso"[88] recomendar que qualquer pessoa, incluindo crianças, evitassem o açúcar, sob a alegação de que, se o fizessem, provavelmente o substituiriam por gordura saturada, "e isso, espero que todo mundo concorde, não é desejável".

A Sugar Association repetidamente se voltou para Stare e suas credenciais de Harvard a fim de conter qualquer sentimento antiaçúcar na imprensa[89] – "colocar o dr. Stare no AM America Show", como memorandos internos revelam, e "fazer uma entrevista de 3 ½ minutos com o dr. Stare para 200 estações de rádio". Ao usar Stare como seu rosto principal para desfazer publicamente dos sentimentos antiaçúcar, a Sugar Association percebeu ser "possível tirar a indústria do açúcar do primeiro plano" e assim manter os conflitos de interesse de Stare em segundo plano também.

No final das contas, os membros da FNAC seriam muito úteis como autores de um artigo de 88 páginas, "Sugar in the Diet of Man"[90], uma compilação da comprovação e dos argumentos remontando até a década de 1930 que poderiam ser usados para contrapor a pesquisa levada a cabo por Yudkin, Mayer, Cohen, Campbell, Cleave e os outros "inimigos do açúcar". Stare escreveu a introdução e editou o documento. Grande escreveu o capítulo sobre doença cardiovascular, exonerando o açúcar como causador.[91] Bierman coescreveu o capítulo sobre diabetes com Ralph Nelson, da Clínica Mayo, fazendo o mesmo.[92] "As causas da diabetes mellitus primária em homens permanece [*sic*] desconhecidas", Bierman e Nelson escreveram, mas "não há comprovação de que o consumo excessivo de açúcar cause diabetes." (O que tornava essa posição quanto ao açúcar especialmente surpreendente é que Bierman e Nelson na verdade não acreditavam que diabéticos devessem comer açúcar, porque era ruim para eles, um argumento que deixaram claro em duas frases curtas do capítulo de oito páginas: "Açúcares simples deveriam ser evitados", eles escreveram, e a sacarose é um açúcar bem simples.)

A Sugar Association acabou por espalhar pelo menos 25 mil cópias de "Sugar in the Diet of Man"[93]. Quando editores de alimentação dos jornais se encontraram em uma conferência em Chicago, em 1975, cópias do documento foram incluídos nos press kits.[94] (A indústria do açúcar organizou ali uma sessão que incluía uma conversa com Phil White, um ex-aluno de Fred Stare que estava então trabalhando como diretor do departamento de alimentação e nutrição da Associação Médica Americana. John Tatem, que promovia a sessão, insistiu que o assunto da discussão não era o açúcar em si, mas manias alimentares em geral e as muitas commodities, das quais o açúcar calhava de ser apenas uma, que eram "falsamente demonizadas por elementos pseudocientistas".) Quando o relatório foi enviado à imprensa, foi acompanhado por um sumário em linguagem leiga escrito por um jornalista da área de saúde e de um press release com o título "Scientists Dispel Sugar Fears"[95] [Cientistas desfazem os temores quanto ao açúcar].

Assim como ao colocar Stare em programas de rádio e de tevê, o papel da Sugar Association em preparar e financiar o documento foi mantido bem escondido. Documentos da Sugar Association sugerem que as atividades da FNAC e o próprio relatório foram financiados inteiramente pela indústria do açúcar, com custos elevados, mas nenhuma informação sobre isso aparecia no documento.[96] Um memorando confidencial para "guardar e usar no caso de perguntas" sobre viés ou conflitos de interesses quanto ao relatório foi enviado pela Sugar Association para diretores de comunicação em empresas de açúcar em todo o país. De acordo com o memorando, Stare tivera a ideia do documento e pedira à SAI que o financiasse, então eles pagaram pelo tempo que ele empregou na pesquisa "como faríamos com qualquer projeto de pesquisa" e "compraram reimpressões" – as 25 mil cópias distribuídas.

Em novembro de 1976, os abundantes conflitos de interesse de Stare foram finalmente expostos em um artigo escrito por Michael Jacobson, fundador do Center for Science in the Public Interest, e dois colegas, chamados "Professors on the Take"[97] [Especialistas comprados]. "Nos três anos depois que Stare falou em uma audiência do Congresso sobre o valor nutricional de cereais que 'cereais matinais são bons alimentos'", Jacobson e seus colegas escreveram, "a Escola de Saúde Pública de Harvard recebeu cerca de 200 mil dólares da Kellogg's, Nabisco e suas fundações corporativas correspondentes." ("Uma grande parte do público e, infelizmente alguns dos meus colegas, pensam que eu sou um monstro", Stare reconheceria mais tarde, "um instrumento pago pela indústria de alimentos."[98]) Em 1976, porém, Stare não era mais necessário para a campanha de relações públicas, e a Sugar Association podia recorrer ao documento do FDA que retomou de onde "Sugar in the Diet of Man" havia parado.

Enquanto Stare e seus colegas esboçavam "Sugar in the Diet of Man", o FDA estava lançando sua primeira resenha sobre se o açúcar poderia ou não ser tido como "em geral considerado seguro" (GRAS).[99] Essas análises do conceito GRAS, requeridas pela Casa Branca depois da Conferência sobre Alimentos, Nutrição e Saúde do presidente Nixon, haviam sido subcontratadas pelo FDA em 1972 para a Federação das Sociedades Americanas de Biologia Experimental, que, por sua vez, criara um comitê de onze membros – o Select Committee on GRAS Substances (SCOGS) – para vetar centenas de aditivos alimentares, de acácia ao sulfato de zinco. Ao longo de cinco anos, o SCOGS submeteria 72 "relatórios exaustivos" ao FDA, cobrindo 230 substâncias sobre as quais o FDA recebera razões para acreditar que poderiam não ser tão seguras como se imaginava.[100]

O comitê iria revisar a ciência, os prós e os contras, sobre o açúcar. Apesar de uma declarada sensibilidade à influência da indústria no processo ("Foi enfatizada a evitação de todo e qualquer conflito de interesse"[101], os membros do SCOGS mais tarde escreveriam), o diretor da SCOGS e, assim, do comitê que estava revisando o açúcar para o FDA, era George W. Irving Jr. Irving era uma bioquímico e um antigo membro e diretor (por dois anos a partir de 1969) do conselho consultivo científico da International Sugar Research Foundation.[102] Outro membro da SCOGS, Samuel Fomen, um professor de pediatria da Universidade de Iowa, havia recebido financiamento da indústria do açúcar para estudar o papel do açúcar na alimentação de bebês, de 1970 a 1973.[103]

De acordo com as diretrizes do FDA, o comitê poderia declarar uma substância como nociva – em geral não reconhecida como segura – se encontrasse "evidência crível, ou base razoável para suspeitar, de efeitos adversos biológicos [...] disponíveis em qualquer informação".[104] Os membros do comitê aparentemente decidiram, porém, que se um assunto era suficientemente delicado, como era o caso do açúcar ("Se a sacarose deveria ser considerada um risco para a saúde", eles escreveriam mais tarde, "o que deveria ser feito quanto à glicose, à frutose, ao mel?"), eles podiam decidir que uma comprovação ambivalente era razão suficiente para decidir contra a conclusão pelo risco potencial à saúde.

Consideremos isso certo ou errado, ético ou antiético, o fato é que a visão do comitê sobre o açúcar se baseava em grande parte no panfleto "Sugar in the Diet of Man" da Sugar Association e seus autores. Em janeiro de 1976, a Sugar Association conseguiu uma cópia das "conclusões preliminares" do comitê SCOGS, que foi então disseminada para os membros da FNAC com um "pedido de leitura urgente" e a expectativa de que Stare e seus colegas iriam "identificar dados faltantes ou falhos que fossem pertinentes, assim como uma possível interpretação errada de informação de contexto".[105] Mas até essas conclusões preliminares eram amigáveis com a indústria do açúcar. A sessão sobre o açúcar e doença cardiovascular dizia que "resultados conflitantes"[106] haviam sido encontrados e citava catorze de tais estudos[107], um dos quais consistia no capítulo de Francisco Grande de "Sugar in the Diet of Man"; cinco vinham do próprio laboratório de Grande ou eram estudos financiados pela indústria do açúcar. O único parágrafo sobre a diabetes na resenha do SCOGS admitia que estudos "sugerem que a longo prazo o consumo de sacarose pode resultar em uma mudança funcional na capacidade de metabolizar carboidratos e assim levar à diabetes mellitus"[108], mas então dizia que "relatórios recentes tendem a contradizer" isto. Dos quatro relatórios contraditórios citados[109], um era o capítulo de Ed Bierman com Ralph Nelson em "Sugar in the Diet of Man" e outros dois eram estudos do laboratório de Bierman.

A versão revisada da análise do SCOGS[110], divulgada um ano depois, concluiu que existia evidência razoável para afirmar que o açúcar causava cáries, mas não que fosse um "risco para o público" de outro jeito, pelo menos não nos níveis que então eram consumidos. Descrevia a evidência que ligava o açúcar à diabetes como "circunstancial" e dizia que não havia "evidência plausível" de que ele tivesse relação com a doença, a não ser como forma de excesso de calorias. O relatório descrevia a evidência que ligava o açúcar à doença cardiovascular como "menos do que clara". "Além disso", explicava, "aparentemente os fatores alimentares primários envolvidos em doença cardiovascular são a natureza e a quantidade de gordura na dieta. Assim, o papel da sacarose na doença cardiovascular parece ser secundário, embora possa representar um fator potencializante em sua etiologia."

A única nota de advertência na análise do SCOGS, além do elo com as cáries dentais, era que o uso de açúcar nas indústrias de alimentos e de bebidas era crescente, e que as consequências disso, caso essas tendências continuassem, seriam imprevisíveis: "Não é possível determinar sem dados adicionais se um aumento no consumo de açúcar [...] constituiria um risco alimentar".[111]

Os analistas do SCOGS então agradeciam à Sugar Association por sua ajuda em "contribuir com informação e dados"[112] para o relatório, fazendo com que John Tatem observasse depois que, embora estivesse "orgulhoso da linha de crédito, acho que poderíamos passar sem ela".[113] O relatório em si foi assinado por Irving, o antigo diretor do conselho consultivo científico da ISRF.

Antes de divulgar o relatório, em janeiro de 1977, o FDA realizou uma audiência pública para discuti-lo. Sheldon Reisen, diretor do Laboratório para Nutrição de Carboidrato do USDA, e seus colegas submeteram[114] o que consideravam ser "comprovação abundante"[115] mostrando que "sacarose é um dos fatores alimentares responsáveis pela obesidade, diabetes e doença cardiovascular". Como explicariam mais tarde em uma carta para o *The American Journal of Clinical Nutrition*, claramente alguma parte do público americano não podia tolerar uma dieta rica em açúcar e outros carboidratos – talvez quinze milhões de adultos na época, eles estimaram. Só isto, eles argumentaram para o painel do SCOGs, era razão para restringir o consumo de açúcar em "pelo menos 60%" e urgir que "uma campanha nacional fosse lançada para informar a população dos riscos do consumo excessivo do açúcar".

Os membros do painel SCOGS, porém, mantiveram suas conclusões, apesar de "proclamarem sonoramente a imperfeição"[116] de comitês de especialistas como o deles. Haviam feito o "melhor que podiam", escreveram mais tarde, "lidando com um número enorme de incertezas e limitações".*[117]

A Sugar Association, por sua vez, pronunciaria o esforço do FDA como definitivo e resumiria o relatório SCOGS como uma combinação de salvação e exoneração. O relatório SCOGS havia descrito a comprovação contra o açúcar como ambígua, menos do que clara, ou circunstancial, mas a Sugar Association traduziu essas palavras de embargo como sinônimo de "não existente". Tatem distribuiu um memorando para os membros da associação, sugerindo que o relatório SCOGS "deveria ser memorizado"[118] pela equipe de qualquer companhia associada com a indústria do açúcar. "No longo prazo", ele disse, "o relatório GRAS não pode ser deixado de lado, e podem ter certeza de que vamos forçar sua exposição em todos os cantos do país."**[119]

"O açúcar é seguro!"[120], proclamou um anúncio da Sugar Association sobre o relatório FDA. "O açúcar não causa doenças potencialmente letais [...]. Não há comprovação cientificamente substanciada que indique que o açúcar cause diabetes, doença cardiovascular ou qualquer outra doença." O anúncio terminava com uma advertência ao consumidor desavisado: "Na próxima vez

---

* Essas limitações incluíam a pouca pesquisa disponível, as "limitações de projetos experimentais", "a rede intrincada de consequências sociais associadas à introdução ou à retirada de um ingrediente alimentar comercialmente acrescentado" e "a contínua progressão das teorias científicas e descobertas empíricas".

** Em maio de 1976, quando a Public Relations Society of America concedeu o Silver Anvil Award à Sugar Association e à Byoir and Associates pela campanha publicitária em defesa do açúcar, a instituição enfatizou a "habilidade de derrubar o fluxo de comentários inescrupulosos" sobre o açúcar e indicava especialmente as conclusões do relatório SCOGS como uma realização que tornaria "pouco provável que o açúcar fosse submetido a restrição legislativa nos anos vindouros".

que ouvir um promotor atacando o açúcar, cuidado para não ser enganado. Lembre-se de que ele não pode substanciar as acusações que faz. Pergunte-se o que ele está promovendo ou o que ele está buscando esconder. Se tiver uma chance, pergunte-lhe sobre o Relatório de Revisão GRAS. Muito provavelmente você não vai conseguir uma resposta. Nada fere um mentiroso nutricional como fatos científicos."

A Sugar Association conseguiu, de fato, financiar pesquisa sobre diabetes[121], mas não foi nada como o esforço orquestrado que os consultores-cientistas haviam defendido antes da publicação do relatório SCOGS. Entre 1976 e 1978, a indústria do açúcar – por intermédio da Sugar Association e do ISRF – orçou sessenta mil dólares a cada ano para pagar Fred Stare e seus colegas membros do Comitê Consultivo de Alimentação e Nutrição, e entre 1975 e 1980 gastou 655 mil dólares em mais de uma dúzia de projetos de pesquisa que tinham o objetivo, conforme os documentos da indústria colocam, de "manter a pesquisa como um dos esteios da defesa da indústria".[122] Essas propostas de pesquisa tinham que ser examinadas primeiro pelos membros do FNAC e então pelas comissões que incluíam membros da própria indústria do açúcar e de companhias como Coca-Cola e Hershey, que constituíam "membros contribuintes". Talvez não de forma surpreendente, virtualmente todo o dinheiro ia para propostas pensadas para inocentar o açúcar e para pesquisadores amigos do açúcar ou simplesmente amigos dos membros do FNAC. (Um estudo do Massachusetts Institute of Technology se propunha a explorar se podia ser demonstrado que o açúcar aumentava os níveis de serotonina no cérebro de ratos, e assim "comprovar valor terapêutico, como no alívio de depressão".)

Dois pesquisadores que receberam dinheiro da Sugar Association por seu trabalho durante esse período – Ron Arky, de Harvard, amigo e colega da faculdade de medicina de Bierman, e Paul Robertson, aluno de Bierman na Universidade de Washington – descreveram a filosofia de pesquisa da Sugar Association em entrevistas posteriores como um gesto simbólico.[123] Tendo ficado na mira por vender um produto que pode causar diabetes, Robertson disse, "eles queriam se posicionar de forma a poderem dizer que na verdade estavam ajudando as pesquisas sobre diabetes".

O grosso do esforço da indústria iria para dar sequência à batalha de relações públicas. Ao concentrar esforços no relatório FDA – Tatem descreveria em memorandos e apresentações –, a Sugar Association na verdade perderia a batalha seguinte da guerra. A indústria estivera confiante de que o comitê de George McGovern, que havia promovido as audiências de 1973 sobre o açúcar, "iria se autodestruir"[124] em 1977, e assim a Sugar Association focou suas atenções no FDA. Mas o comitê sobreviveu tempo suficiente para publicar um relatório, *Dietary Goals for the United States* [Metas alimentares para os Estados Unidos], em janeiro daquele ano. McGovern descreveria o relatório em uma coletiva como "a primeira declaração abrangente feita por qualquer ramo do governo federal sobre fatores de risco da dieta americana".[125] O relatório do comitê se focaria principalmente em fazer os americanos comerem menos gordura, mas também recomendaria que a nação reduzisse seu consumo de açúcar em 40%, um número condizente com a estimativa de George Campbell como o limite a partir do qual as populações começam a manifestar epidemias de diabetes. A indústria do açúcar foi surpreendida.

Tatem disse aos membros da Sugar Association que eles tinham "abafado"[126] no comitê de McGovern, usando o relatório FDA "como a nossa Bíblia científica", mas McGovern ("ou mais provavelmente a equipe dele", de acordo com Tatem) não estava impressionado e não arredaria pé do número de 40%. Permaneceu em uma edição revisada do *Dietary Goals* que foi publicada no final de 1977. "O peso dado à ponderação sobre a relação do açúcar com a obesidade e doença é uma questão delicada", McGovern escreveu para Tatem em uma carta, "e acredito que fomos prudentes em nossa avaliação."[127]

Depois do relatório McGovern, porém, a Sugar Association e a indústria levaram a melhor. Em 1980, o Departamento de Agricultura dos Estados Unidos lançou a primeira edição do seu "Dietary Guidelines", esboçado por um pequeno comitê liderado por Mark Hegsted, que havia passado toda a carreira trabalhando no departamento de Fred Stare em Harvard. Hegsted mais tarde disse[128] que havia confiado na análise de 1979 feita por Ed Bierman no *American Society of Clinical Nutrition* para decidir como colocar em palavras as recomendações sobre o açúcar, e Bierman mostrara-se confiante de que o açúcar era inofensivo.

"Contrariamente à opinião difundida", a "Dietary Guidelines" dizia, "açúcar em excesso não parece causar diabetes."[129] Então alertava para que se evitasse "açúcar demais", sem se preocupar em definir o que "demais" significava. Em uma segunda edição das diretrizes, publicada em 1985, a USDA (com Fred Stare agora como membro de um comitê consultivo das diretrizes) ainda alertava os americanos para evitar açúcar em excesso, mas havia deixado de lado o alerta sobre a conexão diabetes-açúcar. Em vez disso, declarava de forma inequívoca[130] que "açúcar demais na dieta não causa diabetes", mesmo se uma boa parte da pesquisa relevante publicada nos anos decorridos havia saído do Laboratório de Nutrição de Carboidratos da USDA[131], e sustentava a ideia de que o consumo do açúcar era, de fato, uma causa de diabetes, e que até mesmo quantidades "modestas" de açúcar podiam aumentar o risco de doença cardiovascular em uma proporção significativa da população.

Em 1986, o FDA voltou à pergunta sobre se o açúcar deveria ser reconhecido como geralmente seguro. Os administradores do FDA, liderados por Walter Glinsmann (que mais tarde se tornara um consultor para a Corn Refiner Association), agora assumiam a tarefa no ponto em que o comitê SCOGS largara em 1976. Depois de reverem as evidências mais uma vez, esses administradores do FDA determinaram que "nenhuma comprovação conclusiva demonstra um risco ao público em geral quando açúcares são consumidos nos níveis de hoje".[132]

A avaliação do FDA então se tornou a posição oficial do governo sobre o açúcar, sua lógica e conclusões ecoaram em uma série de relatórios oficiais sobre dieta e saúde que vieram depois – particularmente o *Surgeon General's Report on Nutrition and Health*[133], de 1988, e o relatório *Diet and Health*[134], da Academia Nacional de

Ciências, que são os dois documentos seminais sobre o assunto publicados na última metade de século, e até mesmo resenhas do Institute of Medicine[135] até 2005. Todos esses documentos oficiais focavam na gordura como a raiz dos males alimentares: O "consumo desproporcional de alimentos ricos em gorduras"[136], de acordo com o relatório do cirurgião-geral*, tinha um papel proeminente em cinco das dez causas de morte mais comuns e portanto podia ser considerado grandemente responsável por dois terços dos 2,1 milhões de mortes nos Estados Unidos naquele ano. Tudo repetia a conclusão do FDA de que a comprovação ligando o açúcar a doenças crônicas era inconclusiva, e então efetivamente equiparavam "inconclusivo", como a Sugar Association fez, com "não existente". (Em março de 2016, o site da Sugar Association continuava citando de forma deturpada o relatório do FDA para comprovar seu ponto.[137])

Todos esses relatórios seminais também ignoraram um segundo senão que acompanhava a revisão de 1986 do FDA quanto ao açúcar: o relatório FDA havia concluído que o açúcar era provavelmente inofensivo "quando açúcares são consumidos nos níveis de hoje".[138] Como Walter Glinsmann mais tarde explicaria, qualquer substância seria danosa se consumida numa dosagem muito alta, então os níveis nos quais a substância é consumida num remédio ou numa dieta são chave.[139] (Esta lógica era contrária à usada pelos painéis SCOGS, por exemplo, para condenar ciclamatos e a sacarina – a dosagem necessária para induzir câncer em um animal de controle era considerada irrelevante –, mas o FDA e o comitê de Glinsmann a invocaram com o açúcar, mesmo assim.)

Em seu relatório de 1986, Glinsmann e seus colegas estimaram os níveis nos quais o açúcar era consumido correntemente em 19,05 quilos por capita por ano[140], ou o equivalente diário da quantidade de açúcar presente em 510 mililitros – uma latinha e meia – de Coca ou Pepsi. Isso era ligeiramente mais do que a metade do que o USDA estimava na época – 34,01 quilos per capita – e significativamente menos do que metade (44%) do que o USDA estimava que estivéssemos consumindo no início do século XXI: 40,82 qui-

* *Surgeon general*, no original. Maior cargo do governo responsável pela saúde pública. (N.T.)

los. Até mesmo os críticos mais ardentes do açúcar provavelmente ficariam contentes se os americanos consumissem apenas 19,05 quilos de açúcar adicionado e xarope de milho rico em frutose a cada ano, em média, mas as evidências sugerem que consumimos significativamente mais.

Em 1989, o British Committee on Medical Aspects of Food Policy (comumente conhecido como COMA) lançou a primeira avaliação oficial sobre os aspectos sanitários do açúcar, um relatório chamado *Dietary Sugars and Human Disease* [Açúcares nas doenças humanas]. O comitê que escreveu o relatório era composto por uma dúzia dos principais nutricionistas, bioquímicos e fisiologistas do Reino Unido, liderados por um especialista em diabetes chamado Harry Keen, que havia recebido financiamento da indústria do açúcar ao longo dos anos 1970.

O relatório britânico claramente manifestou o conflito entre a urgência de inocentar o açúcar – baseado, se nada mais, no que o FDA e portanto o escritório do cirurgião-geral e as National Academies of Science estavam agora alegando – e a comprovação científica em si. Keen e seus colegas reconheciam que o consumo crônico de açúcar nos níveis que o público britânico parecia estar ingerindo na época (aproximadamente equivalente aos 34 quilos per capita que o USDA então estimava para o consumo americano) poderia induzir, como Yudkin havia sugerido, um agrupamento de anormalidades metabólicas associadas com níveis elevados de triglicerídios e, portanto, doenças cardiovasculares, diabetes, hipertensão e obesidade. Reconhecia que uma porção significativa da população era sensível ao açúcar e outros carboidratos. Mas então concluía que o açúcar "não desempenhava qualquer papel causal" nessas doenças.[141] A única grande advertência do relatório britânico foi que indivíduos com níveis elevados de triglicerídios – uma proporção que hoje, por exemplo, pode constituir até metade da população adulta do Reino Unido ou dos Estados Unidos – ficariam melhor se restringissem o consumo de sacarose e outros "açúcares adicionados" entre 9,07 e 18,14 quilos por ano, ou aproximadamente o que os britânicos consumiam per capita nos primeiros anos da Era Vitoriana – quase duzentos anos antes.

Capítulo 9

O que eles não sabiam

> Eu gostaria que houvesse disciplinas formais na faculdade de medicina sobre Ignorância Médica; livros didáticos também, muito embora tivessem que ser volumes muito pesados.
>
> Lewis Thomas, "Medicine as a Very Old Profession", 1985[1]

Ao longo dos últimos quatrocentos anos, pensar sobre o método científico resumiu o conceito a duas palavras: "hipótese" e "teste". Se queremos estabelecer conhecimento confiável – que aquilo que pensamos ser verdade de fato é –, esse é o processo que precisa ser seguido. Nas palavras do filósofo da ciência Karl Popper: "O método científico é o método de conjecturas ousadas e engenhosas e tentativas severas de refutá-las".[2] As conjecturas ousadas são as hipóteses, e são a parte relativamente fácil da ciência. As tentativas engenhosas e severas para refutá-las são os testes experimentais – a parte difícil. Isto é o que demanda tempo, esforço e dinheiro – e frequentemente quantidades proibitivas de cada.

Hipóteses nutricionais são particularmente desafiadoras porque frequentemente são sobre como alimentos ou componentes de alimentos ou de padrões alimentares influenciam nossa busca por uma vida longa e saudável. A hipótese tratada neste livro, por exemplo, é a de que o açúcar é o gatilho alimentar da obesidade e da diabetes e, assim sendo, de males como doenças cardiovasculares a elas associadas. Mas essa hipótese é em última análise sobre o que acontece conosco ao longo de décadas – o tempo que leva para que doenças crônicas se manifestem – e não meses, como é o caso, digamos, com doenças de ordem de deficiência vitamínica como o escorbuto ou beribéri.

No final dos anos 1960, quando administradores do National Institutes of Health consideraram fazer um estudo clínico que testasse a hipótese de que a gordura alimentar causa doença cardiovascular e, assim, em última análise, a diminuição de nossas vidas, eles concluíram que seriam necessários talvez cem mil indivíduos e que custaria pelo menos um bilhão de dólares.[3] E estavam, com razão, preocupados que tal estudo ainda não pudesse garantir um resultado confiável e definitivo. (Por isso a repercussão, idealmente por pesquisadores independentes, também é considerada chave para o processo científico: um passo necessário antes que uma hipótese seja aceita como provavelmente verdadeira.) Assim, tal estudo nunca foi levado a cabo.

O que aconteceu depois nos diz muito sobre as ciladas da ciência da nutrição e das políticas de saúde pública e como elas interagem. Em vez do estudo clínico de um bilhão de dólares sobre a hipótese da gordura alimentar, o NIH investiu 250 milhões de dólares em dois estudos que testaram variações sobre o mesmo tema, ou relações em uma cadeia de raciocínio hipotética.[4] O primeiro estudo testaria a suposição de que homens com colesterol alto a quem se dizia para adotar uma dieta pobre em gordura (e que também tomavam medicação para pressão sanguínea e recebiam aconselhamento para parar de fumar, se qualquer dos dois fosse necessário) viveriam mais do que homens que não tivessem colesterol alto. Os resultados deste estudo foram publicados em 1982 e falharam em confirmar a hipótese. Os homens com uma dieta pobre em gorduras sofriam mais mortes do que os homens que eram entregues a seus próprios recursos. (Os investigadores se recusaram a acreditar que a dieta pobre em gordura podia ser danosa como também, é claro, parar de fumar, então concluíram, de forma questionável, que a medicação para controle da pressão sanguínea tinha efeitos colaterais imprevistos e causava mais mortes do que evitava.) O segundo estudo testava a hipótese de que as medicações para baixar os níveis de colesterol dadas aos homens com níveis muito altos de colesterol prolongariam a vida deles, comparado com homens que não tomavam medicação. Os resultados desse estudo, publicados em 1984, indicavam que a medicação auxiliava, ainda que bem pouco.

As autoridades do National Institutes of Health, então, fizeram o que calhou ser um pulo no escuro. ("É um mundo imperfeito", como um dos administradores do NIH mais tarde disse. "Os dados que seriam definitivos não podem ser obtidos, então você faz o possível com o que está disponível."[5]) Preocupados, como estavam, que centenas de milhares de americanos estivessem morrendo de doenças cardiovasculares a cada ano, supuseram que, se uma droga que baixava o colesterol também estendia a vida de homens com colesterol muito alto, então uma dieta que também baixasse colesterol faria o mesmo por todos nós. Igualmente importante, supuseram que o benefício de comunicar este salto no escuro em escala nacional valia correr o risco. Em 1984, diante de uma controvérsia considerável, começaram uma campanha massiva de relações públicas para induzir todos os americanos com mais do que dois anos a seguir uma dieta pobre em gorduras.[6] Desde então, vivemos com as consequências.

Se o progresso científico tivesse parado aí, não saberíamos se o pulo no escuro se justificava ou não. Mas sabemos. O NIH acabou gastando entre meio bilhão e um bilhão de dólares, dependendo da estimativa, testando a hipótese de que uma dieta pobre em gordura preveniria doenças crônicas em mulheres e lhes concederia uma vida mais longa. As autoridades envolvidas tinham pouca dúvida de que assim seria[7] e estavam respondendo a pressões políticas para incluir mulheres em estudos clínicos; as mulheres haviam estado sub-representadas até então. O estudo, conhecido como Women's Health Initiative[8], foi lançado no início da década de 1990, e os resultados foram relatados em 2006. Mais uma vez, fracassou em confirmar a hipótese. As aproximadamente vinte mil mulheres participantes do teste que haviam recebido orientação para consumir uma dieta pobre em gordura (e para comer mais frutas, vegetais e grãos integrais e menos carne vermelha) não viram benefícios de saúde em comparação com mulheres que não haviam recebido nenhum tipo de instrução alimentar.

Mais uma vez, os pesquisadores envolvidos e as autoridades de saúde pública escolheram *não* perceber esse resultado negativo como razão para questionar a crença de que gordura causa doença cardiovascular e que dietas pobres em gordura a evitam.[9] Em vez disso, escolheram supor que o teste – o maior desse tipo de teste randômico jamais feito – simplesmente falhara em conseguir a resposta certa, ou teria conseguido a resposta que eles esperavam ("estatisticamente significante", no jargão científico) se o estudo tivesse durado mais tempo ou incluído mais indivíduos, ou se as mulheres do estudo tivessem tido um melhor desempenho em aderir a uma dieta pobre em gordura. Essas autoridades haviam agora gasto décadas (quase meio século, no caso da Associação Americana do Coração) nos dizendo que a gordura alimentar estava nos matando. Assim, acharam mais fácil aceitar, ou pelo menos comunicar, a ideia de que o estudo havia falhado (ou quase tido êxito, mas não tanto) do que reconhecer que seus conceitos sobre dieta e o conselho alimentar que até então estiveram oferecendo, baseado em grande parte naquele pulo no escuro inicial, eram incorretos.

Muitas vezes, na ciência, ao se testar repetidamente uma hipótese o resultado não é o desmentido, mas cada vez menos razão para acreditar que seja verdade. Esse foi o caso com a teoria da gordura alimentar. Em 1987, como vimos, no meio da campanha de saúde pública do governo – i.e., o salto no escuro –, um supostamente definitivo *Surgeon General's Report on Nutrition and Health* havia alegado que duas a cada três do total de dois milhões de morte anuais nos Estados Unidos poderiam ser consideradas resultado principalmente do "consumo desproporcional de alimentos ricos em gordura" e que "a profundidade do embasamento científico [...] é mais impressionante do que a existente no caso do tabaco e saúde em 1964".[10] Um quarto de século depois, a análise de mais autoridade sobre as evidências – de uma organização internacional conhecida como a Cochrane Collaboration[11] – alegava que nenhum benefício de saúde se originava em seguir uma dieta pobre em gordura, embora as evidências "sugerissem" um pequeno benefício se uma dieta rica em gordura substituísse a gordura por gordura poli-insaturada. O pulo no escuro se mostrava ser, bem, um pulo no escuro.

No âmago de todas as controvérsias de nutrição está um fato simples: as exigências de política de saúde pública e as exigências de uma boa ciência podem ser mutuamente excludentes. Quando uma quantidade grande de americanos está morrendo de doenças relacionadas à alimentação, pulos no escuro podem ser justificados se parecem boas as probabilidades de que possam salvar vidas. Na verdade, pode ser irresponsável não tomar tal passo. Mas pulos no escuro são incompatíveis com o ceticismo institucionalizado necessário para se fazer boa ciência, e o processo de rigorosa e repetidamente testar nossas crenças para estabelecer se são ou não verdadeiras. Autoridades de saúde pública falam sobre não ter tempo de juntar "comprovação científica definitiva" porque acreditam que precisam agir. Cientistas argumentarão que a ausência de comprovação científica definitiva significa que não sabemos onde está a verdade e, portanto, como agir. E ambos podem estar certos. Em 1999, quando pela primeira vez comecei minhas investigações sobre essas controvérsias nutricionais para o periódico *Science*, o então diretor do escritório do NIH de prevenção de doenças, William Harlan, colocou a coisa da seguinte forma: "Estamos todos sendo pressionados por pessoas que dizem, 'Responda-me. É ou não é?'. Não querem a resposta somente depois que terminarmos o estudo, em cinco anos. Querem agora. Inequivocamente... [e assim] nós constantemente somos empurrados para posições nas quais talvez não queiramos estar e as quais não podemos justificar cientificamente".[12]

Um perigo disso, é claro, é que, uma vez que insistimos ou fingimos saber a resposta baseados em comprovação prematura ou incompleta (mesmo se somos forçados contra a nossa vontade a tomar tal posição), provavelmente continuaremos a insistir que estamos certos, mesmo que se acumule comprovação indicando o contrário. Esse é um risco em qualquer empreitada humana. Quando Francis Bacon foi pioneiro no método científico, quase quatrocentos anos atrás, ele esperava criar uma metodologia de pensamento crítico ou racional que minimizasse essa característica essencialmente humana de evitar evidências que discordem de qualquer preconceito que possamos ter formado.*[13] Sem estudos rigorosos, tantos quantos

---

* O entendimento humano", Bacon escreveu, "uma vez que adotou opiniões, seja porque já eram aceitas e acreditadas, ou porque gosta delas, atrai tudo o mais para apoiar e concordar consigo. E, embora possa se deparar com um número e um peso ainda maior de exemplos contrários, vai, com grande e daninho preconceito, ignorar, ou condenar, ou excluí-los ao introduzir alguma distinção, para que a autoridade daquelas primeiras hipóteses possa permanecer intacta e incólume."

necessários, crenças e preconcepções irão perseverar porque é sempre mais fácil acreditar que um só estudo foi falho, ou até mesmo vários deles, do que aceitar que nossa crença estava errada. O método científico protege contra essa tendência; não a erradica.

Em 1969, John Yudkin discutiu esse conflito no contexto de pesquisas nutricionais e, especificamente, os desafios de estabelecer conhecimento confiável sobre o açúcar e doenças crônicas.[14] Ao falar em um simpósio em Londres, Yudkin reconheceu que nenhum estudo existente sobre o açúcar podia ser considerado definitivo. Ninguém havia ainda testado as atuais hipóteses que estavam sendo debatidas. Cientistas haviam testado a atual hipótese de que o consumo de açúcar causava doença crônica em ratos porque podiam realizar esses experimentos: eles podiam alimentar os roedores com dietas ricas em açúcar ou não, e ver o que acontecia ao longo da vida do rato. Mas não se tratava do período de uma vida humana. Eles não faziam ideia se ratos eram ou não bons modelos para humanos. Além disso, como outros pesquisadores afirmaram na mesma conferência, eles não podiam sequer saber se os ratos que usavam eram bons modelos para outros ratos, já que algumas das observações implicavam o que os pesquisadores chamavam de "especificidade racial".[15] Comer açúcar parecia encurtar a vida de algumas raças de ratos, mas não de outras.

O tipo de estudo clínico randomizado controlado ao longo de dez ou vinte anos que realmente testaria a hipótese de o açúcar causar doenças cardiovasculares ou diabetes, como Yudkin percebeu, não era diferente do tipo que o NIH estava então considerando e que logo rejeitaria para a hipótese gordura alimentar/colesterol. Tais estudos certamente estavam muito longe do orçamento de qualquer pesquisador ou até mesmo de grupos de pesquisadores; eles requeriam que o National Institutes of Health ou o Medical Research Council no Reino Unido ou alguma outra agência de governo criasse um programa coordenado para testar a ideia. Sem isso, os pesquisadores fariam o que podiam dar conta: estudar ratos ou primatas, ou estudar algumas dúzias de indivíduos humanos por semanas ou alguns meses, e ver o que acontecia. "Seria um erro tão grande descartar os resultados desses experimentos como sem validade por causa de suas limitações", Yudkin disse, "quanto aceitá-los sem críticas como respondendo perguntas relacionadas a dieta de longo prazo para todas as pessoas."[16]

Em 1986, com a percepção de que o FDA inocentava o açúcar, as autoridades de saúde pública e os clínicos e pesquisadores que estudavam a obesidade e a diabetes tinham chegado a um consenso de que a diabetes tipo 2 era causada pela obesidade, não pelo açúcar, e que a obesidade em si era causada pela mera ingestão de calorias em excesso ou por exercícios físicos de menos. Por essa lógica, os únicos meios pelos quais um macronutriente podia influenciar o peso corporal era seu conteúdo calórico, e assim, caloria por caloria, o açúcar não era mais engordante do que qualquer outro alimento, e portanto não era mais passível de promover ou exacerbar a diabetes. Isto era o que a indústria do açúcar argumentava e abraçava desde os anos 1930. Era o que Fred Stare de Harvard tinha em mente quando disse publicamente que preferia gastar suas calorias num martíni do que em uma sobremesa.

Uma perspectiva com mais nuances[17], alimentada pelo progresso científico, seria a de que se dois alimentos ou macronutrientes são metabolizados de forma diferente – se a glicose e a frutose, por exemplo, são metabolizadas em órgãos inteiramente diferentes, como são na maior parte – então é provável que tenham efeitos vastamente diferentes sobre os hormônios e nas enzimas que controlam e regulam o armazenamento de gordura nas células de gordura. Cem calorias de glicose muito provavelmente terão um efeito inteiramente diferente sobre o corpo humano do que cem calorias de frutose, ou cinquenta calorias de cada consumidas juntas como sacarose, embora tenham o mesmo conteúdo calórico. Seria necessário um pulo no escuro para se admitir qualquer outra coisa.

Nutricionistas haviam concordado que cem calorias de gordura tinha um efeito diferente de cem calorias de carboidrato no acúmulo de placas em artérias coronárias; até mesmo que cem calorias de gordura saturada tinham um efeito inteiramente diferente de cem calorias de gordura insaturada. Então por que não supor que macronutrientes tivessem um efeito diferente sobre o acúmulo de gordura em tecidos adiposos, ou sobre o fenômeno, seja qual for, que acabava por resultar em diabetes? (Resistência insulínica e hiperinsulinemia, como Rosalyn Yalow e Solomon Berson, entre outros, haviam sugerido nos anos 1960, pareciam ser uma aposta bem provável.) Mas estudiosos da obesidade e da diabetes, como vimos, haviam acabado por abraçar o mantra de que "uma caloria é uma caloria"; repetiriam-no publicamente quando lhes era apresentada a ideia de que havia algo único na maneira como o corpo humano metaboliza o açúcar que o torna diferente de outros carboidratos. A visão há muito estabelecida se baseava no estado da ciência nos primeiros anos do século XX, e para se aferrar a ela era necessária uma rejeição ferrenha do equivalente a décadas de relevantes revelações ocorridas até então nas ciências médicas.

Nos anos 1980, bioquímicos, fisiologistas e nutricionistas que haviam se especializado no estudo do açúcar ou do componente frutose do açúcar haviam encontrado conclusões consistentes sobre o efeito a curto prazo do consumo de açúcar em indivíduos humanos, bem como sobre os detalhes de como o açúcar é metabolizado e como isso influencia o corpo como um todo. A glicose que consumimos – em forma de amido ou farinha, ou como metade da molécula de açúcar – será usada diretamente como combustível pelas células dos músculos, pelo cérebro e outros tecidos, e pode ser armazenada em músculos ou no fígado (como um componente chamado glicogênio), mas o componente frutose do açúcar tem um destino muito diferente. A maior parte dele não chega nunca à circulação; é metabolizado no fígado. Os caminhos metabólicos através dos quais a glicose passa quando está sendo usada como combustível – tanto no fígado quanto nas células musculares – envolvem um mecanismo de feedback para redirecioná-la para o armazenamento na forma de glicogênio quando necessário. É o caso com a frutose, também. Mas o metabolismo da frutose no fígado é "livre de controles celulares"[18], como bioquímicos mais tarde colocaram, que trabalham para a conversão em gordura. Um resultado é a produção aumentada de triglicerídios, e daí os níveis de triglicerídios anormalmente elevados que foram observados em muitos indivíduos da pesquisa, embora não em todos, quando seguiam dietas ricas em açúcar.

Enquanto cardiologistas e epidemiologistas debatiam se triglicerídios elevados aumentavam também o risco de doenças cardiovasculares (questionando, simultaneamente, suas próprias crenças de que colesterol era um fator-chave), bioquímicos haviam passado a aceitar que a sacarose era "o mais lipogênico"[19] dos carboidratos – como até mesmo Walter Glinsmann, autor do relatório do FDA sobre o açúcar, mais tarde reconheceria – e que o fígado era onde acontecia essa síntese da gordura.*[20] O bioquímico israelense Eleazar Shafrir descreveria isso na terminologia técnica como "a notável capacidade hepático-lipogênica induzida por dietas ricas em frutose".[21] Também ficou claro do breve estudo clínico realizado em humanos que isto acontecia em maior medida em alguns indivíduos do que em outros, exatamente como em algumas espécies de animais e não em outras. Em estudos humanos[22], indivíduos com índices mais altos de triglicerídios quando os estudos começaram tendiam a ter a melhor resposta à redução de ingestão de açúcar, sugerindo (mas não comprovando) que o açúcar era a razão pela qual eles tinham triglicerídios tão altos, em primeiro lugar. Esses mesmos indivíduos também tendiam a ver a maior queda nos níveis de colesterol quando colocados em dietas pobres em açúcares.

Houve outras fantasias interessantes em como ambos humanos e animais nesse experimento responderam ao açúcar que os pesquisadores gostariam de explorar mais, mas, na segunda metade dos anos 1980, o financiamento do governo para esse tipo de pesquisa era cada vez mais difícil de se obter. Mulheres jovens, por exemplo, pareciam relativamente resistentes a este efeito aumentador de triglicerídios do açúcar[23], ao passo que mulheres mais velhas e pós-menopausa respondiam exatamente como os homens. Os pesquisadores que conduziam esses estudos se perguntaram se isso podia explicar por que mulheres mais novas pareciam relativamente imunes a doenças cardiovasculares, mas só o que podiam fazer era especular.

---

* Em 1916, quando Harold Higgins do Carnegie Institute publicou os primeiros estudos sobre o quão rapidamente metabolizamos diferentes carboidratos, ele fizera essa mesma observação. A frutose (e às vezes a galactose) "mostra uma tendência ou preferência de se transformar em gordura no corpo, enquanto a glicose tende a se transformar em glicogênio [a forma de armazenamento de carboidrato] e ser armazenada como tal".

Indivíduos que respondiam com triglicerídios elevados a dietas ricas em açúcar também tendiam a manifestar um fenômeno conhecido como intolerância à glicose quando consumiam carboidratos[24]: seu nível de açúcar no sangue ao longo das horas seguintes aumentaria mais do que deveria. Isso sugeria que as células desses indivíduos também deveriam ser relativamente resistentes à ação da insulina, trabalhando para manter o açúcar no sangue sob controle. Mas não estava claro por que isso acontecia, particularmente já que o açúcar em si estava sendo metabolizado no fígado e já que o componente frutose do açúcar não estava nem mesmo estimulando o pâncreas a secretar insulina. No início dos anos 1970, Aharon Cohen e seus colegas israelenses haviam relatado[25] que essas respostas individuais eram muito provavelmente determinadas por propensões e que estavam ligadas ao eventual início da diabetes, pelo menos em ratos. Cohen e seus colegas haviam criado juntos ratos magros que de resto eram saudáveis, exceto por esse fenômeno de se tornar tolerantes à glicose uma vez submetidos a dietas ricas em açúcar. Então pegaram as crias desses ratos, os que também eram intolerantes à glicose ao comer açúcar, e os criaram juntos. Em três gerações, a progênie se tornava diabética ao comer açúcar, não apenas intolerante à glicose. Se isso significava que a mesma coisa acontecia em humanos e se explicava por que alguns de nós se tornam diabéticos ao comer a mesma quantidade de açúcar do que outros que não se tornam, era algo que nem Cohen nem ninguém podia responder.

Em 1986, quando Walter Glinsmann e seus colegas compilaram o relatório final do FDA sobre o açúcar, eles discutiram muitas dessas descobertas e então escolheram considerar a ausência de comprovação definitiva nos efeitos a *longo prazo* do consumo do açúcar como razão suficiente para concluir que o açúcar era geralmente reconhecido como seguro. Até então, a grande maioria de pesquisadores e clínicos que pensavam a doença cardiovascular havia passado a aceitar que a gordura era o problema, não o açúcar, e então eles de fato geralmente consideravam o açúcar como sendo seguro. Não significa que *fosse* seguro, apenas que isso era o que acreditava a maior parte das autoridades de quem se esperaria que tivessem uma opinião informada nos anos 1980.

De pesquisadores que argumentavam de outra forma, tal como Yudkin, Walter Mertz e Sheldon Reisen, do Laboratório de Nutrição de Carboidratos da USDA, dizia-se que tinham um viés ou que eram maus cientistas ou, como Yudkin, investidos demais de uma hipótese charlatã. Os tipos de estudos necessários para responder à questão definitivamente nunca foram realizados, e Glinsmann e seus coautores não ofereceram quaisquer sugestões sobre se deveriam ser. Na verdade, a missão deles ao compilar o relatório FDA não incluía especificar onde era necessária mais pesquisa, e portanto não o fizeram.*[26] A gordura havia sido proclamada a causa alimentar da doença cardiovascular, e o governo e as organizações de saúde passariam a se dedicar a fazer os americanos consumirem dietas pobres em gordura.

O contexto logo mudaria no que diz respeito à ciência do açúcar, mas não antes de outros dois desenvolvimentos que influenciaram a forma como as autoridades nutricionais o percebiam e, talvez mais importante, como o público o percebia *e* consumia. Ao longo do século XX, especialistas em diabetes e nutricionistas partiam do pressuposto que, se qualquer componente da comida que comemos causa ou exacerba a diabetes, então esse componente precisa ou nos tornar mais gordos (a gordura alimentar nos anos 1980 era amplamente apontada como o principal suspeito disso, por causa de suas calorias particularmente densas) ou colocar uma pressão especial nas células secretoras de insulina do pâncreas. Até mesmo o pesquisador Peter Cleave acreditava que isso era verdade, o que influenciou fortemente seu modo de pensar nos anos 1960, quando ele argumentava que grãos refinados e açúcares eram as causas da obesidade e da diabetes e das doenças crônicas a elas associadas.

Se isto era verdade, então o fator-chave de como o açúcar ou qualquer outro carboidrato influenciava o status da diabetes seria

* Vinte e cinco anos depois, quando perguntei a Walter Glinsmann, que então era conselheiro da Corn Refiners Association, que pesquisa poderia ser feita para resolver a questão do açúcar definitivamente, ele se recusou a responder à pergunta.

provavelmente o quão rapidamente esses alimentos eram digeridos em seus componentes de carboidratos, de forma tal que a glicose pudesse ser liberada na circulação e resultar em um aumento do açúcar no sangue. Este conceito veio a ser conhecido como o "índice glicêmico". Foi lançado pioneiramente no final da década de 1970 por pesquisadores da Universidade de Oxford[27] e sustentava a ideia de que Cleave estivera certo, pelo menos num sentido. Quanto mais refinado ou processado o carboidrato, e quanto menos gordura e fibra o acompanhavam para desacelerar a absorção, maior a resposta do açúcar no sangue e, assim, mais insulina era necessária para metabolizá-lo; ou, como Cleave poderia ter colocado, maior o esforço exigido do pâncreas. Para o índice glicêmico, os pesquisadores de Oxford estabeleceram um valor de referência de 100 quando indivíduos bebiam uma solução de glicose e água, apenas. Sucrilhos açucarados marcavam 80, arroz branco, 72, pão branco, 69, maçãs, 39 e sorvete (com seu alto conteúdo de gordura), apenas 36.

As publicações iniciais sobre o índice glicêmico acenderam uma controvérsia surpreendentemente acrimoniosa sobre seu valor. Um problema óbvio era que a resposta do açúcar no sangue ao consumo de qualquer alimento específico diferia significativamente de pessoa para pessoa e era fortemente influenciada pelas refeições nas quais o alimento era consumido – quanto de gordura, proteína e fibra eram contidas em outros alimentos da refeição. Outro problema era que um alimento rico em gordura, mesmo se gordura saturada – sendo sorvete o principal exemplo –, tinha um baixo índice glicêmico por causa do conteúdo de gordura e assim, por essa medida, pareceria ser saudável. Muitos nutricionistas e pesquisadores preocupados com a obesidade, diabetes e doenças cardiovasculares e convencidos de que gordura alimentar era a culpada consideraram essa uma conclusão inaceitável. Ainda assim, o conceito de índice glicêmico lentamente passaria a ser adotado pela comunidade diabética como uma medida útil de quais alimentos diabéticos podiam ou não comer, e como tinham que modular suas doses de insulina se o fizessem.

Uma consequência imprevista do índice glicêmico é que fazia o açúcar parecer saudável, até mesmo para diabéticos. Como a maioria da frutose que consumimos nunca passa pelo fígado para aparecer na circulação do sangue, a frutose mal fica registrada no índice glicêmico. Como resultado, o açúcar (agora sacarose *e* xarope de milho rico em frutose, como veremos em breve) tem um índice glicêmico relativamente baixo – apenas metade dele, a parte de glicose, aumenta o açúcar no sangue. Isto fez a frutose parecer um adoçante ideal para diabéticos, e o açúcar, em si, algo de pouca preocupação. Não havia razão, portanto, "para que se recusasse a diabéticos alimentos contendo sacarose", como pesquisadores da Universidade de Minnesota concluíram em um artigo de 1983 no *The New England Journal of Medicine.*[28] Em 1986, esta era a posição oficial também da Associação Americana de Diabetes.[29]

Isso ajuda a explicar o aumento no consumo de adoçantes calóricos – o consumo de açúcares que contêm frutose, especificamente sacarose e xarope de milho rico em frutose (HFCS) – que teve início nos anos 1980 e correu paralelamente às últimas encarnações das epidemias de obesidade e diabetes. Fomos da primeira metade dos anos 1970, durante a qual o açúcar foi vilipendiado e quando o consumo de açúcar per capita na verdade caiu, para os anos 1980, que viu o começo do primeiro aumento significativo de ingestão total desde a Grande Depressão. Em 1999, quando 68,03 quilos de açúcar e HFCS estavam sendo vendidos nos Estados Unidos por homem, mulher e criança no país[30], isso era um terço a mais do que estivera disponível um quarto de século mais cedo (51,25 quilos). Dependendo de como se calcula (que proporção de açúcar e HFCS vendido é de fato consumido), em 1999 estávamos comendo e/ou bebendo de duas a três vezes a dose de sacarose e HFCS que Glinsmann e seus colegas do FDA haviam oficialmente definido como seguro apenas treze anos antes.

A curva ascendente começou depois da campanha de relações públicas exitosa da indústria de açúcar e logo depois da exoneração do açúcar pelo FDA. Coincidiu com a introdução de xarope de milho rico em frutose na cadeia de vendas e particularmente o que é conhecido como HFCS-55 – a anteriormente mencionada mistura de 55% de frutose e 45% de glicose que havia sido criada para ser indistinguível da sacarose quando usada para adoçar a Coca-Cola ou a Pepsi.*[31] Em 1984, havia substituído a sacarose em ambos os refrigerantes, em grande parte porque era mais barato, e graças à legislação do governo aprovada pela administração Reagan era possível ter a certeza de que podia ficar ainda mais barato. Também veio na forma de um xarope que podia ser particularmente conveniente para a indústria de bebidas. De 1984 até o final do século, o consumo de adoçantes calóricos aumentou estavelmente na medida em que o HFCS primeiro substituiu uma boa parte da sacarose que estávamos consumindo e depois continuou sua ascensão.

Múltiplas explicações possíveis existem para por que isso aconteceu, incluindo o fato de que as autoridades de saúde pública agora estavam dizendo aos americanos que a gordura era o que os tornava gordos e sugerindo que o açúcar era de fato inofensivo, desde que não abusássemos. (Em meados dos anos 1990, até mesmo a Associação Americana do Coração estava recomendando[32] que consumíssemos balas de açúcar de lanche, em vez de alimentos que contivessem gordura saturada.) Outra explicação simples é que os refinadores de milho fizeram o possível para promover o HFCS como outra coisa que não açúcar. Eles se referiam a seu produto como "frutose"[33], como se fosse só isso, e então referiam-se à "frutose" como "açúcar da fruta", fazendo-a parecer inerentemente saudável. Com a Associação Americana de Diabetes e especialistas de diabetes agora sugerindo que a frutose é um adoçante ideal tendo como base o fato de que não aumenta o açúcar no sangue nem requer insulina para ser metabolizada, isto fez o HFCS parecer ideal, também.

É difícil imaginar que simplesmente não nos demos conta de que o HFCS que estávamos agora consumindo[34] em nossos refrigerantes e sucos e no sempre crescente número de alimentos processados e

* A frutose e a glicose no HFCS não estão unidas como na sacarose, o que levou alguns pesquisadores a sugerir que HFCS pode ser inerentemente mais danoso. Isso pode ser menos relevante do que esses pesquisadores acreditam, porém, porque muito da sacarose nos alimentos, e particularmente em refrigerantes – estimado nos anos 1970 como talvez 50% – acaba como "açúcar invertido", no qual a frutose e a glicose também foram quebrados (hidrolisados) no momento em que as consumimos.

produtos assados era, de fato, só outra forma de glicose e frutose e que, portanto, era de fato açúcar, mas foi o que aconteceu. Os refinadores de milho haviam tido êxito em embaralhar a diferença.* HFCS se tornou o adoçante de escolha em uma série de produtos que eram agora mostrados como saudáveis – bebidas esportivas como Gatorade; chás engarrafados com infusão de ginkgo biloba, ginseng ou outras ervas exóticas; iogurtes desnatados – e que explodiram em popularidade na época. Os fabricantes podiam expor na lista de ingredientes que a fonte primária de calorias era o xarope de milho rico em frutose sem alertar os consumidores de que aquela era só mais uma forma de açúcar, e que eles podiam ficar ainda mais gordos e talvez com mais propensão a diabetes por causa disso. Ocorreu que ficamos mais gordos *e* mais diabéticos. A questão, é claro, é se essa é uma coincidência ou um exemplo de causa e efeito.

No final dos anos 1980, o contexto da própria ciência começou a mudar radicalmente. A bioquímica de como o nosso fígado metaboliza a frutose havia sido bem examinada, assim como por que se esperaria que o consumo de açúcar elevasse os triglicerídios na corrente sanguínea. Nada disso era controverso. Mas o contexto médico no qual isso seria entendido – ou, mais precisamente, *deveria* ser entendido – estava para mudar. Uma série de desenvolvimentos em nossa compreensão das doenças cardiovasculares e da diabetes começou a atrair os holofotes para longe da conexão colesterol/gordura alimentar e a brilhar sobre o conteúdo de carboidrato da dieta.

A comunidade médico-científica acabou por reconhecer que resistência insulínica e uma condição agora conhecida como "síndrome metabólica"[35] são um grande, senão *o maior*, fator de risco

---

* Quando comecei a pesquisa e as entrevistas para o meu primeiro livro sobre nutrição, no início dos anos 2000, muitos dos pesquisadores que entrevistei acreditavam que o HFCS era só frutose ou não sabiam que sacarose era metade frutose. Como esses pesquisadores costumavam ser ou epidemiologistas que estudam populações ou médicos que tratavam de doenças crônicas, eles não tinham a formação de nutrição ou de bioquímica necessária na época para estarem alertas para esses fatos simples.

para doenças cardiovasculares e diabetes. Antes de desenvolvermos seja doença cardiovascular, seja diabetes, primeiro manifestamos a síndrome metabólica. O CDC agora estima que cerca de 75 milhões de americanos adultos têm síndrome metabólica.[36]

O primeiríssimo sintoma ou critério de diagnóstico que os médicos são orientados a procurar ao diagnosticar a síndrome metabólica é acúmulo de gordura na cintura. Isso significa que se você está com sobrepeso ou obeso – como é o caso de dois terços dos adultos americanos –, há uma boa chance de que você tenha síndrome metabólica; também significa que sua pressão sanguínea é provavelmente elevada, e que você é intolerante à glicose e, portanto, está a caminho de se tornar diabético. É por isso que você tem mais chance de ter um ataque cardíaco do que um indivíduo magro – embora indivíduos magros também possam ter síndrome metabólica, e os que têm apresentam mais propensão a sofrer de doenças cardiovasculares e diabetes do que indivíduos magros sem síndrome metabólica.

A síndrome metabólica reúne uma gama de desordens que a comunidade médica tipicamente achava que não tinham qualquer relação entre si, ou pelo menos que tinham causas separadas e distintas – ganho de peso (obesidade), pressão sanguínea alta (hipertensão), triglicerídios altos, baixo colesterol HDL (dislipidemia), doença cardiovascular (aterosclerose), açúcar alto no sangue (diabetes) e inflamação (escolha a sua doença) – como produtos da resistência insulínica e níveis altos de insulina circulante (hiperinsulinemia). É um tipo de interrupção homeostática na qual sistemas regulatórios do corpo se comportam mal, com consequências lentas, crônicas e patológicas em toda parte.

A pesquisa sobre a síndrome metabólica remonta ao início dos anos 1950 e une a revelação de Rosalyn Yalow e Solomon Berson de que tanto os obesos quanto os diabéticos tipo 2 são resistentes à insulina baseados na mesma ciência que Yudkin evocou em 1963 para argumentar que o consumo de açúcar era a causa alimentar mais provável da doença cardiovascular. Virtualmente todas essas desordens poderiam ser geradas ao se alimentar animais de laboratório com açúcar, como Yudkin indicou, e muitas ao se alimentar humanos com açúcar. O endocrinologista da Universidade de Stanford Gerald Reaven e seus colaboradores merecem o crédito por muito do conhecimento adicional, e então por fazer a comunidade médica prestar atenção – um feito considerável. O argumento de Reaven seria uma variação do de Yudkin: a doença cardiovascular e a diabetes estão associadas com uma série comum de problemas metabólicos e hormonais, incluindo obesidade, e níveis elevados de colesterol podem ser os menos preocupantes. Reaven acreditava que todos os carboidratos tinham um papel no estado da doença. Diferentemente de Yudkin, ele não era considerado um zelote que argumentava que o açúcar era tóxico e que a gordura saturada não era.

Em 1987, Reaven discutia a ciência emergente sobre a síndrome metabólica[37] em uma conferência sobre prevenção de diabetes organizada pelo National Institutes of Health. Os pesquisadores e médicos na plateia admitiram que os fatos científicos eram impressionantes, mas também desejavam, como um administrador do NIH disse na época, que "simplesmente desaparecessem, porque ninguém sabe como lidar com eles". Eles haviam passado a acreditar que a gordura era ruim para o coração e que proteína em excesso podia colocar os rins sob uma tensão não saudável. Agora Reaven estava trazendo de volta a ideia de que os carboidratos eram ruins. "Precisamos comer alguma coisa", o oficial do NIH disse, mas o que sobraria?

No ano seguinte, Reaven deu a prestigiosa Banting Lecture[38] no encontro anual da Associação Americana de Diabetes. Ele descreveu as evidências que sustentavam o que havíamos passado a chamar de "Síndrome X" (síndrome metabólica). Conforme Reaven descreveu, a condição de ser resistente à insulina – a falha-chave na síndrome metabólica – é a causa subjacente da diabetes tipo 2. Porém, nem todo mundo com resistência insulínica se torna diabético; alguns continuam a secretar insulina suficiente para superar a resistência do seu corpo ao hormônio. E essa hiperinsulinemia, por sua vez, tem efeitos deletérios em todo o corpo humano, incluindo causar doença cardiovascular ao aumentar os níveis de triglicerídios e a pressão sanguínea, ao baixar os níveis de colesterol HDL e ao exacerbar ainda mais a resistência insulínica. É um círculo vicioso, no qual secretar insulina em excesso pode causar resistência insulínica, e resistência insulínica vai fazer o corpo secretar ainda mais insulina. Diabetes e doença cardiovascular provavelmente se seguirão. Ficar ainda mais gordo pode ser uma causa, mas também poderia ser uma consequência.

Ao longo dos anos, à medida que a pesquisa sobre síndrome metabólica se acumulava, gerou-se uma crescente lista de anormalidades metabólicas e hormonais que acompanham a resistência insulínica e que portanto são encontradas nos obesos, e que precedem tanto a doença cardiovascular quanto a diabetes. Essas anormalidades incluem números altos de partículas LDL na circulação[39] (não o colesterol em si, mas as partículas que carregam o colesterol) e níveis elevados de ácido úrico, um precursor da gota. Também incluem um estado de inflamação crônica[40], marcado pela concentração alta no sangue de uma proteína conhecida como proteína c-reativa e outras moléculas inflamatórias.

A síndrome metabólica muda o vocabulário que os médicos usam quando discutem o risco de um paciente ter doença cardiovascular. Colesterol alto não está entre o agrupamento de anormalidades metabólicas, nem tampouco o LDL (o colesterol "ruim") elevado. Em vez disso, os fatores-chave são triglicerídios altos, baixo nível de colesterol HDL, pressão sanguínea alta, sobrepeso, intolerância à glicose e, mais do que tudo, a condição de ser insulinorresistente e assim secretar insulina em excesso, dia após dia. Ocorre que todas essas anormalidades estão associadas ao conteúdo de carboidrato da dieta, não ao conteúdo de gordura.

Porém, a questão derradeira é: o que causa a resistência insulínica? O que dispara esse círculo vicioso?[41] Desde o início dos anos 1960, muitos pesquisadores e clínicos têm se mostrado dispostos a pressupor que é a obesidade, ou pelo menos o excesso de acúmulo de gordura, pela mesma razão que partiram do princípio de que a obesidade causava diabetes – as duas condições estão intimamente relacionadas. Mas isso não explica como pessoas magras também podem ser insulinorresistentes (ou diabéticas), então o comportamento sedentário é frequentemente evocado para explicar a síndrome metabólica nesses casos. Ambos são uma maneira de conciliar a presença da resistência à insulina na obesidade ao mesmo tempo em que se culpa a obesidade pela quantidade maior de calorias consumidas do que gastas. Essas suposições nunca foram rigorosamente testadas, mas parecem razoáveis e, assim, foram abraçadas.

Porém, um dos efeitos colaterais interessantes da pesquisa sobre o índice glicêmico, e então da baixa aceitação da resistência insulínica e da hiperinsulinemia como precursores e detonadores da doença cardiovascular e da diabetes, é que o número de pesquisadores que estudam o açúcar e seu componente de frutose começou a aumentar novamente no final dos anos 1980. A razão não era porque os pesquisadores estivessem particularmente preocupados com o fato de o açúcar ser ruim para nós. Em vez disso, alguns começaram a estudar a frutose porque ela era vista como um adoçante potencialmente ideal para os diabéticos, conforme a Associação Americana de Diabetes afirmava, e alguns porque a frutose significava um termo de comparação com a glicose para estudos de laboratório sobre o metabolismo – um tinha efeito imediato no açúcar do sangue e na secreção de insulina (glicose), e o outro não (frutose).

Alguns pesquisadores começaram a estudar a frutose porque pesquisadores do laboratório de Reaven em Stanford demonstraram que a maneira mais fácil de causar sintomas de resistência insulínica e assim síndrome metabólica em ratos e camundongos de laboratório era alimentá-los com grandes quantidades de frutose. Como Reaven mais tarde explicaria, eles começaram alimentando os ratos com dietas que eram na maior parte frutose pois estavam curiosos sobre as recomendações da Associação Americana de Diabetes. Os pesquisadores de Stanford muito rapidamente descobriram que tinham "um modelo maravilhoso"[42] para a síndrome metabólica que estavam estudando em humanos – triglicerídios altos, altos níveis de insulina (hiperinsulinemia), resistência insulínica, até níveis altos de ácido úrico.

Alguns pesquisadores começaram a estudar o açúcar porque estavam interessados em saber por que a gordura se acumula no fígado. Os primeiros relatórios ligando gordura no fígado à obesidade em humanos remontam a 1950 e a um médico do Kansas chamado Samuel Zelman, que sugeria que o carregamento de carboidrato consumido por seus pacientes obesos poderia de alguma forma ser responsável. (Ele escreveu que foi motivado a estudar o assunto por um paciente que calhou de ser um assistente em seu hospital e "ingeria o conteúdo de 20 ou mais garrafas de Coca-Cola por dia".[43]) Os primeiros relatos de caso da literatura diagnosticando doença hepática gordurosa em adultos que não tinham histórico de consumo de álcool[44] – donde doença hepática gordurosa *não alcoólica*, ou DHGNA – remontam a 1980 e, em crianças, a 1984. A condição é indistinguível da doença hepática gordurosa da qual o álcool é a causa sabida. Sua presença em adultos que não bebem e em crianças foi explicada pelo fato de que esses pacientes eram quase que invariavelmente obesos e tinham triglicerídios altos. Em outras palavras: tinham síndrome metabólica.

Hoje estima-se que um a cada dez adolescentes[45] tem doença hepática gordurosa, assim como 75 milhões de adultos estimados[46] (talvez não coincidentemente, o mesmo número que se estima ter síndrome metabólica). A condição agora já foi diagnosticada em crianças pequenas. Trata-se claramente de outra epidemia. Alguns clínicos lidando com a DHGNA pressupõem que seja causada pela obesidade; outros se perguntaram que aspecto das dietas ou dos estilos de vida modernos trabalham especialmente para fazer a gordura se acumular no fígado. Como a DHGNA também se associa muito intimamente com a síndrome metabólica e com a resistência insulínica, uma possibilidade é que seja o acúmulo de gordura no fígado que de fato causa a resistência insulínica que está na base da síndrome metabólica. É isso o que muitos pesquisadores que estudam a resistência insulínica acreditam hoje, e o que é sugerido pelas últimas comprovações. Mas por que a gordura se acumula no fígado? Alguns dos pesquisadores que tentam responder a essa pergunta estão estudando o açúcar, porque a frutose é metabolizada no fígado e é altamente lipogênica (produtora de gordura).

Desde os anos 1990, esses pesquisadores estabeleceram de forma inequívoca algumas descobertas.[47] Primeiro, alimente animais com frutose pura ou açúcar o bastante (glicose e frutose) e os fígados deles converterão a maior parte de frutose em gordura – para ser preciso, no ácido palmítico da gordura saturada, que é uma das coisas que *supostamente* nos causam doença cardiovascular quando comemos, ao aumentar nosso nível de colesterol LDL. Os caminhos bioquímicos envolvidos são claros e não são particularmente controversos. Alimente animais com frutose o suficiente por tempo o suficiente e essa gordura se acumulará no fígado, causando o tipo de doença hepática gordurosa vista em crianças e adultos obesos. O acúmulo de gordura acompanha a resistência insulínica, primeiro no fígado e então também em outras células, resultando em síndrome metabólica, pelo menos em animais de laboratório.

Esses pesquisadores dizem que os efeitos metabólicos de se consumir açúcar ou frutose podem acontecer tão rapidamente quanto numa semana se os animais ingerirem grandes quantidades dessas substâncias – quase 70% das calorias em suas dietas.[48] Os efeitos podem demorar vários meses para aparecer se os animais receberem algo próximo do que os humanos consomem hoje nos Estados Unidos – cerca de 20% das calorias de suas dietas. Pare de alimentá-los com açúcar e em qualquer dos casos a doença hepática gordurosa desaparece, e com ela a resistência insulínica. Em um estudo de 2011 no qual foi dada a 29 macacos resos a oportunidade de ingerir uma bebida adoçada com frutose junto com sua costumeira ração para primatas, todo e qualquer um deles desenvolveu "resistência insulínica e muitas características da síndrome metabólica"[49] em questão de um ano, e quatro haviam desenvolvido diabetes tipo 2.

Pesquisadores obtiveram resultados similares com humanos (ainda que sem ir tão longe a ponto de fazê-los desenvolver diabetes), mas realizaram o experimento apenas com frutose. Luc Tappy, da Universidade de Lausanne, na Suíça, começou a estudar a frutose em meados dos anos 1980 porque estava "fascinado pelo peculiaríssimo metabolismo da frutose, [que é] rapidamente metabolizada sem a necessidade de insulina".[50] Quando Tappy alimentou seus indivíduos humanos com o equivalente de frutose que há em de oito a dez latas de Coca ou Pepsi por dia – uma "dose bem alta", como ele diz –, seus fígados começavam a se tornar resistentes à insulina e seus triglicerídios se elevavam em poucos dias. Com doses mais baixas, os mesmos efeitos apareciam, mas apenas se o experimento fosse realizado por um mês ou mais.

Apesar do acúmulo estável das pesquisas que implicam o açúcar e a frutose no acúmulo de gordura no fígado e na resistência insulínica, todos os experimentos ainda podem ser facilmente criticados por não serem conclusivos – exatamente como Walter Glinsmann e seus coautores do FDA sugeriram em 1986. Os estudos com roedores não são necessariamente aplicáveis a humanos. E os tipos de estudos que Tappy realizava – fazer com que humanos ingerissem bebidas adoçadas com frutose e comparar o efeito com o que acontece quando as mesmas pessoas ou outras ingerem bebidas adoçadas com glicose – não são aplicáveis a dietas de humanos de verdade, porque nem humanos nem animais jamais bebem naturalmente frutose pura ou glicose pura, pelo menos não na forma líquida. Nós geralmente as consumimos como uma mistura metade-metade das duas, como no açúcar ou no xarope de milho rico em frutose. E a quantidade de frutose ou sacarose dada aos roedores ou aos indivíduos humanos nesses estudos era normalmente, embora nem sempre, enorme – geralmente constituindo 60% ou mais das calorias na dieta dos roedores, e de 30% a 40% de calorias sendo derivadas de açúcar no caso de humanos. Mais ainda, esses estudos são curtos – realizados ao longo de alguns meses, no máximo –, e não está claro como extrapolar a partir do que acontece em apenas alguns meses quando estamos falando de condições – síndrome metabólica, obesidade, diabetes, doença cardiovascular – que se desenvolvem ao longo de anos e, mais provavelmente, décadas. Pesquisadores presumem se tratar de um pressuposto razoável que o que acontece em alguns meses com doses grandes de açúcar (em estudos que são práticos e pagáveis) acontecerá ao longo de um período maior quando as doses de açúcar consumidas forem mais realistas (em estudos que não o são). É uma suposição razoável, talvez uma boa suposição (penso que sim), mas não significa que seja verdadeira.

No final das contas, o que a indústria do açúcar argumentará (e pesquisadores, tanto os que constam da folha de pagamento da indústria quanto os que não constam) é que a restrição de açúcar nesses estudos só diminui a resistência insulínica e a síndrome metabólica quando o indivíduo perde peso.[51] Eles então supõem que a única maneira de induzir perda de peso é fazer as pessoas comerem menos – uma caloria é uma caloria, afinal de contas, por este tipo de raciocínio –, e então o pior que pode ser dito sobre o açúcar é que seu gosto é tão bom que faz as pessoas consumirem calorias em excesso. Isso nos leva de volta à afirmação categórica de que, se essas pessoas tivessem comido menos ou se exercitado mais, teriam obtido resultados similares.

Mas, se o açúcar realmente causa resistência insulínica – como a bioquímica e os experimentos com animais sugerem –, então ele também é o muito provável desencadeador do acúmulo de gordura em excesso e, portanto, da obesidade. Remova o açúcar, e a resistência insulínica melhora e peso é perdido, não porque os indivíduos tenham passado a comer menos, o que podem ter feito, mas porque sua resistência insulínica se resolveu. A indústria do açúcar não vê a coisa desse jeito.

A complexidade que acompanha o assunto explica por que análises de pesquisas sobre o assunto – não confundir com as análises pela USDA ou outras agências do governo – tipicamente concluem que mais pesquisa é necessária. Em 1993, apenas sete anos depois que o FDA aparentemente inocentou o açúcar em seu relatório, o *American Journal of Clinical Nutrition* dedicou uma edição inteira aos efeitos do consumo da frutose e, portanto, do açúcar.[52] Um artigo após o outro discutia as evidências de que o consumo de açúcar poderia ser danoso e daí a necessidade de pesquisas que fizessem o que os cientistas-consultores da indústria do açúcar haviam sugerido como necessário duas décadas antes: estabelecer quais são os níveis a partir dos quais o consumo de açúcar se torna perigoso. "Mais estudos são claramente necessários para determinar a alteração metabólica que pode acontecer durante o consumo crônico de frutose ou sacarose"[53], como Tappy e seu colega Éric Jéquier escreveram em seu artigo na edição especial.

Em 2010, quando Tappy e sua colega Kim-Anne Lê coescreveram uma resenha sobre açúcar, eles ainda reiteravam o mesmo ponto: "Há claramente uma necessidade para estudos de intervenção", como chamam no jargão técnico, "no qual a ingestão de frutose de parte de consumidores que ingerem muita frutose é reduzida para melhor delinear o possível papel patogênico da frutose. No momento, porém, estudos de intervenção realizados durante um curto período de tempo sugerem que uma ingestão alta de frutose consistindo de refrigerantes, sucos adoçados ou produtos de padaria pode aumentar o risco de doenças metabólicas e cardiovasculares".[54] Em termos menos técnicos, o que ainda se precisa são experimentos que possam nos dizer com razoável certeza a partir de que nível ou dose o consumo de açúcar faz conosco o que faz com ratos de laboratório e até mesmo com babuínos. É uma dose mais alta do que a que já consumimos? Nós desenvolvemos síndrome metabólica e nos tornamos insulinorresistentes e, assim, talvez obesos, diabéticos e ateroscleróticos porque passamos desse ponto, ou há algo mais que seja culpado?

Pouco provavelmente descobriremos algo mais definitivo no futuro próximo, o que nos traz de volta à questão que estávamos discutindo no início deste capítulo – as exigências das ações de saúde pública versus as exigências de se fazer boa ciência. Açúcar e xarope de milho rico em frutose não são "toxinas agudas", do tipo que o FDA tipicamente regula, cujos efeitos podem ser estudados razoavelmente bem ao longo de dias ou meses. A questão é: são toxinas crônicas, com efeitos que se acumulam ao longo de muitos milhares de refeições, não apenas de algumas poucas? Isso significa que o que Tappy se referia como "estudos de intervenção" precisa acontecer ao longo de anos ou décadas para ser significativo. Milhares, senão dezenas de milhares, de indivíduos precisam servir de amostra e ser submetidos aleatoriamente a dietas ricas e pobres em açúcar e então seguidos por anos (quanto mais indivíduos no estudo, menos tempo o estudo precisa durar) para ver que grupo experimenta o maior dano em termos de doenças e morte. Tais estudos são exorbitantemente caros, e poucos pesquisadores nesta área acham que serão algum dia realizados.

O número de pesquisadores interessados em estudar o açúcar e a frutose e preocupados com os efeitos metabólicos de se consumir essas substâncias está com certeza crescendo, assim como está a disposição de organizações de saúde no mundo inteiro de financiar pesquisas laboratoriais, ou pelo menos de discutir tal financiamento. Mas isso ainda precisa ser acompanhado pelo tipo de estudo humano que possa identificar o que acontece quando consumimos açúcar ou xarope de milho rico em frutose por anos, e em que níveis de consumo incorremos em um problema. No outono [no Hemisfério Norte] de 2016, porém, acontecia nos Estados Unidos menos de uma dúzia de estudos clínicos – todos pequenos e de curta duração – que pudessem realmente estabelecer qualquer coisa que os pesquisadores atentos às publicações na área já não soubessem há décadas.[55]

Então, a resposta à questão de se o açúcar, na forma de sacarose e HFCS, é a causa primária de resistência insulínica e síndrome metabólica, e portanto da obesidade, diabetes e doença cardiovascular, é: certamente pode ser. Os mecanismos biológicos que já estavam elucidados nos anos 1970 deixam claro que o açúcar é um principal suspeito e deveria tê-lo sido desde sempre. O dano que esses açúcares fazem, sua toxicidade, levaria anos para se acumular e manifestar como doença. Isso não necessariamente aconteceria com todo mundo que os ingerisse (assim como fumar cigarro não causa câncer de pulmão em todo mundo), mas a biologia sugere que, quando a resistência insulínica e a síndrome metabólica aparecem, esses açúcares são a causa provável. O verdadeiro salto no escuro, neste caso, seria supor que esses açúcares são inofensivos. E, se açúcares causam resistência insulínica, como as evidências sugerem, as implicações são totalmente lamentáveis.

Capítulo 10

O problema se/então: I

> Às vezes é desanimador considerar que, com todas as nossas habilidades para detectar a diabetes e começar intervenção precoce, nós (i.e., o IHS [o sistema de saúde dos povos indígenas] e o NIH) fracassamos em evitar o desastre que tomou conta do povo Tohono O'odham e de outras tribos indígenas nos Estados Unidos.
>
> James W. Justice, "The History of Diabetes Mellitus in the Desert People", 1994[1]

Em fevereiro de 1940, Elliott Joslin viajou ao Arizona para realizar uma ampla pesquisa sobre a prevalência da diabetes no estado.[2] Ele havia sido motivado, mais tarde explicaria, por uma pesquisa nacional recente que documentara grandes disparidades de um estado para o outro nos índices de morte decorrentes da diabetes. Por que os estados com os índices mais altos de diabetes – Rhode Island e Massachusetts – tinham um índice de três a quatro vezes maior que os estados com os números mais baixos, dos quais o Arizona parecia mais bem talhado para um estudo? Joslin era fã do trabalho de campo, não da pesquisa "estatística de poltrona", então foi para o Arizona para responder à questão pessoalmente. Ele seria auxiliado pelo Conselho de Saúde do estado e sua Sociedade Médica, o Veteran's Bureau, e pelo Indian Health Service, todos trabalhando juntos para se certificar de que toda a burocracia fosse cumprida. A imprensa local deu a sua visita de antemão a necessária publicidade, e o Phoenix Pathological Laboratory reduziu os próprios custos para o mínimo a fim de realizar os exames de sangue que tivessem de ser realizados. Cartas foram enviadas a cada um dos mais de 560 médicos trabalhando no estado, pedindo que respondessem relatando sobre qualquer paciente diabético sob seus cuidados.

Joslin apresentou seu resultado naquele mês de junho no encontro anual da Associação Médica Americana. Seu "painel da diabetes", como ele chamou, havia identificado 755 casos no estado. Setenta e três estavam entre os nativos americanos que viviam em reservas. Depois que fez sua comunicação sobre a juventude da população e as estimativas da percentagem de casos que poderiam de fato ser vistos pelos médicos do estado, Joslin concluiu que a diabetes entre os nativo-americanos no Arizona parecia tão comum quanto em qualquer outro grupo étnico e que o índice, por sua vez, era comparável com o de qualquer outro estado – talvez três ou quatro acometidos pela doença em cada mil. Diabetes, em outras palavras, ainda era uma doença rara no início da Segunda Guerra Mundial, tanto no Arizona como em toda parte, na população nativa americana e entre brancos, mas era uma doença universal. Nenhuma população estava livre.

Os tempos mudaram. A prevalência da diabetes nos Estados Unidos, como indicado antes, hoje está mais próxima de um em onze americanos do que de três a quatro a cada mil de quando Joslin foi ao Arizona. Quanto aos nativo-americanos naquele estado, na década de 1960 os pesquisadores estavam reportando uma prevalência da diabetes tipo 2 em adultos que passava dos 50%, o índice mais alto então (e talvez desde então) já registrado no mundo. Tanto os pesquisadores do NIH quanto os médicos locais trabalhando para o Indian Health Service descreveram essa epidemia de diabetes como algo que os surpreendia. Num momento, a população nativa americana parecia relativamente saudável, como Joslin e outros documentaram[3]; se tinham diabetes, os sintomas eram suficientemente benignos a ponto de não terem razão para serem hospitalizados, permanecendo sem ser diagnosticados pelos médicos locais. No momento seguinte, ou assim parecia, esses nativos americanos estavam tomados pela doença, como estavam também os médicos e hospitais dedicados a lhes fornecer tratamento de saúde.

Entender o que aconteceu com essa população nativa americana é crítico para compreender o que está acontecendo hoje com a população mundial. Como explicamos, por exemplo, o aumento na prevalência da doença em 900% nos Estados Unidos entre 1960 e hoje se acreditamos que as estatísticas do CDC são fidedignas? As principais observações nas populações nativas americanas evoluíram de forma coincidente com o entendimento da síndrome metabólica e da resistência insulínica que surgiu nos anos 1960, então as implicações são diretamente relevantes para o açúcar em si e para a hipótese de que o consumo de açúcar seja a causa.

Das tribos nativas americanas que experimentaram epidemias de diabetes, três do Arizona fornecem uma janela para o que aconteceu – os pima[4] (também conhecidos como Akimel O'odham, ou Povo do Rio), que vivem ao longo dos rios Gila e Salt, na parte centro-sul do estado; os papago, uma tribo parente (a Tohono O'doham, ou Povo do Deserto) que vivia mais ao sul; e os navajo, para o noroeste.

Os pima estão entre as populações indígenas mais bem estudadas no mundo. Sua história, contada por missionários, soldados, médicos e viajantes que atravessaram o território pima antes do século XX, é a de uma população rica e aparentemente saudável cuja prosperidade chegou ao fim nos anos 1860. Americanos anglófonos e mexicanos se mudaram para a região, dizimaram os gamos locais e desviaram para uso próprio a água do rio Gila, do qual os pima dependiam para pescar e irrigar suas lavouras. Nos anos 1870, os pima estavam vivendo o que chamavam de "anos de fome", que então atravessaram o final do século XIX até o XX. "A maravilha é que a fome, o desespero e a dissipação resultantes não dominaram a tribo", escreveu o antropólogo Frank Russell, que se mudou para o Arizona em novembro de 1901 com o objetivo de estudar os pima e cujo relatório seminal sobre o povo e sua cultura foi publicado, postumamente, quatro anos depois.

Os pima, como a maioria das populações nativas americanas, haviam permanecido destituídos e isolados – "passando bem ao largo dos desenvolvimentos socioeconômicos ocorridos no resto dos Estados Unidos"[5], como os pesquisadores do NIH mais tarde escreveriam – até a Segunda Guerra Mundial, quando foram conscritos compulsoriamente nas forças militares e começaram o processo de integração na "sociedade branca". A década que transcorreu em meio à guerra constituiu para a população o que um antropólogo que estudava os nativos americanos chamou de "junção crítica com a modernidade".[6] Durante os anos de guerra[7], cerca de 25 mil nativos americanos serviram nas forças militares, e 40 mil trabalharam em indústrias relacionadas à guerra. Tanto homens quanto mulheres da tribo pima passaram a trabalhar nas fábricas perto de Phoenix. Embora o boom econômico visto durante a guerra – uma estimativa de aumento de renda per capita de 250% – não tenha durado, os pima continuaram se aculturando às dietas e ao estilo de vida ocidentais. Os anos de guerra "aceleraram o processo de destribalização", como coloca um livro de história de 1991 sobre a experiência de guerra de nativos americanos: "A reserva havia contido a vida de cerca de 400 mil pessoas que viviam isoladas do resto da sociedade americana. A guerra destrancou a reserva e introduziu milhares de índios, voluntária e involuntariamente, ao mundo mais além".

Estatísticas sobre a prevalência da obesidade e da diabetes na população pima e em outras populações nativas americanas pré-Segunda Guerra são escassas e vêm principalmente de registros hospitalares e de pesquisas ocasionais feitas por médicos ou antropólogos do Indian Health Service. Tanto Frank Russell, por exemplo, quanto um médico que se transformou em antropólogo chamado Aleš Hrdlička*[8] comentaram durante os primeiros anos do século XX sobre a surpreendente presença da obesidade entre os pima,

* Hrdlička mais tarde se tornou o primeiro curador de antropologia física do que é agora o National Museum of Natural History, administrado pela Smithsonian Institution em Washington, D.C.

apesar de sua extrema pobreza, embora que quase exclusivamente entre os membros mais velhos da tribo, e particularmente entre as mulheres. Elas "exibem um grau de obesidade", Russell escreveu, "que é impressionante em contraste com o indígena 'alto e esguio' convencionado no imaginário popular".[9]

Os pima estavam então dependendo de rações do governo e da própria agricultura de subsistência para sobreviver. Sua dieta, de acordo com Hrdlička, já consistia em "tudo que pode ser obtido que entra na dieta do homem branco".[10] Russell sugeriu que alguns itens da dieta "notoriamente favoreciam a corpulência"[11], mas sem fazer qualquer especulação sobre o que poderia ser. Hrdlička também havia pesado e medido cerca de 250 crianças pima[12], igualmente divididas entre meninos e meninas, e relatou que essas crianças eram magras, quando não muito magras (na média), para os padrões de hoje. Em 1938, um antropólogo da Universidade do Arizona pesou duzentos homens papago que estavam se candidatando para trabalho na Works Progress Administration e registrou que eles também eram magros, com um peso médio de 71,66 quilos. Pesquisas com crianças papago no início dos anos 1940 e novamente em 1949[13] não mencionavam a obesidade, embora o peso médio tenha aumentado em nove quilos ou mais em meninos e meninas entre essas duas pesquisas.

Quanto à diabetes, se estava presente entre os pima nos primeiros anos do século XX, nem Russell nem Hrdlička acharam válido mencionar. Pesquisas realizadas nos anos 1930[14] em hospitais do Indian Health Service em reservas estavam de acordo com a pesquisa de Joslin: a diabetes ainda era aparentemente uma doença rara entre esses nativos americanos. O Indian Health Service registrou apenas onze mortes atribuídas à doença entre toda a população nativa americana do estado nos seis anos que antecederam a chegada de Joslin. O Sage Memorial Hospital na reserva navajo, uma instituição privada, relatou somente um caso de diabetes entre 1931 e 1936 (embora, como Joslin apontou, apenas 75 dos pacientes tivessem cinquenta anos ou mais). Já em 1947[15], uma pesquisa dos registros de internação de 25 mil navajos admitidos no mesmo hospital produziu um total de apenas cinco casos em dezesseis anos.

No início dos anos 1950,[16] porém, evidências da epidemia começavam a aparecer. Uma pesquisa da Universidade do Arizona sobre a saúde das tribos nativas americanas locais sugeriu que a mortalidade da diabetes era de duas a três vezes mais alta do que Joslin havia reportado em 1940. Os antropólogos que realizaram a pesquisa também perceberam que as crianças pima, apesar de ainda viverem em "franca pobreza", agora pareciam ter uma tendência especial à obesidade, o que era evidente em alguns aos seis anos e mais frequentemente a partir dos onze anos. "Que essa obesidade não é meramente um traço da infância que é perdida com a maturidade física", eles escreveram, "é visível a qualquer um que tenha vivido ou trabalhado na reserva pima, até mesmo por um período mais curto de tempo." Um levantamento de dois anos de registros de internação nos hospitais que servem a população nativa americana[17] identificou 94 casos de diabetes entre os pima, apenas doze anos depois de Joslin ter identificado apenas 21 doentes. De 1954 a 1955[18], dois médicos do Indian Health Service, John Parks e Eleanor Waskow, analisaram médicos e hospitais do Indian Health Service e identificaram 238 casos entre os pima; pela estimativa deles, pelo menos um em cada 25 indivíduos pima era claramente diabético, manifestando sintomas de doença quando não recebia tratamento.

A extensão da epidemia e a velocidade com a qual chegava se tornou muito clara em 1963, quando dois pesquisadores do NIH – Peter Bennet, um reumatologista britânico, e Tom Burch, um epidemiologista especializado em doenças infecciosas – visitaram a Reserva do Rio Gila para estudar artrite reumatoide, uma doença que eles acreditavam que podia ser rara entre populações como os pima[19], que viviam em ambientes quentes e secos. Bennet e Burch tomaram amostras de sangue de mais de novecentos pima[20] e encontraram níveis diabéticos em 30% deles. Entre os que tinham mais de trinta anos, um a cada dois parecia ser um diabético não diagnosticado e não tratado. Em questão de meses depois de relatar os resultados da pesquisa em 1965[21], os dois pesquisadores do NIH haviam sido transferidos para o Arizona para estudar diabetes entre os pima e para criar no estado um posto do NIH que continua a estudar a diabetes nos nativos americanos até o dia de hoje. Em 1971, Bennet, Burch e seus colegas estavam confirmando[22], ao utilizar "critérios conservadores", o maior índice de diabetes jamais registrado em uma população, ao mesmo tempo em que percebiam que dois terços dos homens pima e mais de 90% das mulheres estavam pelo menos com sobrepeso, se não obesos. Médicos do Indian Health Service que estudavam os papago e outras tribos locais[23] estavam agora começando a relatar números pelo menos tão altos quanto.

Em meados da década de 1980, a epidemia de diabetes e obesidade que havia assolado os pima estava claramente documentada nos navajo[24] e nas tribos nativas americanas no Arizona, em Utah e no Novo México. A diabetes havia se tornado uma causa primária de morte nessas populações; o número de pacientes que acorria a consultas para tratar diabetes nos hospitais do Indian Health Service no Arizona quase triplicou em apenas doze anos. Pesquisadores e médicos estavam documentando níveis cada vez mais altos de obesidade infantil e de diabetes tipo 2[25] aparecendo cada vez mais precocemente.

Ao longo dessas décadas, os médicos do Indian Health Service e os pesquisadores do NIH se esforçaram por explicar o que estavam testemunhando. Como poderia um em cada dois pima adultos ter o nível de açúcar de um diabético sem o hospital estar cheio de pima com complicações de diabetes? Uma possibilidade era que esses nativos americanos podiam tolerar níveis de açúcar no sangue mais altos do que outros grupos étnicos, e assim a diabetes nessas populações era uma doença relativamente benigna. A crença foi desfeita, porém, à medida que as complicações costumeiras da diabetes – insuficiência renal, doenças cardiovasculares, hipertensão, lesões nos nervos, gangrena levando à amputação, cegueira – começaram a aparecer. Um pesquisador NIH que chegou ao Arizona em 1983 para estudar os pima mais tarde disse que estava "chocado" pelo "tanto de sofrimento" que estava vendo.[26]

A única explicação que parecia cabível, como Parks e Waskow primeiro haviam sugerido quando publicaram os resultados de sua avaliação em 1961 (e como Bennett e Burch fariam uma década depois), era que eles estavam testemunhando uma onda de diabetes tomando conta dessa população – uma nova doença, de fato.

Os hospitais do Arizona não tinham estado cheios de pacientes nativos americanos com complicações de diabetes porque essas pessoas não tinham tido diabetes tempo suficiente para manifestar essas complicações. "À medida que exames mais completos eram feitos", escreveu James Justice do Indian Health Service ao analisar as evidências em 1993, "e que a duração da diabetes (na maior parte dos casos, sem tratamento) aumentava, todas as complicações costumeiramente temidas acabavam por se seguir."[27]

Em 1965, quando Bennett e Burch se mudaram permanentemente para o Arizona para começar o estudo de diabetes na tribo pima, eles estavam motivados por aquilo que Bennet mais tarde chamou, com o devido respeito à tragédia que acontecia, "uma oportunidade fantástica para tentar entender a diabetes em si e suas complicações".[28] Ao longo dos trinta anos seguintes, os pesquisadores do NIH aprenderiam muitíssimo sobre por que e como a diabetes e a obesidade podiam explodir numa população, como aconteceu nesses povos nativos americanos e como acontece hoje em todo o mundo.

Três fatores pareceram estar atuantes.

Um é a mudança na dieta e no estilo de vida que essas populações experimentaram com a ocidentalização e que seria espelhada por populações aborígenes no mundo todo. Lá pelos anos 1980, os pesquisadores do NIH estavam seguindo o roteiro ditado pelo FDA e pelo próprio NIH, e pressupondo (como Joslin e pesquisadores de diabetes faziam desde 1920) que a diabetes que estavam vendo nessa população nativa americana era causada pela obesidade que a acompanhava. A própria obesidade, eles acreditavam, era causada por um aumento das calorias consumidas – particularmente, é claro, as densas calorias da gordura – e pelo comportamento sedentário que esses pesquisadores pressupunham ter chegado junto com estilos de vida mais modernos. (Que muitos desses americanos nativos fossem trabalhadores braçais que davam duro e, de fato, sempre o tivessem sido, era o tipo de observação que não era considerada significativa no contexto.)

O açúcar parecia ser um suspeito principal, e isso era um tema recorrente em um século de observações e discussões. Quando Hrdlička comentara[29] que os pima já estavam consumindo alimentos ocidentais em 1906, ele se referira em grande parte ao açúcar, à farinha branca e à banha comprada em postos de comércio local ou incluídos em rações do governo. Quando médicos do Indian Health Service estudaram as condições de vida dos pima, dos papago e da reserva navajo meio século depois, eles relataram compras de alimentos ocidentalizados – *particularmente* açúcar e doces – similares aos que americanos de zonas rurais em outros lugares compravam em armazéns do interior trinta ou quarenta anos antes[30]; inevitavelmente, os médicos também comentavam sobre o açúcar no café a cada refeição, e a "grande quantidade de refrigerante de todo tipo"[31] consumida entre as refeições. Ao final dos anos 1950, o USDA havia iniciado um programa de complementação alimentar em cujo âmbito, James Justice mais tarde relataria, "grandes quantidades de farinha e açúcar refinados, e frutas enlatadas com muito açúcar" se tornaram disponíveis nas reservas.[32] E quando um médico epidemiologista trabalhando para o CDC em 1992 escreveu um ensaio sobre a explosão da diabetes entre os navajos e nas outras populações nativas americanas, ele também frisou esse ponto. "Embora as evidências atualmente favoreçam a gordura alimentar em detrimento dos carboidratos como causa da obesidade", ele escreveu, "o nível de consumo de refrigerantes adoçados com açúcar por adolescentes navajo (mais do que o dobro da média nacional) é notável", e assim o Indian Health Service havia justificadamente colocado como objetivo do programa reduzir tanto a "obesidade quanto o consumo de refrigerantes adoçados."[33]

Uma explicação possível e óbvia para a epidemia de obesidade e diabetes entre esses nativos americanos, e portanto em outros lugares, é que, como a quantidade de açúcar consumido per capita aumenta, e talvez o consumo de bebidas adoçadas aumente particularmente, uma proporção maior da população se torna resistente à insulina. Eles passam do limiar a partir do qual não conseguem mais tolerar o açúcar que consomem – alguns de nós conseguem tolerar apenas um pouco de açúcar; alguns de nós conseguem tolerar muito – e manifestam síndrome metabólica e em seguida obesidade e diabetes. Quanto mais as crianças comem açúcar – principalmente quando se torna importante em suas dietas em cereais matinais, doces, sorvetes, sucos e refrigerantes –, maior a probabilidade de que manifestem esses problemas mais cedo. E se há um tempo de "incubação" envolvido, como o diabetologista sul-africano George Campbell sugerira nos anos 1960, como acontece com cigarros e câncer de pulmão –, digamos, vinte anos para se desenvolver diabetes depois de ultrapassar o limite de consumo –, então pode ser que ainda estejamos vendo os efeitos cumulativos em adultos no caso daqueles indivíduos que ultrapassaram seu limite de consumo de açúcar décadas antes.

A genética com certeza também tem um papel. Pais influenciam a probabilidade de seus filhos se tornarem obesos e/ou diabéticos não apenas por meio de como ou com o quê os alimentam ou permitem que comam – se é que eles "controlam os doces dos filhos"[34], e até que ponto, como estou argumentando –, mas pelos genes também. Alguns de nós receberam genes que nos predispõem a ficarmos gordos e/ou diabéticos no mundo no qual agora vivemos, ou a ficarmos gordos e diabéticos mais cedo do que outros, e esses são os genes que passamos para nossos filhos. Os geneticistas diriam que alguns de nós têm "genótipos" suscetíveis que respondem ao ambiente – rico em açúcar, como eu argumento – e que essa é a razão pela qual manifestamos o fenótipo obeso e diabético, ou a razão pela qual o manifestamos mais cedo do que outras pessoas. Alguns de nós não os manifestam.

Pesquisadores estudando os pima e outras tribos nativas americanas partiram do princípio de que seus genes, por alguma razão, os tornam particularmente suscetíveis a diabetes e obesidade quando seguem dietas ocidentalizadas e vivem estilos de vida modernos. Isso pode ser verdade, mas agora sabemos que populações vastamente diferentes com (presumivelmente) heranças genéticas vastamente diferentes sofrem de epidemias de obesidade e diabetes muito similares quando suas dietas e seus estilos de vida são rapidamente ocidentalizados. Isso sugere uma hipótese alternativa, que é a de que todas essas populações – os pima e outros nativos americanos – são simplesmente aqueles que, como Peter Cleave sugeriu em 1960 sobre outros povos indígenas, tiveram menos tempo para se adaptar ao consumo de açúcar do século XX. Por essa razão, eles estavam menos habilitados para tolerar seus efeitos. Não tiveram tempo de se adaptar ao longo de gerações, durante um aumento lento no consumo do açúcar e enquanto a natureza mal adaptativa da diabetes e da obesidade – defeitos congênitos e mortalidade infantil e maternal aumentada – trabalhava mais lentamente para criar uma população mais em sincronia com o ambiente. Antes da descoberta da insulina[35], metade de todas as mães diabéticas morriam durante a gestação ou logo depois – Joslin descrevia o prognóstico para a mãe como "horrível"[36] – e somente pouco mais da metade de fetos ou recém-nascidos sobrevivia. Em outros lugares que não na clínica de Joslin em Boston, o prognóstico, fosse para a mãe ou para a criança, pouco melhorara – se tanto – nos anos 1940[37], mesmo com a insulina.

Quando clínicos e pesquisadores no Arizona pela primeira vez começaram a estudar a diabetes nos pima, eles imaginaram que, se os filhos de mães diabéticas sobrevivessem o período imediatamente após o parto, "então ficariam bem"[38], como afirmou David Pettitt, um pediatra que trabalhou primeiro com o Indian Health Service e então com o NIH. Mas não ficavam bem. E aí que as implicações são particularmente terríveis – outra possível explicação de por que possivelmente nos deparemos com novos e graves problemas mais adiante se o nosso uso do açúcar não for dramaticamente reduzido.

Desde 1965, com a chegada de Bennett e Burch ao Arizona, o NIH conduziu um estudo permanente de diabetes na população: indivíduos pima com idades acima dos cinco anos foram examinados a cada dois anos e acompanhados na idade adulta. Quando as mulheres pima davam à luz, seus filhos eram acrescentados ao estudo. Os pesquisadores do NIH queriam documentar como a onda de diabetes que dominara os pima nos anos 1960 influenciava as gerações subsequentes.

Em 1983, os pesquisadores do NIH relataram que *mais de metade* das crianças nascidas de mães diabéticas havia se tornado obesa nos últimos anos da adolescência.[39] Isso era mais do que o dobro do índice de obesidade em crianças nascidas de mães que se tornaram diabéticas só depois da gravidez, e mais do que três vezes mais do que o índice para crianças cujas mães haviam sido saudáveis durante a gravidez e que só depois se tornariam diabéticas. Em 1988, com mais cinco anos para acompanhar essas crianças antes de chegarem à idade adulta, os pesquisadores do NIH relataram que

45% das crianças nascidas de mães diabéticas haviam se tornado diabéticas elas próprias por volta dos 25 anos[40], mais do que cinco vezes o índice entre crianças de mães que se tornariam diabéticas apenas após a gravidez (8,6%) e mais do que trinta vezes o índice em filhos de mães que permaneciam saudáveis (1,4%).

Claramente, a genética parecia ter um papel, os pesquisadores do NIH relataram, porque ter um pai que era diabético também aumentava o risco de se tornar obeso e diabético cedo na vida. Mas o efeito de nascer de uma mãe diabética era incrivelmente maior do que o efeito de nascer de um pai diabético. Isso sugeria que as consequências de se ter açúcar alto no sangue – de ser insulinorresistente e, portanto, intolerante à glicose, de ter síndrome metabólica – quando grávida são passados de mãe para filho no útero.

Hoje esse conceito é conhecido como "programação metabólica perinatal", ou "programação metabólica". As condições no útero – no ambiente intrauterino – influenciam o desenvolvimento do feto, de forma que condições sutilmente diferentes levarão, de fato, ao nascimento de recém-nascidos que respondem diferentemente ao ambiente que encontram fora do útero. Em particular, os nutrientes que o feto em desenvolvimento recebe no útero – incluindo o suprimento de glicose – atravessam a placenta na proporção da concentração do nutriente presente na circulação da mãe. Quanto mais alto o açúcar no sangue da mãe, maior o suprimento de glicose que o feto recebe. O pâncreas em desenvolvimento responde hiperproduzindo células secretoras de insulina. "O bebê não é diabético", diz Boyd Metzger, que estuda a diabetes e gravidez na Northwestern University, "mas, em função do ambiente em que se encontram, as células produtoras de insulina no pâncreas são estimuladas a funcionar e crescer em tamanho e número. Então começam a funcionar em excesso. Isso por sua vez leva um bebê a acumular mais gordura, razão pela qual o bebê de uma mãe diabética é caracterizado como um bebê gordo".[41]

Esse fenômeno foi proposto pelo pediatra dinamarquês Jorge Pedersen nos anos 1920[42] (em sua tese de doutorado) e invocado nas décadas seguintes para explicar por que mães obesas e diabéticas tinham mais probabilidade de dar à luz bebês muito grandes. A pesquisa do NIH sobre os pima é só um de muitos estudos que confirmaram a influência do alto índice de açúcar no sangue de mulheres grávidas ao longo da vida de seus filhos. Mulheres que são intolerantes à glicose durante a gravidez terão filhos que nascerão maiores e mais gordos do que mulheres que não são intolerantes, e esses filhos terão um risco aumentado de obesidade e diabetes enquanto atingem a idade adulta. Isso inclui não apenas mulheres que são diabéticas antes da gravidez ou que se tornam diabéticas durante a gravidez – uma condição conhecida como diabetes gestacional –, mas mulheres obesas ou que ganham muito peso na gravidez. Todas elas terão nível mais alto de açúcar no sangue na média do que mulheres que permanecem magras e saudáveis; seus triglicerídios serão mais altos também. Isso explicaria por que a obesidade materna, como já foi documentado repetidamente, é um fator de risco importante para obesidade infantil e entre os mais fortes preditores de síndrome metabólica e obesidade na idade adulta.

Isso significa, é claro, que se mães insulinorresistentes, obesas e/ou diabéticas dão à luz bebês que serão mais predispostos a serem insulinorresistentes, obesos e diabéticos quando, por sua vez, estiverem em idade de procriar, o problema vai se tornar pior a cada geração que se suceder – um "ciclo vicioso"[43], como é muitas vezes descrito na literatura médica por pesquisadores atentos à questão. É uma explicação provável para por que a obesidade e a diabetes pareciam explodir em populações nativas americanas ao longo de apenas uma ou duas gerações, e por que falharam os esforços para barrar tais epidemias. Cada geração sucessiva inclui mais e mais crianças predispostas – pré-programadas, na verdade – a se tornar adultos obesos e diabéticos e mães diabéticas. O "ciclo vicioso" do "ambiente intrauterino diabético", escreveu a equipe de pesquisadores do NIH que estudava os pima em 2000, podia responder por uma grande parte do aumento pós-Segunda Guerra Mundial da diabetes tipo 2 nessa população. Também poderia "ser um fator", eles escreveram, "no aumento alarmante dessa doença em âmbito nacional". Outros pesquisadores fizeram a mesma alegação sobre o aumento alarmante da diabetes internacionalmente[44]: esse ciclo vicioso pode estar na raiz dele.

A questão vital é: o que inicialmente dispara a resistência insulínica e a síndrome metabólica, e portanto a diabetes e a obesidade, em todas essas populações? – incluindo os pima e outras populações autóctones, nas quais a diabetes explodiu ao longo de poucas gerações e nas quais a prevalência tem aumentado estavelmente ao longo de meio século ou mais?

Aqueles que se atêm ao pensamento convencional, como vimos, parecem se esforçar enormemente para inocentar o açúcar, apesar do contínuo acúmulo de pesquisas que implicam o açúcar como causa, senão como *a* causa principal, da resistência insulínica. Por causa da associação da obesidade e da diabetes tipo 2, autoridades de saúde pública e organizações tais como a Associação Americana de Diabetes aconselham que a chave para evitar a diabetes é manter um peso saudável e "uma alimentação saudável". Isso significa, como o diabetologista Frederick Allen escreveu há um século, que a "atitude geral da profissão médica" à pergunta sobre se o açúcar desempenha um papel causal na diabetes "é duvidosa ou negativa no que diz respeito a declarações verbais [...]. Mas a prática da profissão médica é totalmente afirmativa".[45] A ADA, por exemplo, chama de "mito"[46] dizer que o açúcar cause diabetes tipo 2, porque ela é causada por "fatores genéticos e de estilo de vida" que nos tornam gordos – i.e., "calorias de qualquer origem". Então recomenda que evitemos bebidas adoçadas com açúcar para evitar a diabetes, acrescentando que podemos "poupar dinheiro"[47] ao fazê-lo. A organização aceita o papel do acúmulo de gordura no fígado como muito possivelmente um fator causal no desenvolvimento da resistência insulínica, diabetes e obesidade[48], mas ignora o crescente corpo de indícios que desde os anos 1980 implica o açúcar como a causa do acúmulo de gordura no fígado.

Se o açúcar causa resistência insulínica, como os indícios sugerem, então uma vez que as populações começam a consumir uma quantidade suficiente – seja que quantidade for –, e uma vez que as mulheres dessas populações começam a manifestar síndrome metabólica, uma vez que começam a engordar e a apresentar resistência insulínica, uma vez que essa resistência insulínica e intolerância à glicose se manifestam durante a gravidez, então a epidemia de obesidade e diabetes pode estar vaticinada. Isso pode acontecer rapidamente, como foi o caso em populações autóctones expostas ao longo de algumas décadas ao ambiente rico em açúcar das populações ocidentais do século XX, ou pode acontecer mais lentamente. Mas vai acontecer. E como os pesquisadores do NIH escreveram em 1988 ao discutir esse problema nos pima, possivelmente não há como voltar atrás. "Não se sabe", escreveram, "se este ciclo pode ser quebrado."[49] Tratar diabetes e açúcar alto no sangue durante a gravidez é obviamente um jeito de fazê-lo, e médicos agora dão duro para tal. Porém, identificar a causa última da resistência insulínica, até mesmo admitindo a possibilidade de que possa ser o açúcar, teria consequências muito mais profundas.

Capítulo 11

O problema se/então: II

Lista provisória de doenças ocidentais

Metabólicas e cardiovasculares: hipertensão essencial, obesidade, diabetes mellitus (tipo II), cálculos biliares, doença cerebrovascular, doença vascular periférica, doença arterial coronariana, varizes, trombose venosa profunda e embolia pulmonar

Do cólon: constipação, apendicite, diverticulite, hemorroidas; câncer e pólipos no intestino grosso

Outras doenças: cáries, pedra nos rins, hiperuricemia e gota, tireotoxicose, anemia perniciosa, degeneração combinada subaguda e também outros tipos de câncer, como de mama e pulmão

Hugh Trowell e Denis Burkitt,
Western Diseases: Their Emergence and Prevention, 1981[1]

Em 1981, quando Hugh Trowell e Denis Burkitt publicaram sua lista provisória de doenças ocidentais, houve pouca controvérsia a respeito, e ainda não há. Doenças ocidentais eram na maior parte desordens crônicas, não doenças infecciosas, e estavam associadas com dietas e estilo de vida ocidental, comuns na Europa e nos Estados Unidos e em centros urbanos em toda parte, e relativamente pouco comuns em populações autóctones isoladas da influência ocidental. Apesar da presença de doenças como câncer de mama e de cólon na lista, a implicação da ocidentalização nesse agrupamento de doenças é que são causadas não necessariamente por químicos industriais no ambiente ou por má sorte, mas por algo na comida que comemos ou no jeito como vivemos.

Tanto Trowell como Burkitt começaram suas carreiras como médicos missionários. Trowell havia passado trinta anos trabalhando e ensinando em hospitais e faculdades de medicina do Quênia e de Uganda. Em 1960, o ano seguinte à sua aposentadoria, ele havia publicado *Non-Infectious Diseases in Africa*, um livro que representava o primeiro esforço conjunto para documentar o espectro de doenças que afligiam as populações nativas do continente. Burkitt havia trabalhado por dezoito anos em Uganda e havia se tornado, nesse período, o que o jornal *The Washington Post* mais tarde chamaria de "um dos mais renomados detetives médicos do mundo".[2] Esse elogio se devia aos pioneiros estudos epidemiológicos de Burkitt, que levaram à identificação do primeiro câncer humano ligado a uma causa viral, uma malignidade fatal da infância conhecida desde então como linfoma de Burkitt.

Burkitt e Trowell basearam sua lista provisória de doenças ocidentais nos levantamentos por eles feitos de pacientes internados em hospitais em todo o mundo, na literatura médica existente e nas sugestões de 34 médicos-pesquisadores de cinco continentes que contribuíram para o livro *Western Diseases: Their Emergence and Prevention*. Eles a chamaram de "lista provisória" porque reconheceram que tal esforço pioneiro provavelmente continha erros e porque outras doenças já apareciam como candidatas a serem acrescentadas à lista – incluindo síndrome do intestino irritável, colite ulcerativa, doença de Crohn e doenças autoimunes –, mas os indícios para esses potenciais acréscimos ainda não bastavam. A lista era uma versão muito expandida das doenças que Peter Cleave e George Campbell haviam chamado de "doenças da sacarina" nos anos 1950, sugerindo que grãos refinados e açúcares eram os culpados (Burkitt e Trowell deram crédito a Cleave por ser um guia em seu trabalho), e que Yudkin discutira e mencionara em 1963 como "doenças da civilização", que era o termo mais comumente usado na época.

Trowell e Burkitt preferiam chamá-las de "doenças ocidentais", em função do que, visto em retrospecto, era uma razão óbvia: "Provou-se chocante", eles escreveram, "ensinar a estudantes de medicina africanos e asiáticos que suas comunidades tinham uma baixa incidência de diabetes porque não eram civilizadas".[3] É a terminologia deles que ainda vale para nós, hoje. Essas doenças tenderam a aumentar em prevalência ao longo do século XX e no século XXI, e muitas delas são intimamente associadas com obesidade e diabetes tipo 2.

Podemos pensar na lista provisória de Burkitt e Trowell como produto de uma consciência médica coletiva do império britânico. Uma das vantagens de se ter colônias, protetorados, domínios e territórios espalhados por uma boa parte do planeta é que isso permite que os médicos que trabalham nesses locais distantes – "em que as condições de vida variam tão grandemente"[4], Joseph Chamberlain, secretário colonial (e pai de Neville) diria em 1903 com a fundação do British Cancer Research Fund – comparem e contrastem suas experiências clínicas e registros de pacientes internados com os de seus colegas que trabalham na metrópole. Médicos como Burkitt e Trowell tiveram a oportunidade de ser treinados nas faculdades de medicina e hospitais britânicos e então exercitaram seu ofício em hospitais missionários ou coloniais em recantos distantes do império. Eles podiam ver em primeira mão as diferenças no espectro de doenças que afligiam os europeus e as populações autóctones por eles administradas – diferenças no "padrão e na patogênese da doença"[5], como um desses médicos, John Higginson, diretor fundador em 1965 da International Agency for Cancer Research, mais tarde descreveria tal observação. E eles também podiam observar como o espectro da doença desses povos autóctones mudava à medida que eles se adaptavam a dietas ocidentais e a vidas urbanas.

Por exemplo, quando Trowell chegou ao Quênia, em 1929, a região já contava com uma associação médica local que publicava um periódico profissional – o *East African Medical Journal*, fundado em 1923 – e bem mais de cem médicos-membros, todos, como Trowell, treinados e formados na Europa. O trabalho deles era cuidar da saúde de milhares de colonos britânicos que haviam começado a se mudar para a região e da saúde dos três milhões de africanos nativos que já se encontravam lá e ainda viviam em grande medida como haviam feito por incontáveis gerações. "Nunca houve antes", Trowell escreveu, "e provavelmente nunca haverá outra vez [...] em que tantos médicos residentes observem três milhões de homens, mulheres e crianças, como no Quênia dos anos 1920, emergir da vida tribal pré-industrial e passar por uma ocidentalização rápida."[6]

O que Trowell e seus colegas viveram no Quênia e em Uganda, porém, era apenas uma variação das observações de George Campbell na África do Sul, as descobertas dos médicos do Indian Health Service trabalhando nas reservas no Arizona e nos Estados Unidos afora, e a informação reunida por todos esses médicos e pesquisadores que documentaram a chegada da diabetes às populações autóctones em todo o mundo.[7]

Quando Trowell chegou ao Quênia, ele mais tarde escreveria, hipertensão e diabetes não estavam presentes. A população nativa também era tão magra quanto "egípcios antigos", embora consumissem dietas relativamente ricas em gordura e não padecessem de carestia de alimentos*[8]. Nos anos 1950, africanos obesos eram uma visão comum nas médias e grandes cidades. Em 1956, o próprio Trowell reportou o que acreditava ser o primeiro diagnóstico de doença arterial coronariana em um africano negro, um juiz da Suprema Corte obeso que havia passado duas décadas vivendo (e portanto comendo) na Inglaterra.[9] Por volta dos anos 1960, a hipertensão era tão comum entre africanos negros quanto em qualquer outra

* Durante a Segunda Guerra Mundial, de acordo com Trowell, o governo britânico mandou uma equipe de nutricionistas para a região a fim de entender por que os africanos locais recrutados pelo Exército Britânico não conseguiam ganhar peso suficiente para se adequar aos critérios de entrada nas forças armadas. "Centenas de raios X", Trowell escreveu, "foram tirados de intestinos africanos em um esforço para entender o mistério que residia no fato de que todo mundo sabia como engordar uma galinha para a panela, mas ninguém sabia como fazer africanos [...] ganharem carne e gordura para a batalha. Continuou um mistério."

população do Ocidente. Quando Trowell voltou à África Oriental, em 1970, "as cidades estavam cheias de africanos obesos e havia uma grande clínica de diabetes em cada cidade. As doenças gêmeas haviam nascido na mesma época e agora estão crescendo juntas".[10]

Burkitt e Trowell observaram, como Cleave, Campbell e Yudkin antes deles, um padrão consistente de patogênese na literatura médica britânica e nas observações de centenas senão de milhares de médicos em todo o mundo. Quando populações passavam por um processo de ocidentalização, doenças crônicas emergiam junto, fosse de forma rápida ou não, e tipicamente na mesma ordem, começando com doença periodontal (cáries), gota, obesidade, diabetes e hipertensão, e acabando por abranger todas elas.

Como esse padrão de patogênese difere de uma população para outra em seus detalhes e características específicas, entender exatamente o que está acontecendo, e talvez por quê, requer a perspectiva da biologia evolutiva. "A incidência e a variedade de doenças em uma comunidade sempre reflete a interação de muitos fatores ambientais no *pool* genético da comunidade", escreveram Burkitt e Trowell em seu prefácio a *Western Diseases.*[11] Os genes ou genótipos de quaisquer duas populações serão diferentes, como serão os genes dos indivíduos dessas populações, embora em menor medida. O ambiente no qual esses genes se manifestam e têm se manifestado há gerações também será diferente. Isso significa que a influência da ocidentalização terá um impacto diferente em cada população e em cada indivíduo, mas os padrões gerais serão os mesmos. "Em populações relativamente estáveis", escreveu Burkitt, "o *pool* genético se altera apenas muito lentamente durante longos períodos de tempo evolutivo; em comparação, o ambiente pode se alterar muito rapidamente. Se fatores ambientais mudam *rapidamente*, então o padrão de doenças relacionadas ao ambiente também muda rapidamente".[12]

Parecia uma aposta muito boa, Burkitt argumentou, que, se um agrupamento de doenças associadas aparecia na mesma época em uma população ou internacionalmente, então essas doenças tinham uma causa comum. Essa era a hipótese mais simples possível. Em 1975, quando Burkitt discutiu o que chamou de "significância das relações" no primeiro livro que ele e Trowell haviam coeditado sobre essas doenças ocidentais, ele apontou que um só gatilho ambiental podia resultar em um amplo espectro de doenças, dependendo da variação genética nos indivíduos expostos, da duração da exposição e da quantidade de exposição ao longo do tempo e nos indivíduos.

Um dos exemplos de Burkitt era o cigarro. O primeiro sintoma do consumo de cigarros costumava ser dedos manchados (na época em que os cigarros sem filtro dominavam), frequentemente seguido de bronquite e por fim por câncer de pulmão. Se ele tivesse sabido na época, Burkitt podia ter acrescentado enfisema e doença cardiovascular. O surgimento dessas desordens em indivíduos dependeria de há quanto fumavam e quanto fumavam, e também de suas suscetibilidades individuais. Alguns indivíduos sortudos ou aqueles geneticamente abençoados pareciam imunes a todas essas condições e não tinham mais nada além de dedos manchados, apesar de fumar maços por dia. Alguns teriam bronquite, alguns, bronquite e câncer de pulmão, alguns apenas câncer de pulmão. Nem todo indivíduo teria todas as manifestações desse padrão de doença, mas todas as doenças relacionadas ao fumo apareceriam na população, e o costume de fumar cigarros seria a causa de todas elas. Apenas ao comparar populações com e sem cigarros – ou fumantes com não fumantes em uma população – os pesquisadores seriam capazes de esclarecer os padrões e a causalidade.

Sífilis era outro exemplo. "Antes das espiroquetas da sífilis serem identificadas", Burkitt escreveu, "a associação, em pacientes individuais, de várias manifestações dessa doença deve ter sugerido uma causa comum. Perfuração do palato, depósitos do osso subperiosteal e uma história prévia de uma erupção cutânea característica e dor peniana seriam observadas num só paciente". Se não tratada, acabaria por se manifestar em demência, surdez e lesões cardíacas e dos nervos, ainda que causados todos pelo mesmo e único agente. "Se este padrão característico da emergência de certas doenças ocorre em comunidades antes quase isentas desses males", Burkitt continuou, com condições "primeiras", "intermediárias" e "tardias" determinadas pela duração da exposição, "isto sugere um fator causativo comum ou fatores causativos associados."[13]

Na lista provisória feita por Burkitt e Trowell de doenças causadas pela exposição ao estilo de vida ocidental, condições como a apendicite e cáries apareciam tipicamente durante a infância. Tais males não requeriam uma população adulta para se manifestarem, e apareceriam mais cedo depois do processo de ocidentalização. Isso faria com que fosse relativamente fácil identificar sua causa. Obesidade, diabetes, gota e hipertensão, entre outras doenças, tendiam a aparecer apenas à medida que indivíduos na população exposta entravam na meia-idade. Cânceres e doenças cardiovasculares podem tipicamente exigir uma exposição de cinquenta anos ou mais antes de surgirem, e assim representavam um desafio especial: as populações autóctones que eram atendidas por esses médicos missionários e coloniais tendiam a ser relativamente jovens, de forma que a relativa ausência de uma doença como o câncer podia na realidade ser uma ausência relativa na população de indivíduos velhos o suficiente para terem câncer ou para procurarem tratamento para isso.

Nos livros de Cleave sobre o que ele chamava de doença da sacarina, ele sugerira que a cárie fornecia a pista óbvia para a causalidade desse agrupamento de doenças ocidentais. Surgindo cedo na vida, ele afirmava, era o equivalente ao canário na mina de carvão e previa a chegada de todo o espectro de doenças ocidentais. Já que a cárie era causada por grãos refinados e talvez principalmente pelo açúcar, Cleave argumentava, isso não significaria que o mesmo seria verdade para todas essas doenças ocidentais? "Seria uma coincidência extraordinária", ele escreveu, "se esses carboidratos refinados, que sabidamente provocam tantos danos aos dentes, não tivessem também repercussões profundas em outras partes do canal alimentar durante sua passagem, e em outras partes do corpo após terem sido absorvidos pelo canal."[14]

Em 1975, quando publicaram seu primeiro livro sobre essas doenças ocidentais, Burkitt e Trowell pensavam dessa mesma maneira, embora sua explicação preferida fosse a de que a ausência de fibras em alimentos modernos processados era a principal responsável. Fibras eram removidas no processamento de açúcar e grãos, e a constipação era também uma desordem "precoce" desse agrupamento, a desordem (talvez a única) que parece ser tratada ou evitada pela adição de fibras na dieta.

Em 1981, quando publicaram Western Disease, Burkitt e Trowell tinham abraçado uma visão mais convencional do problema. Pesquisadores nutricionais nos anos 1970 haviam focado sua atenção quase que exclusivamente nas gorduras saturadas como causa de doenças cardiovasculares e no sal como causador da hipertensão. Burkitt e Trowell acompanharam seus pares e adotaram um modo menos parcimonioso de ver a emergência dessas doenças ocidentais.

Mas essa perspectiva é justificada? É possível que uma série de doenças crônicas associadas tanto em indivíduos quanto em populações, e associadas intimamente com dietas e estilos de vida ocidentais, possa ser mais bem explicada pela presença de um só gatilho alimentar – i. e., o açúcar – ou por gatilhos múltiplos? Quando Isaac Newton parafraseou o conceito da navalha de Occam, ele o fez dizendo: "Devemos admitir como causas de fenômenos naturais tão somente as que são verdadeiras e suficientes para explicar suas aparências".[15] Essa era a regra número um das "regras para se pensar na filosofia natural" de Newton em seu Principia. Então, será que é necessário lançar mão de aspectos múltiplos da dieta e do estilo de vida – causas múltiplas – para explicar a presença dessas doenças crônicas que se associam com vidas ocidentais e urbanas, ou será que uma basta? Como, por exemplo, o açúcar.

Considerem, por exemplo, a relação entre obesidade, diabetes, doença cardiovascular e gota. As últimas três são associadas com obesidade, e o pensamento convencional é que são causadas ou exacerbadas pelo acúmulo do excesso de gordura – a obesidade. Todas as quatro se apresentam juntas em populações e em indivíduos. Todas também são associadas com hipertensão e consideradas por médicos como sendo doenças hipertensivas, o que significa que a pressão sanguínea tende a ser patologicamente elevada em todas elas. Isso significaria que todas essas doenças são provavelmente causadas pelo mesmo gatilho alimentar ou de estilo de vida, seja qual for. Mas, nos anos 1980, não era mais assim que elas eram vistas.

O exemplo mais bem documentado do processo de agrupamento dessas doenças e de como elas aparecem juntas com populações após o processo de ocidentalização calha de ser encontrado em estudos de uma ilha-nação no Pacífico Sul conhecida como Tokelau, que agora tem a mais alta prevalência de diabetes de qualquer nação do mundo[16] (não confundir com qualquer população, como os pima). Em 2014, quase 38% de todos os tokelauenses haviam sido diagnosticados com diabetes. Mais de dois terços eram obesos.[17]

Aqui temos uma fotografia epidemiológica de como a vida mudou com a ocidentalização sem precedentes nos anais da pesquisa nutricional. Tokelau é um protetorado da Nova Zelândia, um aglomerado de três atóis. Nos anos 1960, enquanto a população de Tokelau crescia para quase dois mil ilhéus, o governo da Nova Zelândia instituiu um programa de migração voluntária para a Nova Zelândia continental. Em 1968, epidemiologistas conduzidos por Ian Prior, da Wellington School of Medicine, lançaram o Tokelau Island Migrant Study (TIMS)[18] para documentar a dieta e a saúde de cada indivíduo tokelauense que imigrava, seguindo-os durante o período relevante de transição a estilos de vida mais ocidentalizados e urbanizados, e também a dieta e a saúde de todos os que ficavam para trás nos atóis.

Até meados dos anos 1960, à medida que o TIMS era instaurado, os tokelauenses haviam subsistido à base de uma dieta de coco, peixe, porco (que se alimentava de coco e peixe), galinhas, um melão rico em amido chamada fruta-pão e outro tubérculo rico em amido conhecido como pulaka.[19] A dieta tinha uma das concentrações de gordura mais altas do mundo na época – mais de 50% das calorias consumidas vinham da gordura, a maioria gordura saturada de coco.[20] Em 1968, os ilhéus já estavam consumindo um tanto de açúcar e farinha branca entregue pelos ocasionais barcos mercantes, mas ainda pouco, para os padrões ocidentais – 2% de suas calorias totais, o que chega a uma média anual de menos de quatro quilos de açúcar por habitante da ilha. Os registros médicos dos ilhéus na época documentavam surtos de catapora, sarampo, casos ocasionais de lepra, doenças de pele e asma – e alguns tinham gota.[21] Três por cento dos homens e quase 9% das mulheres adultas eram diabéticos.[22]

A mudança para um padrão de dieta mais ocidentalizado ocorreu gradualmente nos atóis e então se acelerou no final da década de 1970 com a adoção da economia em moeda corrente e o estabelecimento de armazéns na ilha.[23] Em 1982, na última avaliação do TIMS, o consumo de coco havia caído. O consumo per capita de açúcar havia aumentado para 24,49 quilos por ano, e o consumo de farinha branca havia pulado de 5,44 quilos por pessoa por ano para 31,75 quilos. O consumo de álcool aumentara, e o hábito de fumar cigarros se tornara mais prevalente. Carnes enlatadas e alimentos congelados chegaram à ilha também, embora fossem consumidos em quantidades triviais na comparação com a dieta normal de peixe.

As mudanças de dieta e de estilo de vida para os tokelauenses que imigraram para a Nova Zelândia foram abruptas e até mais dramáticas.[24] Pão e batata substituíram a fruta-pão em suas dietas; a carne substituiu o peixe; quase não comiam mais coco. O consumo de açúcar aumentou vertiginosamente[25], assim como a atividade física: os homens iam atuar como trabalhadores braçais no ramo florestal ou nas ferrovias, e as mulheres arranjaram empregos em plantas de montagem elétrica ou em fábricas de roupas, ou então limpavam escritórios à noite, caminhando quilômetros até o trabalho e para voltar dele.

Em ambas as populações, um padrão similar de doenças crônicas surgiu com a ocidentalização da dieta. Entre o final da década de 1960 e o início dos anos 1980, a prevalência da diabetes disparou, em especial entre os imigrantes.[26] Em 1982, quase 20% das mulheres imigrantes e 11% dos homens imigrantes – uma em cada cinco e um em cada nove, respectivamente – eram diabéticos. Hipertensão, doença cardiovascular e gota também cresceram significativamente, em especial na população migrante[27] (os migrantes tinham nove vezes mais chances de ter gota do que aqueles que ficavam para trás, nos atóis). Não surpreendentemente, a obesidade também aumentou: tanto os homens quanto as mulheres ganharam, na média, entre nove e 13,6 quilos. As crianças também engordaram.[28]

Quem era o culpado?

Como a experiência de Tokelau demonstra, a ocidentalização traz consigo mudanças significativas de dieta e estilo de vida, e, portanto, desafios importantes para se estabelecer a causalidade. Registros de comidas e bebidas entregues a Tokelau bem mais recentemente[29] (entre 2008 e 2012), conforme coletados dos manifestos dos navios mercantes que fazem viagens regulares, documentam enormes quantidades de arroz branco, açúcar e farinha, de destilados, cerveja, refrigerantes, cigarros e grandes quantidades de outros alimentos modernos – carnes, sorvete, manteiga e até mesmo frutas e legumes não nativos dos atóis. Qualquer um desses alimentos ou todos eles poderiam estar trabalhando para aumentar a incidência do espectro de doenças ocidentais.

O pensamento convencional sobre esse problema, que surgiu da pesquisa nutricional nos Estados Unidos nos anos 1960 e 1970, é que cada uma das doenças ocidentais tinha um gatilho alimentar e de estilo de vida, embora as condições sejam parte de um só agrupamento de doenças relacionadas.[30] Ian Prior e seus colegas sugeriram que no TIMS "uma série diferente de variáveis relevantes talvez responda por diferenças observadas na incidência [das doenças]", mas simultaneamente reconheciam que a experiência contrastante dos migrantes e daqueles que permaneciam em Tokelau dificultava de forma surpreendente essa atribuição a múltiplas causas.

Os migrantes ganhavam mais peso do que os moradores dos atóis, embora o estilo de vida dos migrantes fosse significativamente o mais ativo dos dois. E embora os migrantes manifestassem evidências crescentes de doenças cardiovasculares, suas dietas continham significativamente menos gordura saturada do que o que estiveram ingerindo em Tokelau. Prior e seus colegas sugeriam que excesso de peso (comer demais) era pelo menos parcialmente responsável pelo aumento da hipertensão, gota, diabetes e doença cardiovascular entre os migrantes. E, porque os migrantes pareciam ingerir mais sal, isto também podia explicar o aumento na prevalência da hipertensão, como também poderia fazê-lo o estresse de se adaptar a uma nova cultura. Os migrantes comiam mais carne vermelha do que os moradores dos atóis, o que podia explicar por que tantos deles desenvolviam gota. Um aumento na asma na Nova Zelândia continental pode ser explicado pela presença de alérgenos que não estavam presentes nos atóis.

Tudo isto faz sentido, e é mais ou menos como ainda pensamos sobre essas doenças hoje. Mas estou escrevendo sobre açúcar por uma boa razão: porque a análise lógica de Burkitt sobre a causalidade é correta. A hipótese mais simples – como encapsulada na navalha de Occam – é sempre *a mais provável.* Pode acabar não se revelando a correta; o perpetrador do primeiro de uma série de crimes aparentemente relacionados em uma comunidade não é necessariamente responsável por todos eles, mas a hipótese mais provável é a de que ele ou ela seja responsável, e a que deveria ser considerada e talvez descartada antes de se suspeitar de múltiplos perpetradores ou hipóteses. Como o tipo de indício observacional com os quais os pesquisadores lidam é incapaz de estabelecer para além de dúvidas razoáveis que o açúcar (ou qualquer outro suspeito alimentar, aliás) é o fator nas dietas e nos estilos de vida ocidentais que dispara o já mencionado agrupamento de doenças crônicas, o melhor que podemos fazer é nos perguntar se isso é uma possibilidade provável e, nesse caso, se é, de fato, a *mais* provável.

O que torna o açúcar o candidato principal, de longe (e o que deveria tê-lo feito quando Prior e seus colegas tentavam entender o que estavam observando no TIMS), são as revelações sobre a síndrome metabólica e a resistência insulínica. Essas mudaram o paradigma obesidade/diabetes/doença cardiovascular do pensamento convencional nos anos 1970 – a obesidade é causada pelo excesso na ingestão de alimentos; a diabetes é causada pela obesidade, e doença cardiovascular é causada por uma combinação dos dois mais a gordura saturada em nossas dietas – para a perspectiva atual, de acordo com a qual a síndrome metabólica é o fator crucial na obesidade, nas doenças cardiovasculares e na diabetes. O fato de que muitas das doenças ocidentais da lista de Burkitt e Trowell, essas desordens crônicas que se associam com dietas e estilos de vida ocidentais, também serem doenças que se associam com obesidade e diabetes coloca o foco, por sua vez, na resistência insulínica e na síndrome metabólica como mecanismo ou pelo menos como um precursor crucial. E se a resistência insulínica e a síndrome metabólica são em última análise causadas pelos açúcares que consumimos, então também o são, até certo ponto, *todas* essas outras doenças. *Isso* é a razão por que o açúcar deveria estar no topo de qualquer lista de suspeitos alimentares.

Nos últimos cinquenta anos, como o caso de Tokelau ilustra, nutricionistas e pesquisadores de doenças cardiovasculares partiram do pressuposto de que comer sal demais causa hipertensão, que pode ser definida como níveis de pressão sanguínea altos, crônicos e patológicos. O fato de que a hipertensão é um dos cinco critérios que um médico usa para diagnosticar síndrome metabólica tornaria óbvio que seja provavelmente causada pelo mesmo gatilho – alimentar ou de outro tipo – que os outros males. Em outras palavras, se sua pressão sanguínea é elevada, é sinal de que você é insulinorresistente e tem síndrome metabólica; também significa que você provavelmente tem sobrepeso, ou pelo menos está se tornando mais gordo, e que os seus triglicerídios são elevados, que você é intolerante à glicose e que seu colesterol HDL é baixo. Esses fatores andam todos de mãos dadas e são provavelmente causados pela mesma coisa. Pela lógica da navalha de Occam e de Burkitt, *se* o açúcar causa resistência insulínica e eleva os triglicerídios e nos deixa mais gordos, *então* muito provavelmente também provoca hipertensão – se não diretamente, pelo menos indiretamente, por meio de seus efeitos na resistência insulínica e no peso. O açúcar é o culpado.

Então eis a hipótese se/então: *se* essas doenças ocidentais estão associadas à obesidade, à diabetes, à resistência insulínica e à síndrome metabólica, que é o caso de muitas delas, *então* seja lá o que for que cause resistência insulínica e síndrome metabólica é provavelmente o gatilho alimentar dessas doenças, ou pelo menos um fator-chave no caminho causal. Como há bastante razão para se acreditar que os açúcares – sacarose e xarope de milho rico em frutose em especial, as combinações quase meio a meio de glicose e frutose – *são* de fato o gatilho alimentar da resistência insulínica e da síndrome metabólica, então é muito provável que eles sejam a causa primária para todas as doenças ocidentais, incluindo, como discutiremos, câncer e mal de Alzheimer. Sem tais açúcares na dieta, essas doenças crônicas seriam relativamente raras, senão, em alguns casos, virtualmente não existentes.

Quero rever as principais doenças ocidentais, uma por uma, a fim de discutir a possibilidade de que o açúcar seja o responsável, ou pelo menos responsável em grande parte – um principal suspeito, se não *o* principal suspeito. Já discutimos a obesidade e a diabetes de forma bastante completa, e também doenças cardiovasculares, indiretamente, por meio de sua associação com a resistência insulínica e a síndrome metabólica. Assim, comecemos aqui com a gota, e então voltaremos à hipertensão e prosseguiremos para o câncer e o mal de Alzheimer – ou demência senil –, um pesadelo de doença que não estava sequer no radar de Burkitt e Trowell nos anos 1970 e 1980.

A gota é particularmente interessante porque é claramente uma doença antiga – sinais de seus estragos podem ser vistos em restos de esqueletos e em múmias egípcias de sete mil anos atrás[31] – e no entanto também é a primeiríssima doença crônica a ser indisputavelmente ligada a dietas e estilos de vida (relativamente) modernos, particularmente consumo em excesso, independentemente de como o chamemos. A gota raramente é assunto na mídia, e no entanto é mais prevalente do que nunca. Pesquisas recentes sugerem que quase 6% de todos os homens americanos acima dos vinte anos sofrem de gota, e mais de 2% das mulheres.[32] A proporção aumenta com a idade para mais de 9% dos homens e das mulheres acima dos setenta anos e mais de 12% acima dos oitenta anos – quase um a cada oito. A prevalência da gota mais do que dobrou dos anos 1960 até os anos 1990, associada com crescimento na obesidade e na diabetes. Parece ter aumentado estavelmente desde então.

A patologia da gota é compreendida desde meados do século XIX, quando o médico britânico Alfred Garrod identificou o componente chamado ácido úrico como o agente crítico; o ácido úrico se acumula na circulação (hiperuricemia) a ponto de saturar, como um químico diria, e se cristalizar em cristais de urato no formato de agulhas. Esses cristais então se deslocam nos tecidos moles e nas juntas das extremidades – classicamente, o dedão do pé – e causam inflamação, inchaço e uma dor excruciante que foi memoravelmente descrita pelo bon-vivant do século XVIII Sydney Smith como a dor de se caminhar sobre os olhos de alguém.[33]

As questões então se tornaram: de onde o ácido úrico vem, e por que há tanto dele? Como o ácido úrico em si é um produto da quebra do composto de proteína conhecido como purina – blocos de construção dos aminoácidos, entre outras coisas – e como as purinas são encontradas de forma mais concentrada na carne, supôs-se por mais de um século que uma das maneiras mais simples de elevar os níveis de ácido úrico no sangue e, assim, causar primeiro hiperuricemia e então gota é por meio do consumo excessivo de carne. Mas essa é o tipo de hipótese que tem sido difícil de ser confirmada em estudos experimentais. Ou, como dois médicos de Harvard, Friedrich Klemperer e Walter Bauer, colocaram elegantemente em um livro de 1947: "É uma circunstância das mais deploráveis que esses ensinamentos, que são envoltos pela semissantidade de uma herança longa e venerável, nunca tenham sido testados por uma análise estatística abrangente de dados clínicos ou por um experimento adequado".[34]

Ocorre que uma dieta quase vegetariana tem provavelmente apenas um efeito modesto nos níveis de ácido úrico[35] – pelo menos na comparação com uma dieta tipicamente americana –, raramente suficiente para devolver níveis altos de ácido úrico à normalidade, e há pouca evidência de que tais dietas confirmadamente reduzam a incidência de ataques de gota nos doentes. É por isso que dietas livres de purina não são mais prescritas para o tratamento de gota, como o médico e bioquímico Irving Fox percebeu em 1984, "por causa de sua ineficácia" e sua "pequena influência" nos níveis de ácido úrico.[36] A incidência de gota em vegetarianos, ou em quase vegetarianos[37], sempre foi significativa e "muito mais alta do que se costuma imaginar", como Bauer e Klemperer escreveram, observando que uma estimativa de meados do século colocava a incidência de gota na Índia, cuja população é "em geral vegetariana e abstêmia", em 7%. Comer mais proteína, que, é claro, é encontrada em níveis altos na carne vermelha, aparentemente aumenta a excreção de ácido úrico dos rins e, ao fazê-lo, documentadamente diminui o nível de ácido úrico no sangue.[38] Isso significa que a hipótese de carne/gota é muito controversa; o alto conteúdo de proteína das carnes poderia ser benéfico, ainda que as purinas não o sejam.

Se a carne não é o problema (e esses "abstêmios" sugerem que o álcool sozinho não consegue explicar a presença da gota), então o que é?

A primeira pista é a associação entre gota e todo o espectro de doenças ocidentais, e entre hiperuricemia e as anormalidades metabólicas da resistência insulínica e da síndrome metabólica. No século passado, a gota manifestava todos os padrões conhecidos – cronológica e geograficamente – das doenças ocidentais. Em populações primitivas que ingeriam dietas tradicionais, a gota era virtualmente desconhecida ou pelo menos passava sem ser relatada.[39] Em 1947, Trowell relatou que a doença era tão rara na África Oriental que ele nunca havia visto pessoalmente um caso em um africano nativo, e nem sequer lera sobre, nos seus primeiros dezessete anos de clínica.[40] Quando finalmente tratou um nativo de Ruanda por causa da gota, Trowell achou suficientemente notável a ponto de publicar um relatório de caso no East African Medical Journal. Até mesmo nos anos 1960, registros de hospitais do Quênia e de Uganda sugeriam uma incidência de gota mais baixa do que um caso a cada mil entre nativos africanos. Ao final dos anos 1970, porém, os níveis de ácido úrico na África estavam aumentando com a ocidentalização e a urbanização, ao passo que a incidência tanto da hiperuricemia quanto da gota entre ilhéus do Pacífico Sul estava disparando. Em 1975, o reumatologista da Nova Zelândia B. S. Rose, um colega de Ian Prior, descreveu as populações nativas do Pacífico Sul como "uma grande família afligida pela gota".[41]

A gota tem sido associada à obesidade desde a época de Hipócrates, e essa associação é a origem da suposição de que a vida faustosa e apetites excessivos são a causa. Homens com gota há muito tempo são relatados como sofrendo dos índices mais altos de aterosclerose e hipertensão[42]; AVCs e doença cardíaca coronariana são causas comuns de morte. A diabetes também é comumentemente associada com a gota.[43] Em 1951, pesquisadores de Harvard relataram que níveis de ácido úrico subiam com o peso[44], e que homens que sofrem ataques cardíacos eram quatro vezes mais propensos a serem hiperuricêmicos do que os controles saudáveis. Isso levou a uma série de estudos nos anos 1960, à medida que pesquisadores clínicos pela primeira vez ligaram hiperuricemia a intolerância à glicose e triglicerídios altos, e mais tarde a níveis altos de insulina e à resistência insulínica.[45] Nos anos 1990, Gerald Reaven, de Stanford, entre outros, relatou que a resistência insulínica e a hiperinsulinemia aumentavam os níveis de ácido úrico, aparentemente ao diminuir a excreção de ácido úrico pelos rins. "Parece que a modulação da concentração do soro de ácido úrico pela resistência insulínica acontece no nível do rim", Reaven escreveu. Portanto, quanto mais insulinorresistente for um indivíduo, mais alta a concentração de soro de ácido úrico.

O indício que aponta o açúcar ou a frutose como causa principal da gota é duplo.

Primeiro, o indício circunstancial: não apenas o surgimento da gota ocorre isoladamente em populações à medida que elas se ocidentalizam e se urbanizam, mas na Europa e na América também. A distribuição da gota nessas populações corre em paralelo com a disponibilidade de açúcar ao longo de séculos. Até o final do século XVII, a doença afligia quase exclusivamente a nobreza, os ricos e os educados – aqueles que podiam pagar por um apetite excessivo e por álcool – e chegou quase a proporções epidêmicas entre eles na Grã-Bretanha. A gota então se espalhou pela sociedade britânica no século XVIII. Historiadores se referem a isso como a "onda da gota"[46], e ela corre intimamente em paralelo ao nascimento e ao desenvolvimento da indústria de açúcar britânica e à transformação do açúcar (tomando emprestada, mais uma vez, a frase de Sidney Mintz) de "um luxo dos reis para o luxo sublime dos plebeus".*[47]

O segundo indício é bem menos circunstancial: o componente frutose dos açúcares aumenta os níveis de soro de ácido úrico. O "aumento impressionante" desses níveis devido a uma infusão de frutose foi relatado pela primeira vez em finais da década de 1960 por pesquisadores finlandeses, que se referiram a isso como

* Parte dessa onda de gota também pode ter sido causada pela contaminação de chumbo nos vinhos fortificados – vinho do Porto, por exemplo – que eram consumidos na época.

"hiperuricemia induzida pela frutose".[48] Isso foi seguido por uma série de estudos no final dos anos 1980 que confirmavam a existência do efeito e relatavam a variedade de mecanismos bioquímicos por meio dos quais esse efeito acontecia. Quando a frutose é metabolizada no fígado, por exemplo, acelera a quebra de uma molécula chamada ATP, que é a fonte primária de energia para reações celulares e é carregada de purinas.[49] ("ATP" significa "trifosfato de adenosina"; adenosina é uma forma de adenina, uma purina.) Isso, por sua vez, aumenta a formação de ácido úrico. O álcool aumenta os níveis de ácido úrico através do mesmo mecanismo (embora a cerveja também contenha purinas). O efeito da frutose no ATP também trabalha para estimular a síntese de purinas, e o metabolismo da frutose leva à produção de ácido lático, que reduz a excreção de ácido úrico pelo rim e, portanto, indiretamente aumenta a concentração de ácido úrico.

Essas explicações mecanicistas de como a frutose aumenta os níveis de ácido úrico foram então sustentadas por uma conexão genética entre o metabolismo da frutose e a gota. A doença frequentemente ocorre nas mesmas famílias, tanto que os clínicos que estudam a gota sempre entenderam que a doença tem um forte componente hereditário. Em 1990, uma colaboração liderada por Edwin Seegmiller, um pioneiro na pesquisa sobre gota nos Estados Unidos, e George Radda, que mais tarde se tornaria diretor do Conselho de Pesquisa Médica do Reino Unido, relatou que a explicação para essa associação familiar parece ser um defeito muito específico nos genes que regulam o metabolismo da frutose. Indivíduos que herdam esse defeito vão ter problemas em metabolizar a frutose e portanto nascerão com predisposição para a gota. Isso sugeria a possibilidade, os pesquisadores concluíram, de que a falha no metabolismo da frutose fosse "uma causa bastante comum de gota".[50]

À medida que tais observações apareciam na literatura, os pesquisadores que as faziam tinham bastante clareza sobre as implicações: "Já que os níveis de soro de ácido úrico são críticos em indivíduos com gota, a frutose pode merecer uma consideração criteriosa em suas dietas"[51], observaram os pesquisadores finlandeses em 1967; as consequências crônicas de dietas ricas em frutose em indivíduos saudáveis exigiam uma avaliação mais criteriosa. Pacientes com gota deveriam evitar dietas ricas em frutose ou em sacarose, explicava um artigo sobre nutrição e gota em 1984, porque "a frutose pode acelerar índices de síntese de ácido úrico bem como levar a uma produção aumentada de triglicerídios".[52] Em 1993, o bioquímico britânico Peter Mayes publicou no *American Journal of Clinical Nutrition* um artigo sobre o metabolismo da frutose que analisava a literatura existente e concluía que dietas ricas em frutose em indivíduos saudáveis – em outras palavras, dietas ricas em açúcar – tinham grandes chances de causar hiperuricemia e, por tabela, também gota[53], mas os estudos para tratar dessa possibilidade nunca foram realizados.

Isso, além da pesquisa de Reaven relatando que níveis altos de insulina e resistência insulínica aumentam os níveis de ácido úrico, sugere que a sacarose e o xarope de milho rico em frutose constituiriam os piores de todos os carboidratos no que diz respeito a ácido úrico e gota. A frutose aumentaria a produção de ácido úrico e diminuiria sua excreção, ao passo que a glicose, por causa de seu efeito na insulina, também diminuiria a excreção de ácido úrico. Seria razoável, portanto, admitir ou pelo menos especular que o açúcar é uma causa provável de gota, e que o padrão de consumo do açúcar explica o surgimento e a distribuição da doença.

A hipótese só foi seriamente considerada nos últimos anos. Os pesquisadores na área de nutrição interessados em gota focaram-se quase que exclusivamente no consumo de álcool e carne. A crença histórica de que indivíduos com gota, em especial indivíduos com gota que são obesos, deveriam evitar carne e álcool se encaixa bem nas prescrições alimentares dos anos 1970 em diante.

A hipótese açúcar/frutose foi ignorada, mais uma vez por causa de uma questão de momento. Em meados dos anos 1960, a indústria farmacêutica desenvolveu uma droga barata chamada alopurinol que podia baixar os níveis de ácido úrico e podia ser usada por pacientes com gota para evitar crises futuras da doença. Os pesquisadores clínicos cujos laboratórios estavam dedicados a estudar os mecanismos da gota e o metabolismo das purinas começaram a focar seus esforços em entender as nuances da terapia com alopurinol ou em aplicar as novas técnicas de biologia molecular à genética da gota e de desordens raras de hiperuricemia ou do metabolismo de purinas. Estudos nutricionais simplesmente não eram considerados dignos do tempo desses estudiosos, se não por outra razão porque o alopurinol surgira para permitir que pessoas sofrendo de gota comessem ou bebessem o que quisessem.

Esse desenvolvimento coincidiu com o surgimento de pesquisas sobre hiperuricemia induzida por frutose. Nos anos 1980, quando a habilidade do consumo de frutose e de sacarose de aumentar os níveis de ácido úrico em indivíduos humanos foi repetidamente demonstrada, a era da pesquisa básica sobre gota chegara ao fim. Os principais envolvidos haviam desertado o campo[54], e o financiamento do NIH para o estudo da gota havia se reduzido a um mínimo. Quando os principais periódicos médicos publicavam ocasionais artigos sobre o tratamento clínico da gota, esses se concentravam quase que exclusivamente nas terapias com drogas. Discussões sobre a dieta não passavam de algumas frases, e tipicamente a ciência expressa nos era confusa. Artigos sobre o tratamento alimentar da gota – até mesmo aqueles ao par da relação entre a resistência insulínica e ácido úrico – podiam incluir "açúcares" e "doces" entre os alimentos recomendados com baixo conteúdo de purinas.[55] Em alguns casos, artigos que faziam isso também notavam que o consumo de frutose aumenta os níveis de ácido úrico, sugerindo apenas que os autores não estavam cientes do papel da frutose em "açúcares" e "doces".

Pesquisas recentes sobre hiperuricemia induzida pela frutose indicam que as implicações para a fisiologia humana e, neste caso, para a patologia podem ir além da gota em si. Desde o final dos anos 1990, Richard Johnson, um especialista em rins agora na Universidade do Colorado, tem estudado os efeitos do ácido úrico nos vasos sanguíneos que levam até os rins[56]. Se os níveis de ácido úrico na circulação são suficientemente altos, isso pode danificar esses vasos sanguíneos e, ao fazê-lo, elevar a pressão sanguínea. E se o consumo de açúcar está aumentando os níveis de ácido úrico, é uma suposição razoável que o consumo de açúcar aumente a pressão sanguínea. Este é outro efeito potencialmente danoso da frutose e do açúcar que só foi descoberto depois de o FDA inocentar oficialmente o açúcar na dieta, em 1986 (como evidências de DNA implicando um suspeito de assassinato que aparecem muito depois de o suspeito ter sido julgado e inocentado por falta de provas). É mais outro mecanismo pelo qual a sacarose e o xarope de milho rico em frutose poderiam ser uma combinação especialmente pouco salutar e que poderia potencialmente explicar a associação comum de gota e hipertensão, e até mesmo de diabetes e hipertensão, embora se trate de apenas um de vários desses mecanismos.

Durante cinquenta anos, a opinião consensual na comunidade médica foi de que o gatilho alimentar da hipertensão é o consumo de sal. Comer sal demais aumenta a pressão sanguínea; hipertensão é o estado patológico e crônico que por sua vez aumenta o risco tanto de doença cardiovascular quanto de doenças cerebrovasculares (AVCs). É uma hipótese simples e uma hipótese concisa – e, muito provavelmente, errada. No entanto, sugerir que o açúcar causa hipertensão é sugerir que o sal não causa (ou não tanto), e as autoridades de saúde pública costumam se proteger. Então é necessário examinarmos bem isso, começando com um pouco de história.

A hipertensão é mais outro exemplo de como a perspectiva e a tecnologia disponível conduzem a compreensão científica.[57] Neste caso, antes que os pesquisadores médicos pudessem começar a entender o que significa ter pressão sanguínea alta, e entender quem tinha e quem não tinha, para então estabelecer a conexão com outras doenças, em especial doença cardiovascular e derrame, eles exigiam um jeito relativamente fácil e padronizado de medir a pressão sanguínea em pacientes. Somente no início do século XX tal aparelho, o esfigmomanômetro, se tornou facilmente acessível a médicos clínicos. Tratava-se da primeira versão da braçadeira que ainda é usada hoje. Nos anos 1920, médicos de todo o mundo começaram a medir a pressão sanguínea em populações aborígenes isoladas de forma que sua pressão sanguínea pudesse ser comparada à daqueles que consumiam dietas ocidentais e viviam estilos de vida modernos. Médicos nos Estados Unidos e na Europa estavam debatendo se pressão sanguínea alta era algo ruim ou bom (talvez uma resposta compensatória do corpo para nutrir tecidos que estavam tendo dificuldade de receber sangue suficiente, "um processo econômico apesar do fato de trazer possibilidades de dano para quem o apresenta"[58], como um livro de 1920 sugeria). Foram atuários de seguros de vida, cujo dinheiro dependia da solução, que fizeram pela primeira vez a pesquisa que se tornaria definitiva.

Nos anos 1920, esses atuários haviam estabelecido alguns fatos inequívocos sobre pressão sanguínea e hipertensão: em particular, a pressão sanguínea aumenta com a idade *e* com o peso, ou pelo menos é o que acontece na Europa e nos Estados Unidos (exatamente como acontece com a probabilidade de se ter diabetes), e então, claro, o peso em si aumenta com a idade. Entre os homens de meia-idade de um século atrás que se consideravam saudáveis o suficiente para fazer um seguro de vida, a pressão sistólica abaixo de 140 milímetros de mercúrio (mm Hg) parecia relativamente benigna, razão pela qual este número ainda é considerado o limite *inferior* de hipertensão. À medida que a pressão sanguínea subia e passava de 140, as perspectivas de uma vida longa e saudável caíam, e então as seguradoras hesitavam em fazer seguros para indivíduos nesse nível e acima, ou pelo menos de fazer seguros ao mesmo preço de homens com pressão sanguínea mais baixa. As companhias de seguro perdiam dinheiro se o fizessem – mais "prêmios teriam de ser pagos"[59], como o diretor-chefe médico do Mutual Life Insurance Company escreveu no *The Journal of the American Medical Association* em 1923.

Depois de mais vinte anos de estudo, estava claro que o que era verdade sobre a pressão sanguínea nos Estados Unidos e na Europa não o era em populações autóctones que ainda não tinham sido expostas a dietas e estilos de vida ocidental.[60] Assim como a diabetes e a obesidade pareciam raras a não existentes nessas populações, esse também era o caso desse aumento característico da pressão sanguínea com a idade. A pressão sanguínea tendia a ser mais baixa em idades mais baixas, e se mantinha baixa ao longo da vida, uma observação que foi relatada pela primeira vez nas Filipinas[61] e então entre os índios zuni no Novo México[62], os inuítes da Groenlândia e

Labrador[63], tribos nativas no Quênia ("Este contraste" entre pressão sanguínea nas tribos africanas e entre os europeus locais "é bastante impressionante e parece exigir uma explicação"[64]), tribos beduínas na Síria ("a conspícua hipotensão [pressão sanguínea baixa] dos árabes"[65]), populações aborígenes chinesas, povos autóctones do Yucatán e da Guatemala[66] e, à medida que a Segunda Guerra Mundial se aproximava do fim, entre os índios kuna no Panamá ("um achado surpreendente é a total ausência de hipertensão"[67]). Nos anos 1960, à medida que essas populações se tornavam urbanizadas e ocidentalizadas, médicos – Hugh Trowell entre eles – estavam relatando que a hipertensão havia surgido nessas populações exatamente como a obesidade e a diabetes, e os periódicos começaram a atentar para isso também.[68]

Até mesmo quando os pesquisadores compararam populações aborígenes similares vivendo em circunstâncias diferentes – como Frank Lowenstein, um oficial médico da Organização Mundial da Saúde, fez com tribos de índios brasileiros na primavera de 1958, uma vivendo na área de uma missão franciscana e sendo alimentada pelos missionários, e outra vivendo isolada, no fundo da selva[69] –, a população que era mais aculturada tinha pressão sanguínea mais alta e o tipo de pressão sanguínea que aumentava com a idade. Quando Lowenstein reviu a literatura médica de todos esses estudos até então, ele conclui: "Todos esses grupos que não mostravam aumento de pressão sanguínea com a idade durante a vida adulta representam relativamente pequenas populações homogêneas que vivem sob condições primitivas em relativo isolamento, mais ou menos sem serem perturbadas por contatos com a civilização [...] e vivem quase que inteiramente à base dos alimentos naturais de seu ambiente". Muitos fatores poderiam explicá-lo, Lowenstein sugeriu, porque muitos "hábitos de vida" mudavam com a ocidentalização. Mas, se isso podia ser explicado, fosse qual fosse a explicação, provavelmente explicaria a hipertensão e o aumento da pressão sanguínea com a idade que o resto de nós experimentamos.

Nos anos 1980, quando 150 pesquisadores de todo o mundo publicaram o que foi então a maior pesquisa epidemiológica já realizada sobre pressão sanguínea, esse fenômeno de doença ocidental ainda era claramente visível. Esses pesquisadores haviam medido a pressão sanguínea em 52 comunidades em todo o mundo[70], das quais quatro eram ainda o que Lowenstein teria chamado de "populações homogêneas relativamente pequenas vivendo em condições primitivas em relativo isolamento" – os índios ianomâmis e xingu do Brasil e populações rurais no Quênia e na Papua Nova Guiné. Não apenas esses quatro apresentaram de longe as pressões sanguíneas mais baixas medidas, como sua pressão sanguínea permanecia baixa à medida que envelheciam – o que não era o caso em *nenhuma* outra população do estudo –, e a hipertensão era praticamente inexistente.

O estudo, publicado em 1988, se tornou conhecido como INTERSALT porque fora desenhado para testar a hipótese de que o sal aumenta a pressão sanguínea; como resultado, os investigadores se concentraram exclusivamente na pressão sanguínea e o sal. Para a comunidade da nutrição, o sal era não apenas o principal suspeito de aumentar a pressão sanguínea, mas de fato o único suspeito.*[71,72] As mesmas quatro populações aborígenes isoladas que consumiam relativamente pouco sal também consumiam relativamente pouco açúcar, mas os pesquisadores estavam interessados apenas no sal, como era o caso desde os anos 1960.

A hipótese do sal sempre foi relativamente simples e fundada na fisiologia básica: nossos corpos trabalham para manter uma concentração estável de sódio (sal é cloridrato de sódio) no nosso sangue. Quando consumimos muito sal, nosso corpo retém mais água para diluir o sódio até a concentração certa, e isso se manifesta como elevações na pressão sanguínea. Certamente no curto prazo comer lanches ricos em sal nos deixa com sede, razão pela qual bares e tavernas tipicamente oferecem esse tipo de petisco grátis,

---

* Nos anos 1960, enquanto a hipótese do sal ganhava importância, pesquisadores que estudavam o aumento da pressão sanguínea com a ocidentalização entre tribos nômades no Quênia e em Uganda e entre os ilhéus do Pacífico Sul identificaram pela primeira vez o açúcar e talvez a farinha branca como os culpados óbvios, porque eram adições difundidas nas dietas ocidentalizadas. Porém, os pesquisadores mudaram seu foco para o sal quando se deram conta de que pesquisadores nos Estados Unidos estavam convencidos de que o sal era o problema.

para poderem nos vender mais dos líquidos necessários para saciar nossa sede. Nossos rins devem funcionar excretando água e sal na nossa urina, mas supõe-se que eles acabam por não conseguir compensar, e o resultado é pressão sanguínea cronicamente alta. Desde os anos 1950, este tem sido o pensamento corrente sobre a causa da hipertensão, e a literatura médica desde então também está repleta de dúzias de estudos randômicos que testam a hipótese. ("Assim que pensamos que estamos certos sobre alguma coisa", a escritora da *New Yorker* Kathryn Schulz observou em seu livro de 2010, *Being Wrong* [Estar errado], "concentramos o nosso foco, prestando atenção apenas nos detalhes que apoiam nossa crença, ou simplesmente paramos de ouvir."[73])

Porém, como aconteceu com a gordura saturada e a doença cardiovascular, essa hipótese de sal/hipertensão tem resistido resolutamente à confirmação em testes clínicos.[74] Para aqueles que não estão indissoluvelmente casados à hipótese, tem se tornado cada vez mais difícil acreditar que consumir sal demais seja a razão pela qual nos tornamos hipertensos e por que nossa pressão sanguínea aumenta inexoravelmente com a idade. Revisões sistemáticas das evidências desses estudos invariavelmente concluem que reduzir nosso consumo médio de sal pela metade, por exemplo – o que é difícil de se fazer no mundo real –, diminui a pressão sanguínea em de quatro a cinco milímetros de mercúrio, na média, naqueles que sofrem de hipertensão, e talvez dois milímetros de mercúrio naqueles que não sofrem (conhecidos como normotensos). Mas até mesmo a hipertensão no estágio 1, a forma menos severa da condição, é definida por apresentar pressão sanguínea elevada em pelo menos vinte milímetros de mercúrio acima do considerado saudável. O estágio 2 é definido como pressão sanguínea elevada em pelo menos quarenta milímetros de mercúrio acima dos níveis normais. Daí, o fato de que o corte pela metade em nosso consumo de sal resulta numa diminuição de apenas quatro a cinco milímetros de mercúrio sugere que o sal que comemos não é o causador alimentar primeiro da desordem. Isso não evitou que autoridades de saúde pública continuassem disseminando a mensagem de que o sal é um "pó branco mortal"[75], como o Center for Science in the Public Interest afirmou hiperbolicamente em 1978.

Evitar a implicação desses estudos clínicos – que o sal não é a causa da hipertensão – desviou a atenção dos pesquisadores para longe da possibilidade de outra coisa em nossas dietas ou nossos estilos de vida. Se não é o sal, é o quê, então?

De forma não surpreendente, há uma longa história de evidências que implicam o açúcar – agora no laboratório e na clínica, bem como no estudo de populações. Já nos anos 1860, o nutricionista alemão Carl von Voit, uma figura lendária na pesquisa em nutrição, havia sugerido que algo na ingestão de carboidratos fazia o corpo humano reter água[76], o que não era o caso quando gorduras eram consumidas. Francis Benedict, diretor do Laboratório de Nutrição do Carnegie Institute de Washington, confirmou esta observação em 1919 em um dos muitos relatórios seminais que ele e seus colegas do Carnegie publicaram.[77]

Em 1933[78], a insulina estava sendo implicada neste processo[79], embora os pesquisadores da diabetes da Universidade de Columbia que o faziam pareciam não estar cientes do maior contexto alimentar. Colocando de forma simples, a insulina parece trabalhar como o oposto de um diurético. Em vez de promover a produção de urina, que é o que um diurético faz, ela a suprime, com o resultado derradeiro sendo muito parecido com o que supostamente ocorre quando comemos alimentos ricos em sal. A insulina atrapalha o que é tecnicamente conhecido como "equilíbrio de eletrólitos" ou "fisiologia de eletrólitos" (o sódio é um eletrólito) de tal forma que os rins acabam por reter tanto sódio quanto água, em vez de excretá-los na urina (assim como a insulina faz um sinal para os rins para reterem ácido úrico, e assim desempenha um papel na gota). Na década de 1950, pesquisadores estavam estudando este fenômeno e publicando artigos com títulos como "antidiurese associada com administração de insulina".[80] Em questão de mais uma década, a biologia subjacente do fenômeno e o efeito da insulina nos rins, na retenção de sódio e, portanto, na hipertensão haviam sido elucidados. Estava claro, nas palavras do endocrinologista da Universidade do Texas Ralph DeFronzo, um pioneiro junto com Gerald Reaven na ciência da resistência insulínica e na síndrome metabólica, que "a insulina, trabalhando por meio do sódio, desempenha um importante papel contributivo" na hipertensão, particularmente em indivíduos obesos e/ou diabéticos, e portanto, insulinorresistentes.

Nos anos 1980, Lewis Landsberg, um endocrinologista de Harvard que mais tarde se tornaria diretor da faculdade de medicina da Northwestern University, descobriu mais um mecanismo pelo qual a insulina trabalha para aumentar a pressão sanguínea e talvez induzir a hipertensão – neste caso, ao estimular o sistema nervoso central.[81] A revelação de Landsberg foi desde então integrada ao pensamento estabelecido como uma explicação para por que os obesos são hipertensos: eles são insulinorresistentes, com níveis cronicamente elevados de insulina, o que por sua vez estimula o sistema nervoso, aumentando os batimentos cardíacos, obstruindo vasos sanguíneos e cronicamente elevando a pressão sanguínea. Já que os obesos parecem ter atividade nervosa simpática aumentada, isso faz perfeito sentido. Infelizmente, a comunidade médica continuou a ver esta ciência como relevante apenas para a hipertensão dos obesos e dos diabéticos; discussões sobre a causa alimentar da hipertensão continuaram a se focar quase obsessivamente em quanto sal deveríamos ou não comer.

Todos esses mecanismos pelos quais a insulina pode elevar o açúcar no sangue e, portanto, causar hipertensão também são diretamente relevantes ao efeito do açúcar. Se o açúcar causa resistência insulínica e eleva cronicamente os níveis de insulina, então esses estão entre os mecanismos pelos quais seria *esperado* que causassem hipertensão.[82] O trabalho de Richard Johnson sobre o componente frutose do açúcar e seus efeitos no ácido úrico fornece ainda outro meio, mais direto, pelo qual o açúcar aumentaria a pressão sanguínea. A pesquisa de Johnson sugere que níveis elevados de ácido úrico (pelo menos em animais de laboratório) leva a dano moderado nos rins e acelera o processo de doença renal que já está estabelecido. O ácido úrico parece fazer com que os vasos sanguíneos nos rins se contraiam e aumentem a pressão sanguínea nas pequenas capilaridades (conhecidas como glomérulos) através das quais os rins filtram resíduos do sangue.

Isso, infelizmente, liga a frutose e o açúcar não apenas à hipertensão, mas à doença renal que é considerada uma das "complicações vasculares" da diabetes, fazendo desta também uma doença ocidental (ainda que não tenha sido mencionada na lista provisória de Burkitt e Trowell). Se o trabalho de Johnson e suas implicações estiverem corretos, simplesmente aumentar os níveis de ácido úrico é suficiente para causar resistência insulínica e assim, talvez, diabetes tipo 2 e obesidade, independentemente desses outros efeitos na insulina e na resistência insulínica. E como a glicose do açúcar parece aumentar a velocidade na qual absorvemos e metabolizamos a frutose, os dois juntos – como no caso da sacarose e no xarope de milho rico em frutose – podem de fato ser a pior de todas as conexões possíveis.

Uma palavra final sobre hipertensão: quando pesquisadores estudam em testes clínicos o efeito da restrição de sal na pressão sanguínea, uma explicação possível para o pequeno efeito geral que esses estudos relatam é que algumas pessoas podem ser especialmente sensíveis ao sal, e outras não são. A sensibilidade ao sal é um conceito elusivo e controverso[83], mas significa que apenas alguns de nós são sensíveis ao conteúdo de sal na dieta. No caso daqueles de nós que são, a pressão sanguínea aumenta e diminui em resposta a quanto de sal ingerimos. Outros podem comer sal impunemente e sua pressão sanguínea permanece relativamente constante. A possibilidade de que apenas alguns de nós sejam sensíveis ao sal é ainda considerada pelas autoridades de saúde pública razão suficiente para dizer a *todos* para comer menos sal. A suposição deles é que aqueles de nós que são sensíveis ao sal vão se beneficiar e que o resto de nós não será prejudicado. Mas a sensibilidade ao sal também parece estar associada à resistência insulínica e à síndrome metabólica. Hipertensão sensível ao sal, por exemplo, pode ser causada em ratos meramente pela danificação dos vasos capilares do rim, que também pode ser provocada por níveis altos de ácido úrico.[84]

Essas observações e outras fizeram cientistas sugerirem que sensibilidade ao sal é causada pela resistência insulínica.[85] Se é assim, então dizer a pessoas com ou sem hipertensão sensível ao sal para comer menos sal pode melhorar um dos sintomas da resistência insulínica e da síndrome metabólica – a hipertensão. Elas seriam mais bem servidas se lhes dissessem para evitar o que fosse que estava causando a resistência insulínica e a síndrome metabólica em primeiro lugar – i. e., açúcar. Isso daria conta do problema de raiz da desordem, não apenas de um dos sintomas.

Entre as implicações mais provocativas da hipótese açúcar/resistência insulínica é que o câncer também possa ser causado ou exacerbado pelo açúcar. A suposição começa com duas observações, a primeira das quais é que o câncer parece muito ser uma doença de dietas e estilos de vida ocidental, exatamente como Burkitt e Trowell sugeriram em sua lista provisória, e parece aumentar em prevalência à medida que as populações se tornam ocidentalizadas. O próprio conceito de doença de civilização começa com o câncer. Em 1844, Stanislas Tanchou, um médico francês, veterano do exército de Napoleão e cavalheiro da Legião de Honra, relatou seu levantamento dos registros de morte pela Europa, concluindo que o câncer era mais comum em cidades do que em áreas rurais e que sua incidência estava aumentando no continente. Ele reconhecia que o câncer era uma doença antiga, talvez desde sempre presente, mas "como a insanidade mental", ele disse numa fala que se tornou famosa, "parece aumentar com o progresso da civilização".[86] Tanchou pode ter sido o primeiro do que seria um século de médicos, estatísticos e epidemiólogos a questionar médicos em locais distantes e fora de mão, apenas para fazer com que respondessem que doenças eram raramente vistas em suas populações de pacientes, ou que pelo menos haviam sido ocorrências muito raras, mas estavam se tornando mais comuns com a passagem dos anos.

Em 1902, o governo britânico fundou o Cancer Research Fund[87]* para trabalhar tanto com o Royal College of Physicians quanto com o Royal College of Surgeons na investigação de "todas as questões ligadas a, ou concernentes, a causas, prevenção e tratamento do Câncer e Doença Maligna".[88] A mensagem implícita era que o câncer parecia ser uma doença cada vez mais

* Mais tarde chamada Imperial Cancer Research Fund e, hoje, Cancer Research UK.

comum e que alguma ação era necessária para entender o que estava acontecendo e por quê. Um comitê de pesquisadores agora examinaria cuidadosamente os registros de doenças malignas em hospitais pelo Reino Unido, Europa, Ásia e em hospitais missionários e coloniais pelo Império Britânico. Uma série de despachos foram circulados para os governadores e comissários de todas as colônias e protetorados britânicos em todo o mundo, dirigindo missionários e médicos coloniais para relatar sobre a prevalência do câncer nas populações de seus pacientes e, se possível, enviar amostras de quaisquer cânceres que pudessem ser diagnosticados e cirurgicamente removidos ("colocado em formalina imediatamente após a retirada do corpo"[89]) para Londres, para investigação microscópica cuidadosa.

Em questão de meses, cartas e amostras começaram a chegar.[90] Médicos responderam de Newfoundland, do Caribe, da Austrália, da Nova Zelândia e do Pacífico Sul, de todos os protetorados britânicos na África, no Mediterrâneo (Gibraltar e Malta), no Oceano Índico (Maurícia) e na Ásia. As respostas reiteraram um tema comum: "Há uma unanimidade geral de opinião em favor da ideia de que o câncer é uma doença rara entre as tribos aborígenes"[91], um dr. R. U. Moffat escreveu sobre o Quênia e Uganda, onde ele trabalhara primeiro para a Imperial British East Africa Company e então para o governo britânico. Moffat havia trabalhado na África Oriental por uma década, ele relatou, e no entanto tinha visto apenas "um caso inequívoco de câncer": um caso de câncer de mama em uma mulher suaíli que vivia em Mombasa. (Ela se recusou a fazer uma cirurgia, ele escreveu, e sua história subsequente é desconhecida.)

Em 1908, quando o comitê do fundo de pesquisadores de câncer e estatísticos publicaram o terceiro relatório sobre suas descobertas[92], algumas conclusões relevantes sobressaíam. Primeiro, a incidência do câncer estava definitivamente aumentando em toda a Europa, mas o fazia junto com uma "empreitada quase universal de melhorar a acurácia das estatísticas".[93] Daí que era impossível determinar se o câncer era ou não, de fato, mais frequente ou se os médicos apenas estavam dando mais atenção à doença e então estavam mais propensos a diagnosticá-la, quando ocorria. Em segundo lugar, nenhuma população parecia ser incólume ao câncer, mas ainda era inegavelmente raro em populações aborígenes ou indígenas – nas "raças selvagens", como o relatório colocava. Embora também não se pudesse estabelecer se isso era porque os cânceres não estavam sendo diagnosticados ou porque essas pessoas não viviam tempo suficiente para desenvolver câncer, ou porque não iam a médicos britânicos quando o desenvolviam. (Talvez lhes faltasse o que Joslin e Reginald Fitz haviam sugerido sobre diabéticos nos Estados Unidos em 1988: a "tendência saudável [...] de se colocar sob cuidadosa supervisão médica."[94])

O relatório concluiu que "não seria de nenhuma utilidade no momento"[95] pesquisar a questão mais a fundo. Mas a pergunta não ia embora. Em 1910 e de novo em 1915[96], pesquisadores relataram o resultado de levantamentos de médicos do Bureau of Indian Affairs que cuidavam das populações nativas americanas em todos os estados do Meio-Oeste e do Oeste. Ambas as pesquisas concluíram que o diagnóstico de câncer e mortes entre americanos nativos mostrada por esses médicos eram especialmente baixos, embora os nativos americanos estivessem aparentemente vivendo pelo menos tanto, se é que não viviam mais, que os locais brancos. Essa relativa ausência de câncer, particularmente câncer de mama, ainda acontecia mais de meio século depois[97], quando médicos do Indian Health Service começaram a pesquisar diligentemente registros médicos entre essas populações nativas americanas.

Quando a American Cancer Society foi fundada, em 1913, como a American Society for the Control of Cancer, também fazia uma investigação sistemática com um comitê especialista liderado por Frederick Hoffman, antigo chefe estatístico da Prudential Insurance. Hoffman publicou seu relatório de mais de setecentas páginas *Mortality from Cancer Throughout the World* em 1915, concluindo que muitos "observadores médicos qualificados"[98] estavam fazendo essa observação – a relativa ausência de câncer em populações aborígenes e indígenas – e o faziam em muitíssimas locações em todo o mundo para que isso fosse facilmente dissipado.

"Nao há razões conhecidas que expliquem por que o câncer não devesse ocasionalmente ocorrer em qualquer raça ou povo, ainda que se trate do nível mais baixo de selvageria ou barbárie", escreveu Hoffman. "Dadas as dificuldades práticas de se determinar com acurácia as causas de morte entre raças não civilizadas, é no entanto uma suposição segura que o grande número de médicos missionários e outros observadores de saúde treinados, vivendo por anos entre raças nativas em todo o mundo, teriam há muito tempo fornecido uma base de fatos mais substancial em relação à frequência da ocorrência de doença maligna entre as chamadas raças 'não civilizadas', se o câncer fosse visto entre eles com qualquer frequência próxima ao que se vê em praticamente todos os países civilizados."[99]

O relatório de Hoffman também concluía que o câncer era aquela doença rara cuja prevalência e mortalidade pareciam aumentar estavelmente – "uma das poucas doenças de fato e persistentemente subindo em quase todos os países e cidades grandes para as quais dados confiáveis são disponíveis".[100] Hoffman e seus colegas estimaram que a mortalidade do câncer nos Estados Unidos subira estavelmente a uma taxa de 2,5% ao ano. Assim como acontecia com a diabetes, esta observação de prevalência aumentada seria acompanhada por um vigoroso debate sobre se esses aumentos poderiam ou não ser explicados tão somente pelo envelhecimento da população, por novas técnicas de diagnósticos, por uma tendência aumentada a atribuir uma morte ao câncer em vez de à idade avançada ou alguma outra doença, ou se se tratava de fato da incidência e da prevalência do câncer em si que estavam aumentando.

Relatórios muito mais recentes concluíram que era, pelo menos em parte, a última opção. "Nos anos 1930", como um relatório de 1997 do World Cancer Research Fund e do American Institute of Cancer Research explicava, "era visível que taxas de morte de câncer ajustadas pela idade estavam subindo nos Estados Unidos".[101] Isso significa que a tendência de qualquer criança de seis anos de idade, por exemplo, morrer de câncer estava aumentando, ainda que houvesse, de fato, mais crianças de seis anos de idade a cada ano que passava. Parte disso, é claro, se devia ao aumento dramático de cânceres de pulmão, o que por sua vez era um produto da epidemia de consumo de cigarro que fora auxiliada e instigada pelo açúcar. Mas o aumento também era verdade para tipos de câncer não relacionados ao fumo.

Quanto às evidências de que o câncer fosse uma doença ocidental, também continuavam a se acumular e permaneceu sendo uma observação comum em toda a década de 1930. Entre os que a fizeram estava Albert Schweitzer, que venceu o Prêmio Nobel da Paz em 1952 por seu trabalho missionário. Schweitzer começou a trabalhar em um hospital nas planícies equatoriais da África Ocidental em 1913 e ficou, ele mais tarde disse, "surpreso de não encontrar nenhum caso de câncer" entre os milhares de pacientes nativos que atendia a cada ano. Porém, à medida que "os nativos passaram a viver mais e mais de acordo com o estilo dos brancos"[102], ele escreveu, o câncer em seus pacientes se tornava cada vez mais frequente.

Depois da Segunda Guerra Mundial, essas observações se tornam menos comuns na literatura, mas não desaparecem. Em 1950, John Higginson[103], um médico americano treinado na Inglaterra, realizou uma pesquisa sobre a prevalência do câncer em populações nativas africanas e relatou que ainda era especialmente baixa, na comparação com o que era relatado nos Estados Unidos e na Europa. Isso o levou à conclusão de que *a maioria* dos cânceres humanos são causados primariamente por algum aspecto da dieta e do estilo de vida. Por causa dessa pesquisa e de suas implicações, Higginson se tornou, em 1965, o diretor-fundador da Agência Internacional para Pesquisa sobre Câncer (IARC) da Organização Mundial da Saúde. Em 1964, a OMS estava sugerindo que alguma proporção de cânceres humanos, talvez a maioria, era "potencialmente evitável".[104]

Já em 1952, cânceres malignos entre inuítes ainda eram considerados suficientemente raros a ponto de médicos trabalhando no Norte do Canadá, assim como na África no início do século, publicarem relatos de casos específicos em periódicos médicos[105] quando diagnosticavam um caso. Em 1984, médicos canadenses publicaram uma análise de trinta anos de incidência de câncer entre os inuítes no Ártico ocidental e central.[106] Câncer de pulmão e cervical haviam mostrado um "aumento notável" ao longo desse período, eles relataram, mas ainda havia "déficits evidentes" nas taxas de câncer de mama. Eles não puderam encontrar um só caso de câncer de mama em um paciente inuíte antes de 1966; só encontraram dois únicos casos entre 1967 e 1980. Desde então, a prevalência de câncer de mama tem crescido estavelmente entre os inuítes, embora ainda seja significantemente mais baixa do que em outros grupos étnicos da América do Norte.

Dos anos 1950 em diante, o pensamento popular sobre o elo entre os estilos de vida ocidentais e câncer se focou na industrialização e nos carcinogênicos no ambiente – algo contra o que o próprio Higginson argumentou nos anos 1980, observando que "apenas uma parte muito pequena do total do fardo do câncer"[107] podia ser atribuído aos químicos da indústria. Quando epidemiologistas do câncer revisaram sistematicamente os dados, eles continuaram a concluir, como Higginson fizera, que uma percentagem significativa dos cânceres tinha que ser induzida por estilo de vida ou dietas. Câncer de mama pode ser o melhor exemplo. Embora nunca tenha sido um flagelo entre as mulheres japonesas[108] vivendo no Japão como é entre as mulheres na América, é preciso apenas duas gerações nos Estados Unidos até que os nipo-americanos experimentem as mesmas taxas de câncer de mama de qualquer outro grupo étnico. Isso significa que algo no estilo de vida ou na dieta é uma causa de câncer de mama, embora não nos diga que coisa é essa.*[109]

Em 1981, quando os pesquisadores de Oxford Richard Peto e Sir Richard Doll (que recebeu o título de cavalheiro por seu trabalho ligando cigarros e câncer de pulmão nos anos 1950) publicaram o que foi então o artigo seminal[110] sobre a epidemiologia do câncer, eles estimaram que talvez três de cada quatro casos de câncer nos Estados Unidos poderiam ter sido evitados com mudanças apropriadas de dieta e estilo de vida. A dieta, eles argumentavam, parecia desempenhar o papel mais importante. De acordo com a análise de Peto e Doll, pelo menos 10% de todos os cânceres, e talvez até 70%, eram causados por algo que estávamos comendo.

O elo entre o câncer e a ocidentalização havia tomado uma nova forma nos primeiros anos deste século: a observação crítica

* Não surpreendentemente, padrões muito similares foram relatados também para outas doenças ocidentais: doença cardiovascular, por exemplo, como os epidemiologistas Michael Marmot e Leonard Syme, então da Universidade da Califórnia em Berkeley, documentaram em 1976.

de que a obesidade e a diabetes ambas se associavam com um risco aumentado de câncer. O potencial de tal associação havia sido discutido na literatura médica já no final do século XIX – "a coincidência da diabetes e neoplasmas [i.e., tumores malignos] [...] não parece ser rara"[111], como um artigo do *British American Journal* colocou – mas foi só nos primeiros anos deste século que pesquisadores sobre o câncer começaram a dar a isso a atenção devida.

Em 2003, epidemiologistas dos Centros para Prevenção e Controle de Doenças, liderados por Eugenia Calle, publicaram uma análise no *The New England Journal of Medicine* relatando que a mortalidade do câncer nos Estados Unidos estava claramente associada com a obesidade e o sobrepeso.[112] Os homens e mulheres mais pesados, eles relataram, tinham respectivamente uma chance aumentada em 50% e 60% de morrer de câncer em relação aos magros. Esse risco aumentado de morte mostrava-se válido para uma série de cânceres comuns – esofágico, colorretal, fígado, vesícula biliar, pancreático e cânceres de rim, bem como, em mulheres, cânceres de mama, útero, cervical e de ovário. Em 2004, o CDC prosseguiu com uma análise que ligava o câncer à diabetes[113], em especial câncer pancreático, colorretal, de fígado, de bexiga e de mama. Pesquisadores de câncer tentando entender essa associação mais tarde diriam que algo sobre o câncer parece florescer no ambiente metabólico dos obesos e dos diabéticos.[114]

Uma pista visível sobre o que isso poderia ser era que a mesma associação era vista em pessoas que não eram obesas e diabéticas (ou pelo menos ainda não), mas que sofriam apenas de síndrome metabólica e, portanto, eram insulinorresistentes. Quanto mais altos seus níveis de insulina na circulação, e o de um hormônio relacionado conhecido como fator de crescimento semelhante à insulina, maior a probabilidade de eles terem câncer. Este elo entre câncer e insulina era evidente com as drogas antidiabetes também.[115] Em 2005, pesquisadores escoceses relataram que pacientes diabéticos que tomavam uma droga chamada metformina, que trabalha para reduzir a resistência insulínica e, portanto, baixa os níveis de insulina na circulação, também tinham um risco significantemente reduzido de câncer quando comparados com diabéticos em tratamento com outras medicações.[116] Essa associação foi confirmada múltiplas vezes[117] e levou pesquisadores a testar se a metformina age como uma droga anticâncer, prevenindo ou inibindo a recorrência de câncer em estudos clínicos randomizados. Essas observações também serviram para focar ainda mais a atenção de pesquisadores na possibilidade de que a insulina e o fator de crescimento semelhante à insulina sejam promotores do câncer e de que, portanto, níveis anormalmente elevados de insulina – causados pela resistência insulínica, por exemplo – aumentariam nosso risco de câncer.

Essa foi outra área de pesquisa que surgiu nos anos 1960, com trabalho de laboratório de alguns dos principais pesquisadores de câncer – incluindo Goward Temin[118], que mais tarde ganharia o Prêmio Nobel – demonstrando que as células de câncer precisam da insulina para se propagar; pelo menos precisam fora do corpo humano, crescendo como culturas celulares no laboratório. Esse se mostraria o caso das células de câncer de mama, embora as células de mama normais das quais essas células malignas emergiam não tivessem os receptores de insulina e não tivessem a maquinaria necessária dentro delas para responder à sinalização de insulina. Ainda assim, como o pesquisador de câncer da Universidade de Toronto Vuk Stambolic mais tarde descreveria, essas células de câncer de mama pareciam "viciadas"[119] em insulina, e no laboratório, quando deixavam de recebê-la, elas respondiam morrendo. Esse tipo de fenômeno também era visto em cânceres de células adrenais ou de fígado. Como um relatório de 1976 colocou, a insulina "incentivava intensamente a proliferação de células em certos tumores"[120]; outro, por pesquisadores do National Cancer Institute, descrevia uma linhagem em particular de células de câncer de mama como "extraordinariamente sensíveis à insulina".[121] Nesse momento os pesquisadores haviam estabelecido que tumores de mama malignos tinham receptores de insulina que estavam ausentes em tecidos de mama normais e que, quanto mais tinham, mais sensíveis à insulina eles eram.

O fator de crescimento semelhante à insulina (IGF) foi descoberto só nos anos 1950; como o nome sugere, tem uma estrutura muito similar à da insulina, e seus efeitos nas células podem imitar os da insulina. Mas o IGF é secretado em resposta ao hormônio de crescimento, em vez de em resposta ao consumo de carboidrato ou de proteína, como é o caso da insulina. Também é secretado em resposta à própria insulina. Células de tumores parecem conter de duas a três vezes a quantidade de receptores de IGF que células normais, e pesquisadores acreditam que receptores IGF operantes são necessários para o crescimento de células cancerígenas. O consenso entre pesquisadores que estudam o papel da insulina e do IGF no câncer é que esses hormônios fornecem tanto o combustível necessário para os tumores se dividirem e se multiplicarem quanto fornecem os sinais necessários para os tumores o seguirem fazendo. Quanto mais insulina e IGF na circulação, mais células cancerígenas são levadas a se multiplicar e os tumores, a crescer.

A ciência sobre o elo entre insulina e IGF e câncer agora já foi bem compreendida. Um consenso tem se formado, liderado por alguns dos mais respeitados pesquisadores em oncologia – em particular Lewis Cantley, que dirige o programa de pesquisa em câncer no Weill Cornell Medical College, e Craig Thompson, presidente do Memorial Sloan Kettering Cancer Center, ambos na cidade de Nova York. Esses pesquisadores acreditam que o câncer é tanto uma doença metabólica quanto uma doença "proliferativa"[122] e que, para células cancerosas procriarem, elas precisam refazer sua programação metabólica – a maneira como se abastecem – para levar adiante seu crescimento sem restrições. Outra evidência apoiando esta visão é que as grandes mutações genéticas que foram descobertas ao longo dos anos como aparentemente responsáveis por uma série de tipos diferentes de câncer parecem desempenhar um papel fundamental não apenas na proliferação de células, mas na regulagem do metabolismo delas.

Sob essa perspectiva do câncer como uma doença metabólica, a insulina e o IGF promovem o processo de câncer por intermédio de uma série de passos. Primeiro, resistência insulínica e níveis elevados de insulina disparam uma absorção aumentada de açúcar no sangue (glicose) como combustível para células pré-cancerosas. Essas células então começam a produzir energia por meio de um mecanismo conhecido como glicólise aeróbica que é similar ao que as bactérias fazem em ambientes pobres em oxigênio. (Este fenômeno é conhecido como efeito Warburg[123] e foi descoberto nos anos 1920 pelo bioquímico alemão e mais tarde laureado pelo Nobel Otto Warburg, embora sua importância no processo cancerígeno só tenha sido recentemente aceita.) Uma vez que as células cancerosas fazem essa conversão, elas queimam enormes quantidades de glicose como combustível, o que aparentemente lhes fornece a matéria-prima necessária para a proliferação.

Ao metabolizar a glicose numa velocidade tão rápida, como Thompson sugere, essas células de câncer geram relativamente enormes quantidades de compostos conhecidos tecnicamente como "espécies reativas de oxigênio" e menos tecnicamente como "radicais livres", e esses, por sua vez, têm a habilidade de alterar o DNA no núcleo das células.[124] Quanto mais glicose uma célula metaboliza e quanto mais rápido o faz, mais radicais livres são gerados para danificar o DNA, explica Thompson. E, quanto mais dano no DNA, mais mutações são geradas, e mais provável é que uma dessas mutações dê às células a habilidade de se proliferar sem serem fiscalizadas pelos processos celulares que trabalham para evitar esse processo patológico em células saudáveis. O resultado é uma aceleração *feed-forward* [que controla o processo ao prever seus efeitos] de crescimento de tumor. Enquanto isso está acontecendo, a insulina e o IGF na circulação ambos trabalham para sinalizar à célula para continuar se proliferando, e para inibir o mecanismo (tecnicamente conhecido como apoptose, ou suicídio celular) que de outra forma entraria em ação para encerrar a proliferação.

Esses pesquisadores imaginam dois modos nos quais a insulina e o IGF são envolvidos na iniciação do processo de câncer, baseados na compreensão que surgiu na última década.

Um modo é que as mutações ocorram no DNA de nossas células – por má sorte, na verdade –, que trabalham para aumentar a força do sinal que a insulina e o IGF enviam às células e assim fazem a célula pegar mais glicose e começar a percorrer o caminho que leva até o câncer. Como isso na verdade não requer resistência insulínica nem níveis altos de insulina na corrente sanguínea, esses cânceres, para tomar emprestado um termo da literatura da diabetes, não seriam insulinodependentes. Eles cresceriam e se propagariam mesmo quando os níveis de insulina estão baixos e o anfitrião (i.e., a pessoa no processo de desenvolver câncer) é sensível à insulina.

Mas o outro jeito de iniciar o processo de câncer, de acordo com esses pesquisadores, é aumentar os níveis de insulina e de açúcar no sangue na própria circulação. A resistência insulínica faria isso.

Assim, seja o que for que esteja causando a resistência insulínica estaria promovendo também a transformação de células saudáveis em células malignas, metastáticas, ao aumentar a secreção de insulina, elevar o açúcar no sangue e ao dizer às células para tomarem cada vez mais glicose como combustível.

Isso leva gente como Cantley e Thompson diretamente de volta ao açúcar. Como Cantley disse, o açúcar "o assusta" precisamente por essa razão.[125] Se os açúcares que consumimos – sacarose e HFCS em especial – causam resistência insulínica, então eles são os principais suspeitos de causar também o câncer, ou pelo menos de promover seu crescimento. Mesmo se os detalhes do mecanismo calharem de estar errados, a associação entre obesidade, diabetes e câncer e a associação específica entre insulina, IGF e câncer sugere que seja o que for que esteja causando resistência insulínica está aumentando a probabilidade de que tenhamos câncer. Se é o açúcar o que causa a resistência insulínica, é difícil evitar a conclusão de que o açúcar causa câncer, por mais radical que isso possa parecer, muito embora essa sugestão seja muito raramente, se tanto, proferida em público.

A esta altura a mensagem deveria estar clara: se a insulina está envolvida em um processo de doença, então a resistência insulínica – i. e., a síndrome metabólica – provavelmente o agrava, e talvez até inicie completamente um processo patológico. Isso implica o açúcar diretamente como uma causa potencial, um gatilho alimentar para a doença.

A demência tem uma longa história, e provavelmente nunca conseguiremos responder à pergunta de se é hoje mais comum do que já foi. O risco de se ter mal de Alzheimer praticamente dobra a cada cinco anos depois dos sessenta anos – ou pelo menos é o caso em sociedades ocidentais – e assim, quanto mais uma população vive, maior o fardo ou a prevalência de Alzheimer. Já que estamos vivendo consideravelmente mais do que nossos ancestrais, nosso risco está aumentando.

A assinatura patológica do mal de Alzheimer só foi oficialmente reconhecida nos primeiros anos do século XX[126] – a associação de demência em rápida deterioração com a acumulação distintiva no cérebro do que são chamadas placas amiloides e emaranhados neurofibrilares. Como os historiadores da medicina perceberam, porém, as placas e emaranhados haviam sido anteriormente identificados. Mas Alois Alzheimer calhou de ter experiência pessoal com pacientes relativamente jovens e dementes em cujo cérebro ele observou, post-mortem, esses fenômenos em 1906. O nome de Alzheimer foi então ligado eponimicamente à doença, não necessariamente porque fosse nova ou uma doença rara (embora pudesse ter sido), mas porque o chefe do instituto no qual Alzheimer estava fazendo sua pesquisa aparentemente queria alegar que era. Embora vários estudos tenham comparado a prevalência do mal de Alzheimer em várias populações e sugerido que poderia ser um produto de dietas e estilos de vida ocidentais, essa evidência não é nem de longe tão clara quanto o é com diabetes ou mesmo com o câncer.

O mal de Alzheimer, como o câncer, está associado à diabetes tipo 2, uma observação que começou a surgir de estudos realizados em meados da década de 1990 com oitocentos moradores anciãos de Hisayama, no Japão[127]; com setecentos cidadãos idosos em Roterdã, na Holanda[128]; e 1,5 mil diabéticos de tipo 2 em Rochester, Minnesota.[129] Essas observações foram repetidamente confirmadas desde então. Elas sugerem que diabéticos de tipo 2 têm de uma vez e meia a duas vezes o risco de demência de Alzheimer do que os não diabéticos, sugerindo, por sua vez, como os investigadores de Rotterdã o fizeram em 1999, que "efeitos diretos ou indiretos da insulina poderiam contribuir para o risco de demência".[130] A circunferência abdominal também é associada ao risco de Alzheimer – quanto maior a cintura, maior o risco –, como é o caso do próprio Índice de Massa Corporal, embora apenas na meia-idade, não depois. Engordar (como muitos de nós o fazem) nos nossos trinta e quarenta anos está associado com um risco aumentado. Vários estudos mostram que níveis mais altos de insulina – hiperinsulinemia – são associados com risco aumentado.[131] A hipertensão também é associada com risco aumentado de Alzheimer.

Ao longo dos anos, pesquisadores sugeriram numerosas possibilidades para explicar essas associações, cobrindo toda a gama de desordens metabólicas e hormonais que acompanham a diabetes tipo 2. Talvez alto nível de açúcar no sangue (glicemia) seja responsável pelo risco aumentado de mal de Alzheimer; quanto mais alto o nível de açúcar no sangue, maior o estresse oxidativo no cérebro e maior a produção dos chamados produtos finais avançados de glicação, AGEs.[132] Esses AGEs são associados com o acúmulo de placas e emaranhados e podem ter um papel causal. Talvez seja a própria hipertensão. Talvez a inflamação que parece acompanhar a obesidade seja responsável, e portanto as moléculas "inflamatórias" secretadas por células gordas demais.

Pesquisadores agora desenredaram uma série de mecanismos pelos quais a insulina desempenha um papel no cérebro que poderia causar ou exacerbar o processo de Alzheimer. Este pensamento fez alguns pesquisadores considerarem que Alzheimer é um tipo 3 de diabetes[133], por causa da possibilidade de sua relação íntima com a sinalização pela insulina e com a resistência insulínica. Em um artigo de 2014, C. Ronald Kahn, um ex-diretor do Joslin Diabetes Center, e dois colegas da Faculdade de Medicina de Harvard enumeraram os múltiplos caminhos identificados até então nos quais a sinalização da insulina no cérebro "é vital na sintonia fina da atividade cerebral".[134] Eles então discutiram muitos mecanismos pelos quais a desregulação dessa sinalização da insulina pode levar tanto a desordens cognitivas e de humor quanto ao mal de Alzheimer. Isso inclui diretamente prejuízo da função dos neurônios e o que é chamado de "sinaptogênese" (a formação de sinapses – i. e., conexões – entre neurônios, o que acontece ao longo de toda a nossa vida e é crítico para o funcionamento saudável do cérebro), bem como mecanismos que trabalham mais diretamente para aumentar a velocidade com que as placas e os emaranhados se acumulam no cérebro, ou diminuir a taxa na qual o cérebro consegue limpar esses fenômenos patológicos. Tudo isso ainda é especulativo, mas há outro fator importante envolvido na associação entre a diabetes tipo 2 e o mal de Alzheimer que é bem menos especulativo.

O mal de Alzheimer não é de jeito nenhum a única causa possível da demência, nem tampouco é a única fortemente associada com a idade e com a diabetes tipo 2. Tanto a diabetes tipo 2 quanto a hipertensão claramente aumentam nosso risco de doença cerebrovascular e de AVC – um bloqueio nos vasos sanguíneos no cérebro (de onde "acidente cerebrovascular") – que corta o suprimento de sangue de uma porção do cérebro. O resultado é a morte do tecido cerebral (um "infarto" ou um "microinfarto") e, dependendo da localização e da extensão do dano, demência. Isso é o que é conhecido tecnicamente como demência vascular. Quando confrontados com um paciente que sofre de demência, médicos podem diagnosticar demência vascular, baseados na observação de que a demência em si é seguida de perto por um AVC e não é o tipo de declínio gradual visto tipicamente no mal de Alzheimer. Mas isto é uma hipersimplificação do processo.

Entre as descobertas seminais na pesquisa sobre a demência ao longo dos últimos vinte anos está a de que todos nós tendemos a acumular placas e emaranhados no cérebro à medida que envelhecemos, além de algum grau de dano vascular, manifestemos nós demência ou não. As placas e os emaranhados permanecem as assinaturas clássicas do mal de Alzheimer, mas, quanto mais dano vascular se acumula – os infartos e microinfartos –, mais baixo o limite inferior a partir do qual a demência aparece. Isso foi observado pela primeira vez em um estudo seminal de freiras da congregação das Irmãs de Notre Dame publicado em 1997 por pesquisadores da Universidade de Kentucky[135] e tem sido confirmado em estudos desde então. Esses estudos concluem que, para qualquer quantidade ou distribuição de placas e emaranhados no cérebro, quanto mais dano vascular está presente, mais tendência temos de parecermos dementes e sermos diagnosticados, numa autópsia, como tendo mal de Alzheimer, simplesmente porque o médico que faz o diagnóstico prestará mais atenção na demência. Dependendo de uma série de fatores, a genética sendo um deles, isto vai acontecer a alguns de nós mais rápido do que com outros. Quando passarmos algum limite de dano, a demência começa a se manifestar. Se somos diabéticos e hipertensos, o que também significa que somos resistentes à insulina, teremos mais dano vascular e portanto chegaremos a esse limite de dano mais cedo.

Isso vai acontecer independentemente de a insulina ou a resistência insulínica estar envolvida diretamente no processo do mal de Alzheimer. E, mais uma vez, significa que, se o açúcar causa resistência insulínica, e portanto o tipo 2 de diabetes e hipertensão, então o açúcar também aumenta a probabilidade de que demência esteja no nosso futuro.

Eis aqui outro jeito de pensar sobre a ideia de que um agrupamento de doenças crônicas ocidentais se associam com resistência insulínica, síndrome metabólica, obesidade e diabetes, portanto, com o consumo de açúcar: a diabetes, embora seja um diagnóstico discreto por nossos médicos, não é um fenômeno discreto no qual de repente começam a acontecer coisas ruins que não aconteciam antes. É parte de um contínuo da saúde à doença que é definido em grande parte pela piora das anormalidades metabólicas – a disrupção homeostática em sistemas regulatórios – que temos discutido e que são associadas com resistência insulínica, se não causadas por ela, e assim fazem parte da síndrome metabólica.

Quanto mais resistentes nos tornamos à insulina e quanto mais intolerantes à glicose, quanto mais alto fica nosso açúcar no sangue, assim como nossos níveis de insulina, quanto mais nossa pressão sanguínea se eleva e mais gordos ficamos, maior a probabilidade de que sejamos diagnosticados como diabéticos e manifestemos as doenças e condições associadas à diabetes. Essas incluem não apenas doença cardiovascular, gota, câncer, Alzheimer e o agrupamento de doenças ocidentais que Burkitt e Trowell incluíram em sua lista provisória, mas todas as condições tipicamente percebidas como complicações da diabetes: complicações nos vasos sanguíneos (vasculares) que levam a derrames, demência e doença renal; retinopatia (cegueira) e cataratas; neuropatias (desordens dos nervos); depósitos de placas nas artérias do coração (levando a ataques cardíacos) ou nas pernas e pés (levando à amputação); acúmulo de produtos finais de glicação, AGEs, no colágeno na nossa pele, o que pode fazer com que os diabéticos pareçam prematuramente velhos, e que nas juntas, nas artérias, no coração e nos pulmões podem causar a perda da elasticidade à medida que envelhecemos. É este envelhecimento prematuro da pele, das artérias e das juntas que fez alguns pesquisadores sobre diabetes pensarem na doença como uma forma de envelhecimento acelerado. Mas aumentar nosso risco de contrair todas essas outras condições crônicas significa que também podemos desenvolver esses males em idades cada vez mais precoces e assim, de fato, envelhecer mais rápido.

Uma série de outros fenômenos patológicos também se associa com a síndrome metabólica e a resistência insulínica. Pesquisadores os têm estudado da perspectiva de que são de alguma forma causados pelo aumento de peso, pela alimentação excessiva ou por déficit de exercícios físicos, ou talvez até mesmo pela ingestão excessiva de gordura. Esses fenômenos trabalham para disparar a hipersinsulinemia e a resistência insulínica. A gordura, conforme já discutimos, se acumula em nosso fígado e em nossas células musculares, um processo a que esses pesquisadores se referem como lipotoxidade. Hormônios do estresse (cortisol, por exemplo) aumentam na circulação; a inflamação aumenta, em função do aumento na nossa circulação de moléculas inflamatórias (secretadas por células de gordura). Espécies mais reativas ao oxigênio (radicais livres) são geradas, e assim o estresse oxidativo aumenta. A mitocôndria em nossas células se torna disfuncional. Para virtualmente todos esses efeitos, ao mesmo tempo em que os pesquisadores se perguntam se estão sendo devidamente céticos, "a direção da conexão ainda não está clara: podem ser causa ou consequência da resistência insulínica".[136] Tudo isso está acontecendo coincidentemente com o desenvolvimento da resistência insulínica e da síndrome metabólica, e tudo isso piora à medida que nos tornamos mais gordos e mais diabéticos. Tudo isso tem efeitos patológicos em nossos corpos. Tudo isso é disparado por algo na nossa dieta e em nosso estilo de vida, o que é, em última análise, o que precisamos explicar.

Outra questão que recentemente acrescentou ainda outra camada de complicações à ciência é o papel desempenhado na obesidade e na diabetes pela bactéria nos nossos intestinos, conhecida como flora intestinal ou microbioma. Novas tecnologias vão levar, inevitavelmente, a novas áreas de pesquisa, novas observações e novas descobertas. A habilidade de sequenciar os genomas dessas espécies de bactérias abriu uma nova fronteira de pesquisa, assim como a habilidade de medir a pressão sanguínea, o colesterol ou a sensibilidade à insulina fez para gerações anteriores de pesquisadores. A pesquisa de microbioma, por ser nova em folha, está num estágio muito preliminar.

Ainda assim, como a nova novidade (para tomar emprestada uma frase do jornalista Michael Lewis) em matéria de pesquisas sobre obesidade e diabetes, as bactérias do intestino recebem um volume incomum de atenção, particularmente da mídia, embora possamos não saber por décadas o que fazer com as observações coletadas – o que é um sinal e o que é ruído. A maior parte do trabalho até agora foi feito em camundongos e ratos de laboratório, e a relevância para a vida humana (ou até mesmo para animais de laboratório) não está clara. As observações que vêm de estudos humanos e os pouquíssimos experimentos humanos ainda são impossíveis de se interpretar de forma confiável. Certas alterações no microbioma do intestino se associam com obesidade, síndrome metabólica e diabetes, mas, como os pesquisadores reconhecem, "continua por ser determinado se esses são resultados de um metabolismo da glicose alterado e da resistência insulínica ou se contribuem para o desenvolvimento delas".[137]

Desde os anos 1950, se não mais cedo, pesquisadores sabem que os alimentos que ingerimos e a forma na qual vêm – fibras indigeríveis, grãos refinados e açúcar, e todo o resto – influenciam que espécies de bactéria intestinal prosperam e quais não.[138] Isso, por sua vez, afetará a digestibilidade da gordura, da proteína e dos carboidratos do resto da nossa comida e o efeito nos níveis de colesterol e triglicerídios no sangue, pelo menos.

Ao fim e ao cabo, o que temos que manter em mente ao ler os últimos artigos sobre os desenvolvimentos recentes na ciência são as observações críticas que tão desesperadamente precisam ser explicadas: se mudanças específicas nas espécies de bactéria que povoam nosso trato digestivo estão associadas com obesidade e diabetes, isso sugere que essas mudanças são mais um efeito da mesma causa subjacente. E o suspeito mais provável de estar conduzindo essas mudanças patológicas nessas populações de bactérias seria mais uma vez o aumento radical no consumo de açúcar que acompanha os estilos de vida ocidentais. "Seria uma coincidência extraordinária", como Peter Cleave escreveu e já citamos, "se esses carboidratos refinados, que são conhecidos por fazer tanto dano aos dentes, não tivessem também repercussões profundas em outras partes do canal alimentar durante sua passagem por ele, e em outras partes do corpo depois de serem absorvidos por esse canal".[139]

Pesquisadores da área de nutrição e autoridades de saúde pública tipicamente são ambíguas sobre a hipótese de que um só nutriente possa ser o culpado por esse espectro de doenças crônicas associadas à resistência insulínica, síndrome metabólica, obesidade e diabetes tipo 2, ou de que um só fenômeno possa ser responsável.

Por um lado, como dissemos, eles têm se manifestado dispostos a culpar as vítimas, ou pelo menos as que estão com sobrepeso e obesas, por comerem demais e se exercitarem muito pouco, e a indústria de alimentos por disponibilizar comida demais e por manipular os paladares com açúcar, sal e gordura a um tal ponto que simplesmente não conseguimos comer com a moderação necessária. Eles também entretêm a possibilidade de que a gordura alimentar, e particularmente a gordura saturada, desempenhe um papel causal único. Mas seus testes dessa hipótese da gordura alimentar na maioria falharam em sustentá-lo.

Desde os anos 1970, porém, eles consideram crendice sugerir que o açúcar seja o responsável. Desde então, bem mais de meio milhão de artigos foram publicados nas revisões feitas por pares da literatura médica sobre assuntos como obesidade e/ou diabetes, ao passo que a prevalência dessas doenças na nossa sociedade aumentou inexoravelmente. A implicação é que, se isso fosse um problema simples, certamente já o teríamos resolvido a esta altura, então ele decerto é multifatorial e complexo – duas palavras tão repetidamente evocadas para explicar a gênese dessas doenças que precisamos questionar se os termos implicam uma explicação ou uma simples falta de compreensão do problema.

A maneira como baseamos a ciência na nutrição e na pesquisa

sobre doenças crônicas também é responsável em parte por este pensamento. A confluência da dieta e da doença crônica não é uma disciplina científica na qual todos ou muitos dos pesquisadores se juntam para responder algumas perguntas criticamente importantes, embora eu pudesse argumentar que deveria ser. Os National Institutes of Health e outras agências de pesquisa financiam milhares ou dezenas de milhares de pesquisadores para responder milhares ou dezenas de milhares de pequenas perguntas, e a esperança é que dessas peças emerja uma imagem coerente. Em vez disso, o que temos é uma cacofonia e a suposição de que, se tantos pesquisadores estão estudando tantas peças diferentes do quebra-cabeças, deve se tratar de um problema muito complexo.

Mais recentemente, autoridades do jornalismo sobre alimentos e saúde também expressaram seu desprazer com as explicações de "um nutriente" para os nossos males. Eles percebem tais explicações como sendo sobremaneira simplistas, se não um tipo idealista de pensamento mágico. Isso leva, por sua vez, à noção de que a industrialização da indústria de alimentos e o processamento da maior parte dos alimentos modernos traz tantas mudanças deletérias em potencial que compreendê-las é algo que está além do reino da ciência, e que portanto deveríamos, mais ou menos, parar de tentar. Como o especialista Michael Pollan, da Universidade da Califórnia em Berkeley, tão memoravelmente colocou, deveríamos "comer comida. Não demais. Na maior parte, plantas".[140] Se fizermos isso, chegaremos tão próximo quanto possível de uma dieta saudável.

Mas a ciência trata de explicar o que observamos na natureza e de fazê-lo com a explicação mais simples possível – como Newton sugeriu, com a explicação mais simples possível que seja ao mesmo tempo verdadeira e suficiente. O processo científico, então, trata do conflito entre o desejo de acreditar em uma única explicação – em particular nossa explicação simples – e o ceticismo necessário para estabelecer de forma confiável se isso explica ou não o que observamos.

E aqui estamos de volta àquelas poucas observações que são indisputadas e que precisamos explicar. Na segunda metade do século XIX, nas populações ocidentais, e bem mais recentemente em outras, a obesidade e a diabetes tipo 2 surgiram, eventualmente para se tornar doenças dominantes nos tempos modernos. E aqueles que são resistentes à insulina, que sofrem de obesidade e diabetes tipo 2, correm mais risco de uma série de outras doenças crônicas – as doenças ocidentais, como Burkitt e Trowell as descreveram –, e essas doenças também são associadas com resistência insulínica.

Como explicamos essas observações? O que foi que mudou que poderia causar o surgimento dessas doenças em todo o mundo e a resistência insulínica que está associada com tantas delas? Que mudanças em nossas dietas e em nossos estilos de vida podem explicar essas mudanças nos padrões das doenças? Uma simples hipótese é suficiente para tal? Ou será que estamos simplesmente comendo demais e nos exercitando de menos – que é a única resposta que o establishment nutricional aceita abraçar diante de tanta evidência ao contrário? Outra resposta simples, e uma resposta mais provável, é: o açúcar.

EPÍLOGO

QUÃO POUCO AINDA É DEMAIS?

É impossível dizer. Em 1986, quando o FDA concluiu que a maior parte dos especialistas considerava o açúcar seguro (pelo menos nos níveis anuais de 19,05 quilos per capita que os administradores do FDA decidiram que estávamos então consumindo) e quando as comunidades de pesquisa relevantes se puseram de acordo quanto ao desequilíbrio calórico como a causa da obesidade e quanto à gordura saturada como a causa alimentar da doença cardiovascular, os testes clínicos necessários para responder tal questão nunca foram realizados.

A resposta tradicional à pergunta de quão pouco ainda é demais é que deveríamos comer açúcar com moderação – não demais. Mas isto é uma tautologia. Só sabemos que estamos consumindo demais ao engordarmos ou ao manifestarmos outros sintomas de resistência insulínica e síndrome metabólica. Nesse ponto, a suposição é que podemos recuar um pouco e ficar bem – beber uma ou duas bebidas adoçadas por dia em vez de três, ou, se temos filhos, deixar que nossos filhos comam sorvete só no final de semana, em vez de como um quitute diário. Mas, se demora anos ou décadas, ou até mesmo gerações, para chegarmos ao ponto em que manifestamos sintomas de síndrome metabólica, é bem possível que essas quantidades aparentemente moderadas de açúcar acabem se mostrando demais para reverter a situação e nos devolver a saúde. E se o sintoma ou a complicação da síndrome metabólica e da resistência insulínica que se manifestam for algo além de engordar – câncer, por exemplo –, aí estamos realmente sem sorte.

As autoridades (ou autoridades autoproclamadas) que pedem moderação nos nossos hábitos alimentares tendem a ser aquelas que são relativamente magras e saudáveis; elas definem moderação como o que vale para elas. Essa atitude supõe que a mesma abordagem e a mesma quantidade terão o mesmo efeito benéfico em todos nós (e que continuará a funcionar para elas, também). Se não funcionar, claro, se fracassarmos em permanecer magros e saudáveis e se nossos filhos falharem, a suposição que – novamente de forma natural – segue dessa perspectiva é que fracassamos em nossa avaliação ou em nossa moderação; comemos açúcar demais ou nossos filhos o fizeram.

Para entender melhor essa lógica tautológica, imagine a situação na qual fumantes de cigarros que não desenvolvem câncer de pulmão (ou doença cardiovascular ou enfisema) admitem *de facto* que esses fumantes que desenvolvem essas doenças são os que "fumam demais". Eles certamente estariam certos, mas ainda assim isso não nos diria o que constitui um nível saudável de consumo de cigarro, ou se "fumar com moderação" sequer existe. Quantos cigarros poderiam ser fumados sem trazer pelo menos algum mal à nossa saúde, e, assim, poderiam constituir fumar com moderação? Se dissermos nenhum, pode ser, de fato, que estejamos certos, mas aí nós redefinimos como estamos dispostos a trabalhar com o conceito de moderação. A mesma lógica também pode se aplicar ao açúcar. Se levar vinte anos seja fumando cigarros ou consumindo açúcar para que as consequências apareçam, como é que podemos saber se fumamos ou consumimos demais antes que seja tarde demais? É mais razoável decidir cedo na vida (ou cedo como pai e mãe) que *não demais* significa *o mínimo possível*?

Relembremos o pensamento de Priscilla White, que foi trabalhar em 1924 com Elliott Joslin em sua clínica de diabetes em Boston e supervisionou o tratamento dos casos pediátricos. "Nenhuma criança pode crescer sem uma bola de sorvete uma vez por semana"[1], White dissera, embora a tradução desta crença na prática clínica requereria que as crianças que comessem uma bola semanal de sorvete também tivessem que injetar mais insulina ao longo de suas vidas do que as crianças cujos pais e médicos tivessem tido uma abordagem mais restritiva. Se White tivesse sabido (como não era possível saber na época) que comer uma bola por semana de sorvete *e* tomar mais insulina em resposta faria as crianças sofrerem complicações mais sérias de suas diabetes e morrerem mais cedo do que aquelas que se abstivessem do sorvete, será que isso teria influenciado seu pensamento? Eu apostaria que sim; também apostaria que ela desejaria saber o aumento no fardo das doenças e a diminuição da longevidade por bola de sorvete consumido, se tal coisa fosse possível – como os pais quereriam saber – antes de decidir se uma bola de sorvete por semana era "demais" para essas crianças. E se essas crianças nunca comessem sorvete, será que sentiriam a falta mais do que uma criança que nunca adquire o hábito de fumar sente falta da oportunidade, quando adulto, de se permitir ocasionalmente um cigarro?

Qualquer discussão de quão pouco açúcar ainda é demais também precisa levar em conta a possibilidade de que o açúcar seja uma droga e talvez viciante. Até mesmo se as pessoas "simplesmente agem como se fosse"[2], como Charles C. Mann escreveu, isto sugere a possibilidade de que ter a oportunidade de consumir pelo menos algum açúcar (ou sorvete) só é significativo em um mundo no qual o consumo substancial do açúcar é a norma, virtualmente inevitável, e no qual todo mundo o consome. Tentar consumir açúcar em moderação, independente de como se defina isso, em tal mundo é provavelmente tão passível de fracasso para alguns de nós do que tentar fumar cigarros com moderação – apenas alguns poucos cigarros por dia, em vez de um maço. Conseguindo ou não evitar quaisquer efeitos crônicos significativos ao fazê-lo, podemos não ser capazes de gerenciar nossos hábitos, ou gerenciar nossos hábitos pode se tornar o tema dominante em nossas vidas (assim como racionar os doces de nossos filhos pode ser visto como um tema dominante na criação de crianças). Alguns de nós certamente acham mais fácil não consumir nenhum açúcar do que consumir pouco – nenhuma sobremesa, em vez de uma colher ou duas antes de empurrar o prato. Se o consumo de açúcar pode ser um caminho perigoso, então advogar moderação não é um conceito significativo.

Também podemos tentar definir "demais" de um ponto de vista populacional – talvez amplamente demais, de forma míope demais. A estimativa de George Campbell dos anos 1960, de 31,75 quilos de açúcar per capita antes do surgimento da epidemia de diabetes pode ser razoável, e a suposição de 1985 do relatório do FDA de que 19,05 é uma quantidade segura também pode ter sido, mas o surgimento da epidemia de diabetes e a diabetes em si são duas coisas diferentes. Se o fusível da epidemia da diabetes é acendido uma geração ou mais antes da explosão da diabetes, se a predisposição para se tornar insulinorresistente, obeso e diabético é passada e amplificada de mãe para filho no útero, então se torna muito mais difícil estabelecer em que nível de consumo de açúcar uma população, que dirá um indivíduo, permanece saudável, ou volta a se tornar saudável quando não o é. O que parece ser um limite de 31,75 quilos per capita anuais pode ser na verdade um limite de 13,60 uma, duas ou três gerações antes. Uma vez que cruzamos esse limite e estamos a caminho de nos tornar uma população obesa e diabética, é provável que tenhamos nos tornado diferentes fisiologicamente, que as crianças em uma população que tem consumido uma quantidade significativa de comida há gerações foram programadas de forma diferente a responder a um ambiente rico em açúcar em relação àqueles que nasceram antes. Pode ser que não haja volta, ou não sem mudanças drásticas em nossa dieta. A pesquisa existente não nos possibilita saber.

Na minha mente, fico voltando a algumas observações – mesmo que não científicas – que me fazem questionar a validade de qualquer definição de moderação no contexto do consumo de açúcar. Uma é a sugestão por médicos hindus há mais de dois mil anos de que o consumo de açúcar poderia fornecer tanto a nutrição *quanto* a corpulência, e a de que, como Frederick Allen observou, a diabetes pode ser causada pela ingestão do açúcar, em parte por causa do cheiro doce da urina e em parte porque a diabetes parecia ser então uma doença exclusivamente dos ricos, os quais eram os únicos a poderem se dar o luxo de consumir açúcar e farinha. ("Esta incriminação definitiva dos principais alimentos ricos em carboidratos", como Allen escreveu, "é, portanto, livre de ideias químicas preconcebidas e baseia-se, senão em acaso puro, em observações clínicas puras."[3])

Então teve Thomas Willis nos anos 1670, o primeiro físico na Europa a observar o sabor e o cheiro doce da urina de diabéticos, apesar de uma longa tradição entre médicos europeus na época de se experimentar a urina como uma técnica de diagnóstico. Por que os médicos até então não o tinham percebido, por mais primitiva que a arte do diagnóstico fosse? A identificação feita por Willis da diabetes e da doçura da urina calha de coincidir com a primeira grande entrada de açúcar na Inglaterra vindo das colônias do Caribe e com o primeiro uso de açúcar para adoçar o chá, que agora estava sendo importado para a Inglaterra desde a China.

Outras observações que ressoam comigo quando me debato com o conceito de moderação incluem um dos comentários de Frederick Slare em 1715 em seu "Vindication of Sugars Against the Charges of Dr. Willis" [Defesa do açúcar contra as acusações do dr. Willis]. Numa época em que o açúcar estava recém começando a fazer sua transição na Inglaterra, do "luxo dos reis para o luxo régio", de Sidney Mintz, Slare observou que as mulheres que se importavam com suas aparências mas que "tinham inclinação para engordar" talvez devessem evitar o açúcar, porque ele "pode levá-las a ficar mais gordas do que elas gostariam".[4] Numa veia similar, o advogado francês que virou gastrônomo Jean Anthelme Brillat-Savarin sugeriu em 1825, em *A fisiologia do gosto*, talvez o livro mais famoso jamais escrito sobre alimentação, que a obesidade era causada pelo consumo de amido e pão ("fécula" ou "alimentos farináceos", ele os chamava) e que esse processo de engorde ocorre "mais rápida e seguramente"[5] quando tais alimentos são consumidos com açúcar. Nos anos 1860, o médico português Abel Jordão comentou que o açúcar era provavelmente um agente engordante, por sua vez levando Charles Brigham de Harvard a observar que mulheres jovens de sua era, preocupadas com a "aparência esquelética que seus ombros e braços apresentavam quando expostos"[6], haviam passado a consumir água com açúcar para engordar um pouco e parecer mais femininas.

Em todos esses casos, até mesmo os ricos provavelmente consumiam menos açúcar do que a estimativa de 31,75 de Campbell ou os 19,05 do FDA. Quando Slare fez sua observação, em 1715, os ingleses estavam consumindo, na média, talvez 2,26 quilos de açúcar por ano.

Combine essas observações com a pesquisa que implica o alto índice de açúcar no sangue e a resistência insulínica no ambiente intrauterino – a influência da programação metabólica nas gerações futuras – e isso sugere que nosso consumo de açúcar ao longo dos séculos pode ter transformado a espécie. Transforme um ambiente de forma tão dramática – como o açúcar transformou o que comemos e bebemos no nosso – e a espécie nesse ambiente vai ser transformada, também. Isso sugere que a resposta dos indivíduos de hoje para qualquer quantidade de açúcar é vastamente diferente do que seria séculos atrás. Talvez possamos tolerar menos, talvez mais; só podemos especular. Tampouco podemos dizer como o consumo de açúcar em uma população ao longo de gerações muda o padrão de doenças crônicas que surgem e que trabalham para encurtar vidas, e como isso se difere, como Denis Burkitt teria apontado, em populações diferentes com genéticas diferentes.

Imagine, por exemplo, um experimento hipotético: uma população de indivíduos que nunca consumiram açúcar refinado em qualquer quantidade, a não ser pelo que comem naturalmente em frutas e verduras. Essa população é dividida em duas e então acompanhada por várias gerações. Uma população tem acesso ao açúcar refinado e ao xarope de milho rico em frutose e os consome em quantidades cada vez mais crescentes, e a outra continua sua existência relativamente livre de açúcar. Ambas as populações têm acesso aos mesmos avanços em cuidados médicos e saúde pública à medida que as gerações se desenrolam. Será que ambas terminam com o mesmo espectro de doenças crônicas – níveis similares de doença cardiovascular, diabetes, câncer e demência? E se a população consumidora de açúcar, como estou sugerindo, fica com o fardo mais pesado das doenças crônicas, e então cessa de consumir açúcar, quantas mais gerações teriam de se suceder até que as duas populações se equivalessem novamente? Viriam a se equivaler algum dia?

Esse experimento só pode existir na nossa imaginação – na vida real, todas as populações foram colocadas em dietas ricas em açúcar. Daí que não sabemos o que "normal" ou "saudável" pareceria em um mundo livre de açúcar ou até mesmo pobre em açúcar. Não sabemos o que teria acontecido com a nossa espécie. Será que engordaríamos à medida que envelhecemos? Será que nosso colesterol LDL, nossos triglicerídios e nossa pressão sanguínea aumentariam com a idade? Será que nos tornaríamos cada vez mais intolerantes à glicose e resistentes à ação da insulina? Quanto viveríamos, na média? Que doenças acabariam por nos matar? Essas perguntas não podem ser respondidas.

Imaginar um experimento desses também nos ajuda a entender por que futuras pesquisas talvez nunca sejam capazes de resolver essas questões definitivamente. Isso tem a ver com o ponto que levantei anteriormente, reconhecendo que as evidências contra o açúcar não são definitivas, por mais convincentes que eu pessoalmente as considere. Digamos que estipulemos aleatoriamente indivíduos da nossa população para comer uma dieta moderna com ou sem açúcar nela. Já que virtualmente todos os alimentos processados têm açúcar adicionado ou como a maior parte dos pães são feitos com açúcar, a população à qual se pede que evite açúcar estaria simultaneamente evitando todos os alimentos processados, também. Eles reduziriam dramaticamente seu consumo do que Michael Pollan chamou, memoravelmente, de "substâncias assemelhadas a alimentos"[7] e, se ficassem saudáveis, aí haveria uma série de razões possíveis para explicá-lo. Talvez comessem menos grãos refinados de qualquer tipo, menos glúten, menos gordura trans, conservantes ou flavorizantes artificiais? Não teríamos como, na prática, saber com certeza.

Poderíamos tentar reformular todos esses alimentos para que eles sejam feitos sem açúcar, mas então eles não terão o mesmo sabor – a menos, é claro, que substituamos o açúcar por adoçantes artificiais. Nossa população escolhida aleatoriamente para consumir o mínimo de açúcar possível provavelmente perderá peso, mas não saberemos se isso aconteceu porque comeram menos açúcar, ou porque comeram menos calorias de todos os tipos. De fato, virtualmente todos os conselhos de dieta padecem desta mesma complexidade: esteja você tentando evitar glúten, gordura trans, gordura saturada ou carboidratos refinados de todos os tipos, ou só tentando cortar calorias – comer menos e comer de forma saudável –, um resultado final deste conselho é que você está frequentemente evitando alimentos processados que contêm açúcar e uma série de outros ingredientes. Se nos beneficiamos, não sabemos dizer exatamente por quê. É complicado demais.*[8] Orientações de dieta que recomendam que comamos alimentos integrais e que evitemos alimentos processados (substâncias assemelhadas a alimentos) removem virtualmente todos os açúcares refinados por definição; orientação de dieta no sentido de evitar açúcar significa, por definição, que evitemos virtualmente todos os alimentos processados.

Adoçantes artificiais (adoçantes não calóricos, como o USDA os chama) como substitutos para o açúcar turvam essas águas ainda mais. Uma grande parte da ansiedade sobre esses adoçantes foi gerada nos anos 1960 e 1970 pela pesquisa – financiada em parte pela indústria do açúcar, como vimos – que levou ao banimento dos ciclamatos como um possível carcinogênico e pela sugestão de que a sacarina pudesse causar câncer (ou pelo menos em ratos, em doses extraordinariamente altas). Embora essa ansiedade em particular tenha diminuído com o tempo, foi substituída pela sugestão de que talvez esses adoçantes artificiais possam causar síndrome metabólica, e assim obesidade e diabetes.[9]

Essa conjectura vem primeiramente de estudos epidemiológicos que mostram uma associação entre o uso de adoçantes artificiais, de um lado, e obesidade e diabetes do outro. Mas se isso significa que adoçantes artificiais *causam* obesidade e diabetes é, de novo, impos-

---

* A dieta que muitas autoridades de saúde pública acreditam ser a mais saudável é conhecida como DASH – Abordagens Alimentares para Brecar a Hipertensão. Os autores do primeiro estudo sobre DASH o descrevem como "rica em frutas, legumes e alimentos lácteos pobres em gordura e com gordura saturada reduzida e gordura total reduzida". Um objetivo primário dessa prescrição alimentar é fornecer doses significativas de potássio, magnésio e cálcio, com a suposição de que por sua vez baixarão a pressão sanguínea. Mas também proíbe o açúcar, doces e bebidas adoçadas a não ser sucos de frutas. Seus benefícios podem ser decorrentes dessa restrição assim como de qualquer outra.

sível de determinar. É provável que as pessoas que são predispostas a ganhar peso e se tornar diabéticas também sejam as pessoas que usam adoçantes artificiais em vez de açúcar. Os últimos artigos que revisam esse assunto de possíveis perigos decorrentes de adoçantes artificiais sugerem que as evidências estão longe de serem definitivas. Embora a possibilidade de que o consumo de adoçantes artificiais leve a aumentos de morbidade e mortalidade, isso parece improvável.

Como Philip Handler, chefe da National Academies of Sciences, sugeriu em 1975, ou como o presidente Teddy Roosevelt o fez em 1907, o que queremos saber é se o uso de adoçantes artificiais ao longo de toda uma vida – ou até mesmo ao longo de alguns anos ou décadas – é melhor ou pior para nós do que seja qual for a quantidade de açúcar que consumiríamos no lugar. É difícil para mim imaginar que o açúcar teria sido a escolha mais saudável. Mas a pesquisa não consegue afirmar mais nada *definitivamente* sobre essa questão do que consegue afirmar sobre os efeitos a longo prazo de se consumir açúcar. Pesquisas de laboratórios identificaram mecanismos pelos quais adoçantes artificiais *podem* disparar respostas fisiológicas no corpo similares às disparadas pelo açúcar. Nós temos receptores de sabor doce nas nossas vísceras e tratos digestivos, bem como em nossas bocas, por exemplo, e assim as mesmas moléculas que disparam esses e enganam o cérebro fazendo-o pensar que estamos consumindo açúcar podem enganar o corpo, também[10]. Se o faz, porém, há pouca evidência de que resulte em efeitos deletérios na ingestão de alimentos, na síndrome metabólica e no peso corporal do tipo observado com o próprio açúcar. Se o objetivo é se livrar do açúcar, então substituí-lo por adoçantes artificiais é uma maneira de fazê-lo. Se o consumo de adoçantes artificiais ao longo de anos ou décadas traz seus próprios efeitos nocivos, ou evita que nos beneficiemos integralmente de uma dieta livre de açúcar, é algo que a pesquisa existente não sabe dizer.

A comunidade científica pode certamente desempenhar um papel melhor do que no passado ao testar essas questões. Mas pode ser que tenhamos uma longa espera até que as autoridades de saúde pública financiem tais estudos e nos forneçam as respostas definitivas que buscamos. O que fazemos até lá?

Em última análise e de forma bastante óbvia, a pergunta de quanto é demais se torna uma decisão pessoal, exatamente como todos nós decidimos, como adultos, que nível de álcool, cafeína ou cigarros vamos consumir. Argumentei aqui que existem evidências suficientes para que consideremos o açúcar como sendo muito provavelmente uma substância tóxica e para tomarmos uma decisão informada sobre a melhor maneira de equilibrar os prováveis riscos com os benefícios. Porém, a fim de saber que benefícios são esses, é útil ver como a vida é sem o açúcar. Ex-fumantes de cigarros (entre os quais me incluo) lhe dirão que era impossível para eles entender intelectualmente ou emocionalmente como seria a vida sem cigarros até que o largaram; que ao longo de semanas ou meses, ou até mesmo anos, foi uma luta constante. Então, um dia, eles chegaram num ponto em que não conseguiam imaginar fumar um cigarro e não conseguiam imaginar por que haviam algum dia começado, menos ainda achá-lo desejável.

Uma experiência similar é provavelmente verdade para o açúcar – mas até que tentemos viver sem ele, até que tentemos sustentar o esforço por mais do que alguns dias, ou pelo menos por algumas semanas, nunca saberemos.

AGRADECIMENTOS

Este é meu terceiro livro sobre nutrição e doenças crônicas. É um produto de minhas reportagens sobre o assunto dos últimos anos da década 1990 em diante tanto quanto os outros dois. Continuo grato e em dívida a muitas centenas de pesquisadores e autoridades de saúde pública que graciosamente me concederam seu tempo para ser entrevistados, e aos editores, leitores e assistentes de pesquisa que ajudaram a dar forma àqueles projetos anteriores e torná-los possíveis.

Este livro teve sua gênese em 23 de janeiro de 2008, quando recebi um e-mail de Lynn Rogut, então vice-diretora do Robert Wood Johnson Foundation Investigator Awards em programa de Pesquisa em Políticas de Saúde. O e-mail de Lynn sugeria que eu me candidatasse para uma das generosas bolsas do programa, o que eu rapidamente fiz. Minha proposta explicava a base deste livro, e receber um Investigator Award em Pesquisa sobre Políticas de Saúde da RWJF o tornou possível. Para todos do programa RWJF, sou profundamente grato, em especial a David Mechanic, Lynn Rogut e Cynthia Church na Rutgers, que supervisionaram o programa durante os três anos da minha bolsa. Também fico em dívida com a Universidade da Califórnia, Berkeley, e o falecido (e muito saudoso) Pat Buffler, e seus colegas Amber Sanchez e Theresa Saunders na Escola de Saúde Pública, que administraram a bolsa e forneceram base acadêmica para minha pesquisa.

O capítulo 8, "Defendendo o açúcar", começou sua existência como um artigo "Sweet Little Lies" [Pequenas doces mentiras] na edição de novembro/dezembro de 2012 da revista *Mother Jones.* Esse artigo foi uma joint venture com Cristin Kearns, que se apresentou a mim pela primeira vez em fevereiro de 2011, depois de uma palestra que dei em uma livraria independente de Denver. Cristin era nessa época uma dentista, mas ela me contou como tomara para si investigar a indústria do açúcar e que havia descoberto um depósito de documentos confidenciais da Sugar Association, Inc. expondo sua estratégia de relações públicas nos anos 1970. Esses documentos se tornaram a base do artigo para *Mother Jones* e agora também do capítulo 8. As habilidades investigativas de Cristin, sua escrita e seu pensamento crítico foram indispensáveis para ambos. (O artigo pode ser lido on-line em: http://www.motherjones.com/enviroment/2012/10/former-dentist-sugar-industry-lies.) Também preciso agradecer à equipe de *Mother Jones* que conduziu o artigo até sua publicação – em especial Mike Mechanic (filho de David), Maya Dusenberry, Maddie Oatman, Elizabeth Gettleman e Cathy Rodgers.

Os argumentos que em última análise constituem a acusação contra o açúcar tiveram uma primeira veiculação pública em abril de 2011 no artigo de capa da *New York Times Magazine* chamado "Is Sugar Toxic?" [O açúcar é tóxico?]. Sou grato a Hugo Lindgren, Vera Titunik, David Ferguson e a equipe da revista (de 2011) por me ajudar a tornar esses argumentos adequados ao consumo público.

Eu gostaria de agradecer a Clarke Read e Maya Dusenberry (de novo) por sua grande ajuda com a pesquisa para este livro, e a Nathan Riley, Devon Simpson e Ethan Litman, que também contribuíram com suas habilidades de pesquisa. Sou grato a Dan Palenchar e a meu velho e querido amigo Scott Schneid por fazerem o que podiam para eu entender os fatos. Mark Friedman, Michael Rosenbaum e Robert Kaplan dedicaram tempo à leitura do rascunho deste livro e me ajudaram a alinhar meus pensamentos, e também por isso sou agradecido. Quaisquer erros que tenham permanecido, é claro, são de minha responsabilidade apenas. Eu gostaria de agradecer a Jeffrey Mifflin, arquivista do Massachusetts General Hospital em Boston, e a Stacey Peeples, curadora-arquivista chefe no Pennsylvania Hospital na Filadélfia, pela ajuda generosa em fornecer dados de pacientes de diabetes internados em seus hospitais que remontavam ao século XIX.

Sou grato à minha agente, Kris Dahl da ICM, pelo que agora são três décadas de apoio incondicional. E eu não poderia ser mais agradecido a meu editor, Jonathan Segal, na Knopf, que apoiou minha escrita sobre nutrição desde o início e, no processo, me apoiou como escritor. Ele é o tipo de editor que todo autor sonha em ter. Eu também gostaria de agradecer, na Knopf, à assistente editorial Julia Ringo, ao publicista Jordan Rodman, à gerente de produção Claire Ong e à designer de texto Maggie Hinders. E um obrigado especial à editora de produção Victoria Pearson.

Todos os meus três livros sobre nutrição e doenças crônicas são, em última análise, apelos por uma melhor ciência da nutrição, e pelos rigorosos estudos clínicos necessários para testar suposições críticas sobre a dieta saudável que tem sido publicamente abraçada ao longo dos anos como dogma. Laura e John Arnold e seus colegas na Laura and John Arnold Foundation abraçaram essa crença de que mais e melhores pesquisas críticas sobre nutrição são necessárias para a saúde da nação, e têm agido a respeito de forma filantrópica. Por isso sempre serei grato. Eu também gostaria de agradecer a todos os meus colegas ao longo dos anos na Nutrition Science Initiative por seu apoio e amizade, e por tornarem possível financiar e facilitar o que consideramos o primeiro estágio de estudos necessários.

Se o meu viés contra o açúcar não estiver ofuscantemente claro agora, então vou estabelecê-lo para além de qualquer dúvida ao dizer que sou profundamente grato também àqueles pesquisadores e médicos que tiveram a ousadia de se posicionar contra o açúcar, sabendo que pelo menos uma parte de seus colegas de profissão os criticariam por fazê-lo. Peter Cleave e John Yudkin desempenharam papéis fundamentais, como discuto no livro, e deveriam receber um agradecimento de todos por isso. Robert Lustig da Universidade da Califórnia, San Francisco, recentemente tomou a tocha de Yudkin e tem sido especialmente eficaz em forçar discussões públicas e científicas sobre açúcar e saúde. Richard Johnson da Universidade do Colorado continua a fazer uma pesquisa única e vitalmente importante, e receio não ter dado a ela nem de longe o tratamento e a discussão que merece. Por questões narrativas, a contribuição de William Dufty para esta sempre envolvente controvérsia – o enorme best-seller *Sugar Blues: O gosto amargo do açúcar*, publicado pela primeira vez em 1975 – não é mencionado nessas páginas, mas ainda assim precisa ser reconhecido e agradecido. Eu gostaria de agradecer e reconhecer Connie Bennett, Nancy Appleton, Ann Louise Gittleman e os vários outros nutricionistas, especialistas em dietas e médicos-autores que publicamente adotaram esta causa.

Finalmente, minha mulher, Sloane Tanen, em última análise possibilitou esse livro com seu amor, apoio e bom humor, para não mencionar sua alegre disposição, final de semana após final de semana, ano após ano, de levar nossos meninos a casas de amigos e eventos esportivos (enquanto ocasionalmente cantarolava "Cat's in the Cradle") enquanto o pai deles se retirava para o escritório mais uma vez para trabalhar em um livro ou lutar contra moinhos. Para esses meninos, Nick e Harry, como sempre, vai meu eterno obrigado, por me lembrarem por que faço isso, e, enquanto isso, por manterem seu senso de humor.

Notas

1 Epígrafes. "Discouraging for Sugar Consumers", 1857.
2 Chaudhuri e Esterl 2016.

Nota do autor

1 CDC "Obesity and Overweight", 2016.
2 Menke et al. 2015.
3 ACS 2016.

Introdução: Por que diabetes?

1 Citado por Feudtner 2003: p. 45.
2 Ibid.: p. 45-48. Ver também Wright 1990: p. 325.
3 Fitz e Joslin 1898.
4 Ibid.
5 Joslin 1921.
6 NIDDK 2012.
7 WHO 2015.
8 Helmchen e Henderson 2004.
9 Tattersall 2009: p. 10.
10 Aretaeus 1837: p. 1-3.
11 Rollo 1798.
12 Vaughan 1818.
13 E-mail, Jeffrey Mifflin, arquivista do Massachusetts General Hospital, 15 jan. 2014.
14 Saundby 1891: p. 1, 26, 34.
15 Osler 1892: p. 296.
16 Osler 1901: p. 418.
17 Osler 1909: p. 409.
18 Dados de internações anuais por diabetes no Pennsylvania Hospital foram fornecidos por Stacey Peeples, arquivista-chefe do Pennsylvania Hospital, em um e-mail de 12 mar. 2009.

19 Joslin 1934.
20 Emerson e Larimore 1924.
21 Joslin 1934.
22 Menke et al. 2015.
23 Gregg et al. 2014.
24 CDC "National Diabetes Statistics Report", 2014.
25 VHA 2011.
26 ADA 2014.
27 Khardori 2015.
28 ADA 2013.
29 Saundby 1901.
30 Wilder 1940: p. 38.
31 Joslin 1950.
32 West 1978: p. ix.
33 Saundby 1908; Reed 1916.
34 Xu et al. 2013.
35 Sagild et al. 1966; Schaefer 1968.
36 Mouratoff et al. 1967.
37 Mouratoff and Scott 1973.
38 Jørgensen et al. 2012.
39 Young et al. 2000.
40 Abraham 2011.
41 West 1974.
42 Sugarman et al. 1990.
43 West 1978; Zimmet et al. 2001; IDF 2015.
44 West 1974.
45 Emerson and Larimore 1924.
46 National Analysts 1974: p. 33.
47 Bruce and Crawford 1995: p. 213.
48 McGandy and Mayer 1973.
49 Ver, por exemplo, NAS 1975.
50 WHO 2015.
51 Programa *Today* 1976.
52 Ver, por exemplo, DePue et al. 2010; Mau et al. 2010.
53 CDC "Long-Term Trends in Diabetes", 2014.
54 Starling 2009.
55 *PBS NewsHour* 2010.
56 NIDDK "Nonalcoholic Steatohepatitis", 2014.
57 O CDC estima os custos diretos e indiretos da doença cardiovascular e derrames em 315 bilhões de dólares por ano; câncer em 157 bilhões; diabetes em 245 bilhões, e obesidade (estimativa de 2008) em 147

bilhões (CDC "Chronic Disease Overview" 2016). A Rand Corporation estimou o custo monetário total da demência, incluindo o mal de Alzheimer, entre 157 bilhões de dólares e 215 bilhões de dólares (Hurd et al. 2013).

58 Ver, por exemplo, Guthrie 2007.
59 Ver https://en.wikiquote.org/wiki/Isaac_Newton.
60 Ver https://en.wikiquote.org/wiki/Albert_Einstein.
61 Ver, por exemplo, NIDDK 2011: p.117-38.
62 ALA 2014: p. 5.
63 West 1978: p. ix.
64 Ver, por exemplo, Doll e Hill 1964.
65 Ver, por exemplo, Reynolds 2014; Seidenberg 2015.
66 Ventura et al. 2011.
67 Ver, por exemplo, Bray et al. 2004; Pollan 2002.
68 Entrevista, Marion Nestle, 5 jan. 2011.
69 Wells 2014.
70 Landa 2012.
71 Tappy e Lê 2010.
72 Ver, por exemplo, Putnam and Haley 2003. USDA.
73 Ver tabela 49 e tabela 50 em http://www.ers.usda.gov/data-products/sugar-and-sweeteners-yearbook-tables.
74 Glinsmann et al. 1986.
75 USDA 2016.
76 Ver tabela 51 e tabela 52 em http://www.ers.usda.gov/data-products/sugar-and-sweeteners-yearbook-tables.
77 Citado em Strom 2012.

Capítulo 1: Droga ou alimento?

1 Dahl 1984: p. 33.
2 Pollan 2001: p. 18.
3 Mintz 1985: p. 99.
4 Richardson 2002: p. 292-93.
5 Ellestad-Sayad et al. 1978.
6 Deerr 1950: p. 529.
7 Ripperger 1934.
8 Mann 2011: p. 289.
9 Mintz 1985: p. 100.
10 Ibid.: p. 99.
11 Courtwright 2001: p. 29.

12 Citado em Pendergrast 1993: p. 194.
13 Ibid.: p. 439.
14 Citado em ibid.: p. 24-25.
15 Weiss 1950: p. 2.
16 Ferguson 2002: p. 13.
17 Mann 2011: p. 372.
18 Barker et al. 1970.
19 Mintz 1985: p. 186.
20 Wilde 1908: p. 106.
21 Slare 1715: p. 8.
22 Steiner 1977.
23 Ver, por exemplo, Bramen 2010.
24 Mintz 1991.
25 "Sugar Institute Is Organized Here", 1928.
26 Blass 1987.
27 Gardner 1901.
28 Ors et al. 1999.
29 Kare 1975.
30 Editorial, *The New York Times*, 1886.
31 Plice 1952.
32 "Suppose We Had No Sugar", 1884.
33 Ver, por exemplo, Avena et al. 2008; Schmidt 2015.
34 Ahmed 2012.
35 Citado em "Concerning Sugar as a Cure for Inebriety", 1909.
36 AA 2001: p. 133-134.
37 "Scarcity in Sugar Puzzles Officials", 1919.
38 "Candy Stores Get Old Saloon Trade", 1920.
39 "Tell of Big Drop in Our Use of Whisky", 1925.
40 Deerr 1950: p. 490-491, 532.
41 Woloson 2002: p. 187.
42 "Concerning Sugar as a Cure for Inebriety", 1909.
43 Programa *Today* 1976.

Capítulo 2: Os primeiros dez mil anos

1 Brillat-Savarin 1986: p. 104.
2 Warner 2011: p. 169-170.
3 Root e de Rochemont 1976: p. 40-41.
4 Warner 2011: p. 162.
5 Galloway 1989: p. 2-3.

6 Warner 2011: p. 147.

7 Sobre a história do açúcar e da cana-de-açúcar, ver, por exemplo, Prinsen Geerligs 2010; Deerr 1949; Deerr 1950; Aykroyd 1967; Mintz 1985; Richardson 2002 (17% de açúcar: p. 69); Abbott 2007.

8 Cohen 2013.

9 Mintz 1985: p. 22.

10 Ver, por exemplo, Stare "Sugar Is a Cheap Safe Food" 1976.

11 Mintz 1985: p. 22.

12 Pennington e Baker 1990.

13 Deerr 1949: p. 68.

14 Ibid.: p. 92.

15 Mintz 1985: p. 28.

16 Phillips 1985: p. 93.

17 Prinsen Geerligs 2010.

18 Mintz 1985: p. 82.

19 Aykroyd 1967: p. 26.

20 Mintz 1985: p. 99.

21 Walvin 1997: p. 99.

22 Montanari 1994: p. 120-121.

23 Braudel 1992: p. 191.

24 Mann 2011: p. 139.

25 Como a correlação era tão próxima, esta história é contada tanto nos livros sobre a história do açúcar quanto nos livros sobre a história da escravidão. Foi-me de especial serventia Phillips 1985.

26 Deerr 1949: p. 115-123.

27 Ibid.: p. 104.

28 Ibid.: p. 138.

29 Huetz de Lemps 1999: p. 385.

30 Deerr 1949 (Jamestown: p. 148; Barbados e Jamaica: p. 158-166; quantidade de escravos em Barbados: p. 166; *nota de rodapé*: p. 106-108).

31 Esta estimativa é da slavevoyages.org, e é considerada a estimativa mais acurada disponível.

32 Ferguson 2002: p. 61.

33 Proctor 2011: p. 49.

34 Sobre isto e para a história da taxação, ver Mintz 1985: p. 188-195; Strong 1954: p. 87-107.

35 Burrows e Wallace 1999: p. 72.

36 Deerr 1950: p. 462.

37 Burrows e Wallace 1999: p. 120.

38 Mintz 1991.
39 Mintz 1985: p. 96.
40 "House of Commons", 1873.
41 Moore 1890.
42 Deerr 1950 ("À habilidade científica: p. 475; "no Tâmisa": p. 478).
43 Woloson 2002: p. 31.
44 Warner 2011: p. 19.
45 Ibid ("ser contada": p. 91).
46 Comparação baseada em Anon.
47 "Columbus Brought First Sugar Cane", 1921, baseando-se nas estatísticas de Deerr (Deerr 1950: p. 462) de que pelo menos dez refinarias estavam em operação na cidade de Nova York.
48 Mintz 1985: p. 129-147.
49 Twain 2010: p. 2.
50 Hess e Hess 2000: p. 57-60.
51 Pennington e Baker 1990: p. 132.
52 Woloson 2002: p. 33-40 ("amostra de prestígio adulto [...] um estabelecimento para crianças": p. 33).
53 Richardson 2002: p. 327.
54 "Candy Trade's Growth", 1903.
55 Woloson 2002: p. 144-150.
56 CandyFavorites.com, em http://www.candyfavorites.com/shop/history-american-candy.php.
57 Quinzio 2009: p. 75-102.
58 Woloson 2002: p. 88.
59 Esta e outras invenções estão em Quinzio 2009: p. 127, 173, 174, 175.
60 Quinzio 2009: p. 159; Pendergrast 1993: p. 13.
61 Esta história foi tirada principalmente de Pendergrast 1993 ("concorrentes magníficos": p. 463; "não conheço nada": p. 89; e "um valioso Tônico Cerebral": p. 29).
62 Stoddard 1997 (vendas do xarope: p. 26-28).
63 Babst 1940: p. 57-59.
64 "To Be Record Year in Use of Sugar", 1921.
65 "Much Food Value in Soft Drinks", 1919.

Capítulo 3: O casamento do tabaco e do açúcar

1 Weiss 1950: p. 2.
2 Para números de mortes anuais de câncer de pulmão, ver Proctor 2011: p. 57.

3 Proctor 2011: p. 33.
4 Weiss 1950: p. 2.
5 Ibid.: p. 6.
6 Garner 1946: p. 436.
7 Proctor 2011: p. 34.
8 Proctor 2011: p. 34.
9 Weiss 1950: p. 18.
10 Proctor 2011: p. 34.
11 Garner 1946: p. 442.
12 Proctor 2011: p. 31.
13 Tilley 1972: p. 512.
14 Weiss 1950: p. 31.
15 Ibid.: p. 514.
16 Weiss 1950: p. 5.
17 Tilley 1972: p. 622-623.
18 Weiss 1950: p. 39.
19 Ibid.: p. 45.
20 Talhout et al. 2006.
21 Elson et al. 1972.
22 Weiss 1950: p. 64-65.

Capítulo 4: Um mal peculiar

1 Courtwright 2001: p. 98.
2 Orwell 1958: p. 32.
3 Ver, por exemplo, Krauss 1947 sobre a indústria de refrigerantes.
4 Ripperger 1934.
5 Pendergrast 1993 (225%: p. 174; "tomavam no café da manhã": p. 174).
6 Marks e Maskus 1993.
7 Borrell e Duncan 1993; Hannah e Spence 1996: p. 46-47.
8 Babst 1940: p. 23.
9 "The Bitter End", 1945.
10 "Business: Chadbourne Home", 1931.
11 Schmitz e Christian 1993; Walter 1974; Babst 1940.
12 Belair 1937.
13 Swift 1937.
14 Quinzio 2009: p. 177.
15 Pendergrast 1993: p. 176-177.
16 Krauss 1947.

17 White 1945.
18 Williams 1945.
19 White 1945.
20 Flanagan 1943.
21 "100,000,000 Pounds of Candy for Army", 1944.
22 "War Changing Our Eating Habits", 1944.
23 "100,000,000 Pounds of Candy for Army", 1944.
24 Stoddard 1997: p. 95-98.
25 Pendergrast 1993 ("amigos e consumidores [...] amostragem e expansão": p. 212; *nota de rodapé*: p. 210; "àqueles dois bilhões de consumidores [...] quando pensamos no comunismo": p. 236).
26 Ibid.: p. 232.
27 Stoddard 1997: p. 12-131.
28 Pendergrast 1997: p. 269.
29 Quinzio 2009: p. 200.
30 Hamilton 2009.
31 Lovegren 2012: p. 213.
32 ERS 2015.
33 Bruce e Crawford 1995.
34 Ibid.: p. 10-59 ("as causas da indigestão": p. 17).
35 Ibid.: p. 50-51.
36 Ibid.: p. 214.
37 Ibid.: p. 103.
38 Ibid.: p. 106.
39 Ibid. ("trocando carboidratos [...] o valor nutricional": p. 106; "uma organização caritativa": p. 108).
40 Ibid. ("fosse sua salvação": p. 109; "toda essa doçura [...] um fracasso nutricional": p. 111).
41 Ibid.: p. 111.
42 Ibid.: p. 240.
43 Ibid. ("Tem o sabor de bala": p. 158; "milk-shake de chocolate": p. 155; "Comer qualquer um": p. 261).

Capítulo 5: A primeira (má) ciência

1 "Sugar", 1856.
2 Willaman 1928.
3 Ver, por exemplo, Emerson e Larimore 1924 (diabetes); Thorne 1914 (câncer); Dix 1904 (reumatismo); "Concerning Sugar as a Cure for Inebriety", 1909 (pedra na vesícula, icterícia, doença do fígado,

inflamação, indigestão gasosa e insônia); "Americans Saturated with Sugar" 1928 (úlceras e doenças intestinais); Lawrie 1928 ("instabilidade nervosa"); "Calls Sugar a Human Bane", 1910 ("um povo degenerado").

4 Gibson 1917.

5 Sobre a história da nutrição e as raízes da nutrição moderna, ver, por exemplo, Lusk 1933; Rose 1929.

6 Atwater 1888.

7 Karolinska Institute 1977.

8 Ver Flexner 1910; Ludmerer 1988 (Bowditch: p. 37); Shryock 1979; Rosenberg 1987.

9 Krebs 1967.

10 Deerr 1949: p. 46.

11 Willis 1679.

12 Ibid.

13 Robert Tattersall, e-mail pessoal, 1 jul. 2013.

14 Willis 1679.

15 Willis 1685: p. 372.

16 Slare 1715: p. 22.

17 Ibid.: p. 8.

18 Ibid.: p. 59.

19 Ibid.: p. 63.

20 Ibid.: p. 19.

21 Hannah e Spence 1996: p. 10.

22 Ibid.: p. E4.

23 Ibid.: p. 144.

24 As palestras e artigos de Jordão foram resumidas em duas resenhas no *The American Journal of Medicine*: Jordão 1866; Jordão 1867 ("Uma constituição robustamente adiposa").

25 Brigham 1868.

26 Gardner 1901.

27 Higgins 1916.

28 Gardner 1901.

29 Ibid.

30 "Use of Sugar by Crews Not New, Says Stevens", 1926.

31 Gardner 1901.

32 Ibid.

33 "Use of Sugar by Crews Not New, Says Stevens", 1926.

34 "Yale Soccer Team Eats Sugar to Increase Energy, but Loses", 1924.

35 Kohn et al. 1925.

36 "Sugar and Athletics", 1925.
37 Abel 1915: p. 30.
38 Gardner 1901.
39 Gardner 1901.
40 "Saccharin", 1887.
41 "Trim Figure Mode, Sugar Crisis Factor", 1929.
42 Proctor 2011: p. 61.
43 Allen 1913: p. 146.
44 Ibid.: p. 148-149.
45 Ibid.: p. 146.
46 Charles 1907.
47 Allen 1913: p. 147.
48 Ibid.: p. 147-148.
49 Ibid.: p. 152.
50 "War on Diabetes", 1923.
51 Emerson e Larimore 1924.
52 Joslin 1916.
53 Kahn et al. 2005.
54 Feudtner 2003: p. 133.
55 "See's Champions Made by Chocolate Bars", 1925.
56 Ibid.
57 Joslin 1923: p. 74.
58 Joslin 1917: p. 59.
59 Snapper 1960: p. 374.
60 "Blames Auto for Diabetes Spread", 1925.
61 Joslin 1927.
62 Long 1927.
63 Himsworth "Recent Advances in the Treatment of Diabetes" 1931 ("Açúcar é o que deve ser dado"); Himsworth "High Carbohydrate Diet in Diabetes" 1931.
64 Himsworth "Diet in the Aetiology of Human Diabetes" 1949 (índices de diabetes haviam subido); Himsworth "The Syndrome of Diabetes Mellitus and Its Causes" 1949 ("Assim parece").
65 Himsworth 1935. Inuítes em Baffin Island: Heinbecker 1928.
66 Mitchell 1930.
67 Ver, por exemplo, White e Joslin 1959 ("dolorosamente acumuladas": p. 70); Himsworth 1935; Joslin 1934; Mills 1930; Joslin 1928: p. 165.
68 Insull et al. 1968.
69 Himsworth "Diet in the Aetiology of Human Diabetes" 1949.
70 Marble et al. (eds.), 1971.

1 Joslin 1921.
2 Bart 1962.
3 Ver, por exemplo, FAO n.d.
4 Domino Sugar 1953.
5 Von Noorden 1907: p. 693.
6 Newburgh e Johnston, "The Nature of Obesity", 1930 ("Todas as pessoas obesas [...] apetite pervertido [...] menor dispêndio de energia"); Newburgh e Johnston, "Endogenous Obesity – A Misconception" 1930 ("várias fraquezas humanas").
7 Anon. 1939.
8 Mayer 1968: p. 7.
9 Von Bergmann e Stroebe 1927.
10 Bauer 1929.
11 Friedman 2004.
12 Newburgh 1942. Joslin, aparentemente, também acreditava nisso: Wilder and Wilbur 1938: p. 312.
13 "Julius Bauer", 1979.
14 Bauer 1940. (A melhor fonte em inglês para as observações de Bauer é Bauer 1941.)
15 Stockard 1929.
16 Newburgh 1942.
17 Grafe 1933: p. 148.
18 Silver e Bauer 1931; Bauer 1940; Bauer 1941 ("um tumor maligno [...] uma espécie de anarquia").
19 Wilder e Wilbur 1938: p. 312.
20 Rony 1940: p. 173-174.
21 Bahner 1955.
22 "Combined Staff Clinic: Obesity", 1955.
23 Ver, por exemplo, Lee e Schaffer 1934; Hetherington e Ranson 1939; Hetherington e Ranson 1942; Brooks 1946; Brooks e Lambert 1946; Mayer 1953b; Alonso e Maren 1955; Levitsky et al. 1976; Mrosovsky 1976; Greenwood et al. 1981: Oscai et al. 1984 (dietas ricas em gordura); Sclafani 1987 (dietas ricas em açúcar); Cohen et al. 2002; Bluher et al. 2003.
24 Cahill 1978.
25 Yalow e Berson 1960.
26 Karolinska Institute 1977.
27 Berson e Yalow 1965.
28 Ibid.

29 Ibid.
30 Para uma boa análise do trabalho deles sobre a resistência insulínica, ver Gale 2013.
31 Berson e Yalow 1965.
32 Ver, por exemplo, NIDDK, "Insulin Resistance and Prediabetes", 2014.
33 Borders 1965.
34 "News of the Advertising and Marketing Fields", 1956.
35 "Sugar Bowled Over by Photo", 1955.
36 Sugar Information, Inc., 1956.
37 O'Connor 2015.
38 Snowden 2015.
39 GEBN, "Why Join GEBN?", 2015.
40 GEBN, "Energy Balance Basics", 2015.

Capítulo 7: Açúcar graúdo

1 "Calculating Calories", 1955.
2 Barnard 1928.
3 Sugar Institute, "It's Very Easy to Catch Cold When You're Tired Out", 1931.
4 Sugar Institute, "Iced Tea!... Iced Coffee!... Lemonade!...", 1931.
5 Sugar Institute 1930.
6 "Starts Suit to End Sugar Institute", 1932.
7 "Find Trust Abuses in Sugar Institute", 1936.
8 "Sugar Institute Closes; Main Activities Banned", 1936.
9 Levenstein 1993: p. 53-68 ("de todas as comidas": p. 68).
10 Em https://research.archives.gov/id/514288.
11 Documento da indústria do açúcar: Lamborn 1942.
12 CFN 1942.
13 "Sugar Rationing Called a 'Godsend' to National Health", 1942.
14 Lamborn 1942.
15 Ibid.
16 "Little Known Sugar Facts", 1951.
17 "The Bitter End", 1945.
18 "The Sugar Research Foundation", 1943.
19 "Scientists Are Offered $45,000 to Find New Uses for Sugar", 1942.
20 Ver, por exemplo, Hockett 1947.
21 Sourcewatch, at http://www.sourcewatch.org/index.php/Robert_Casad_Hockett.

22 Aykroyd 1967: p. 117-126; Mintz 1985 ("defeito ao qual os ingleses": p. 134; "apodrecia os dentes": p. 105).
23 Suddick e Harris 1990.
24 Drummond e Wilbraham 1994: p. 387.
25 Orwell 1958: p. 33.
26 Price 1939.
27 Fosdick 1952.
28 Ibid.
29 Ver, por exemplo, Anon. 1934.
30 "Additional Grants of the Sugar Research Foundation", 1945.
31 Kearns et al. 2015.
32 Kearns et al. 2015.
33 Smith 1952.
34 "Little Known Sugar Facts", 1951.
35 Smith 1952.
36 "Modern Living: Battle of the Bulge", 1953.
37 Walker 1959.
38 Walker 1959.
39 "To Stress for Sugar Energy", 1951.
40 "News of the Advertising and Marketing Fields", 1954.
41 Ewen 1998 ("Sultão das vendas").
42 Williams et al. 1948.
43 Reader et al. 1952.
44 Cutting 1943.
45 Greene, ed., 1951: p. 348.
46 Sugar Information, Inc., 1956.
47 Mayer, "Glucostatic Mechanism of Regulation of Food Intake", 1953.
48 Cheek, ed., 1974: p. 100-103.
49 Ver, por exemplo, Bernstein e Grossman 1956.
50 Sugar Information, Inc., 1956.
51 Sugar Information, Inc., 1957.
52 Ver House Committee 1970: p. 6; Cray 1969.
53 Priebe e Kauffman 1980; Cohen 2006 ("primeira vez na história": p. 96); Warner 2011: p. 181-207.
54 Cohen 2006: p. 96-97 ("pensava estar comendo").
55 Warner 2011: p. 92-93.
56 Cohen 2006.
57 Handler 1975.
58 Warner 2011: p. 187-189.
59 Ibid.: p. 195-207.

60 Ibid.: p. 197.
61 Nagle 1963.
62 Nuccio 1964.
63 Nagle 1965.
64 "Merchandising: Bubbling Along", 1964.
65 Ibid.
66 Frost 1965.
67 Hickson 1975: p. 24-25.
68 Hickson 1962.
69 Cray 1969.
70 Emenda de 1958 à Constituição americana ("Nenhum aditivo": 1786).
71 Kelly 1969.
72 Warner 2011: p. 200.
73 Nees e Derse 1965.
74 House Committee 1970: p. 23.
75 House Committee 1970: p. 23-24.
76 Warner 2011: p. 201-202.
77 Pendergrast 1993: p. 290.
78 Warner 2011: p. 202; House Committee 1970: p. 24.
79 NAS 1975: p. 219.
80 DGF 1972.
81 Lyons 1977.
82 Rhein e Marion 1977: p. 58.
83 Priebe e Kauffman 1980; Warner 2011: p. 203-204.
84 NCI 2009.
85 Timberlake 1983; Anon. 2016; entrevista, Manny Goldman, consultor de produtos de consumo, 21 mar. 2002.

Capítulo 8: Defendendo o açúcar

1 Yudkin 1963.
2 NAS 1975: 96.
3 Tatem, "President's Report", 1976.
4 Tatem, "Remarks: John W. Tatem, Jr., President, The Sugar Association, Inc., to the Chicago Nutrition Association Symposium on Sugar in Nutrition", 1976.
5 Mayer 1976.
6 Tatem, "Remarks: John W. Tatem, Jr., President, The Sugar Association, Inc., to the Chicago Nutrition Association Symposium on Sugar in Nutrition", 1976.

7 Ibid.
8 USFDA 1958.
9 Tatem "Remarks: John W. Tatem, Jr., President, The Sugar Association, Inc., to the Chicago Nutrition Association Symposium on Sugar in Nutrition", 1976.
10 Anon. "Reports of Local Heart Association Activities", 1948; Anon. 1948b; Davies 1950; Moore 1983: p. 77.
11 Anitschkow e Chalatow 1913.
12 SRF 1945: p. 16.
13 Ver, por exemplo, Blackburn n.d.
14 Page et al. 1957.
15 AHA 1961.
16 "The Fat of the Land", 1961.
17 Frantz et al. 1989.
18 Entrevista, I. D. Frantz, Jr., 9 dez. 2003.
19 Hooper et al. 2015.
20 Inter-Society Commission 1970.
21 Dawber 1978.
22 Taubes 2007: p. 10-13.
23 Yudkin 1963.
24 Cohen 1963.
25 Cohen et al. 1961.
26 Depoimento de Campbell no Select Committee 1973: p. 208-218.
27 Campbell 1963; Cleave e Campbell 1966.
28 Campbell 1963.
29 Cleave e Campbell 1966: p. 25.
30 Select Committee 1973: p. 213.
31 Campbell 1963.
32 Sobre sua formação, ver Wellcome Library, "Cleave, 'Peter' (1906-1983)." Em http://www.aim25.ac.uk/cgi-bin/search2?coll_id=4602&inst_id=20.
33 Cleave 1940.
34 Cleave e Campbell 1966.
35 Cleave 1956.
36 Cleave 1975: p. 8.
37 Ibid.: p. 84.
38 Monod 1965.
39 Yudkin 1963.
40 Ver, por exemplo, Sniderman et al. 2011.
41 Albrink et al. 1962; Albrink 1963; Albrink 1965.

42 Ahrens 1957; Ahrens, Hirsch, et al. 1957; Ahrens, Insull, et al. 1957; Ahrens et al. 1961.
43 Ver, por exemplo, Szanto e Yudkin 1969; Yudkin et al. 1969; Bender et al. 1972; Yudkin 1986: p. 94-103.
44 Anderson et al. 1963; Grande et al. 1974.
45 Ver, por exemplo, Anon. 1989.
46 Dickson 1964.
47 Hickson 1962.
48 Hass 1960.
49 Kelly 1969.
50 Kelly 1969.
51 Sugar Association, Inc., em http://www.sugar.org/about-us/.
52 Yudkin 1957.
53 Keys 1971.
54 Ibid.
55 Keys e Keys 1975: p. 58.
56 Entrevista, Richard Bruckerdorfer, 12 fev. 2004.
57 Ver, por exemplo, Mayer e Goldberg 1986; Enos et al. 1953.
58 Huetz de Lemps 1999.
59 Mintz 1985: p. 190.
60 Brody 1977.
61 Masironi 1970.
62 Entrevistas, Richard Ahrens, 7 dez. 2002; Donald Naismith, 11 dez. 2002; Richard Bruckendorfer, 29 jan. 2003 e 12 fev. 2004; e Michael Yudkin, 13 fev. 2004.
63 Yudkin, *Pure, White and Deadly*, 1972; Yudkin, *Sweet and Dangerous*, 1972.
64 Warren 1972.
65 Select Committee 1973.
66 Select Committee 1973 ("A única pergunta": p. 256; "e eles morrem": p. 155).
67 Hillebrand, ed., 1974: p. 56.
68 Ibid.: p. 61.
69 Urbinati 1975.
70 ISRF 1975 ("o impacto dos advogados": p. 6).
71 ISRF 1976.
72 SAI, Reunião anual do conselho de diretores, Chicago, Ill., 12 de maio. 1977.
73 SAI 1976.
74 Ibid.
75 Tatem 1975.

76 Blackburn 1975.

77 Tatem, Carta a Lewis Bergman, editor da *The New York Times Magazine*, 1976.

78 Deutsch 1975.

79 Seu papel em moldar as orientações nutricionais da ADA primeiro surgiu em um artigo sobre dietas ricas em carboidratos e pobres em gordura para diabéticos publicado em 1971, com John Brunzell como colaborador (Brunzell et al. 1971), e então como diretor do Comitê sobre Alimentação e Nutrição do ADA naquele mesmo ano, quando pela primeira vez se começou a liberar o conteúdo recomendado de carboidrato na dieta de diabéticos (ADA 1971).

80 National Commission 1976: p. 81-105 ("argumentado de forma eloquente": p. 96; "uma revisão de todas": p. 97).

81 Bierman 1979. O capítulo de Bierman sobre carboidratos e açúcar constou de um relatório do comitê da American Society of Clinical Nutrition, que foi então usado por administradores no USDA para estabelecer as primeiras "Dietary Guidelines for Americans", lançado um ano depois.

82 Cheek (ed.), 1974: p. 100-103.

83 Stare 1987: p. 175.

84 Whelan e Stare 1983: p. 194.

85 Stare 1987: p. 175-176.

86 Ver http://legacy.library.ucsf.edu/tid/qhn96b00/pdf para uma descrição do estudo, detalhando a conclusão antes de ele ter sido realizado – de que o biotipo poderia ser o culpado por doenças cardiovasculares, em vez do hábito de fumar. Ver http://legacy.library.ucsf.edu/tid/eam96b00/pdf para o pedido de financiamento de Stare para este estudo.

87 Hess 1978.

88 Stare, "The Consequence of Reducing Sugar", 1976.

89 SAI, Minutas da reunião do comitê de comunicações públicas, 1975.

90 Stare (ed.), 1975.

91 Grande 1975.

92 Bierman e Nelson 1975.

93 Darrow e Forrestal 1979: p. 739.

94 SAI, Transcrição do programa do Sugar Association, Inc. na Newspaper Food Editors Conference em Chicago, 10 de outubro. 1975: p. 2.

95 SAI, Press release, "Scientists Dispel Sugar Fears", 1975.

96 Ibid.

97 Rosenthal et al. 1976.
98 Hess 1978.
99 Sobre a história das revisões de status GRAS, ver USFDA 2015.
100 LSRO 1977.
101 Siu et al. 1977: p. 2530.
102 ISRF 1969.
103 Cheek (ed.), 1974: p. 4.
104 Siu et al. 1977: p. 2534-2535.
105 Bollenbeck 1976.
106 LSRO 1975: 7.
107 Referências 30 e 46-58. A referência 56 era ao capítulo de Grande; 46, 50 e 51 eram sobre o seu laboratório; e 47 fora financiada pela indústria do açúcar.
108 Isto diz respeito à referência 10.
109 Referências 94-97: dessas, 95 e 96 são estudos do laboratório de Bierman, e a referência 97 é seu capítulo escrito com Nelson.
110 LSRO 1976: p. 13-14.
111 Ibid.: p. 14.
112 Ibid.: p. 29.
113 SAI 1977c: 2.
114 Ibid.: p. 30.
115 Reiser e Szepesi 1978.
116 LSRO 1977: p. 2553.
117 SAI 1977c: p. 2.
118 Ibid.
119 PRSA 1976.
120 SAI 1977.
121 SAI 1978: p. 13-43 ("comprovar valor terapêutico": p. 21).
122 SAI 1977d: p. 34.
123 Entrevistas, Ron Arky, 2 fev. 2012; Paul Robertson, 6 jan. 2012.
124 SAI, "President's Report", 1977: p. 4.
125 Select Committee 1977.
126 SAI, "President's Report", 1977: p. 4.
127 McGovern 1977.
128 Entrevista, Mark Hegsted, 30 mar. 1999.
129 USDA e HEW 1980.
130 USDA e HEW 1985.
131 Reiser et al. 1986 ("modestas"); Reiser e Hallfrisch 1987.
132 Glinsmann et al. 1986: S15.
133 US HHS 1988 (ligando o açúcar às doenças crônicas: p. 111).

134 NRC 1989: p. 273-279.
135 IOM 2005: p. 295-324.
136 Koop 1988.
137 Ver http://www.sugar.org/sugar-your-diet/what-does-the-science--say/.
138 Glinsmann et al. 1986: S15.
139 Entrevista, Walter Glinsmann, 7 fev. 2011.
140 Glinsmann et al. 1986: S150-S216.
141 COMA 1989: p. 43.

Capítulo 9: O que eles não sabiam

1 Thomas 1985.
2 Popper 1979: p. 81.
3 Review Panel 1969, e US HEW 1971.
4 MRFIT Research Group 1982; LRC Program, "The Lipid Research Clinics Coronary Primary Prevention Trial Results: I, Reduction in Incidence of Coronary Heart Disease", 1984; LRC Program, "The Lipid Research Clinics Coronary Primary Prevention Trial Results: II, The Relationship of Reduction in Incidence of Coronary Heart Disease to Cholesterol Lowering", 1984.
5 Entrevista, Basil Rifkind, 6 ago. 1999.
6 Ver Taubes 2007: p. 58-61.
7 Marshall 1990.
8 Prentice et al. 2006 (câncer de mama); Howard, Van Horn, et al. 2006 (doença cardiovascular e derrame); Howard, Manson, et al. 2006 (obesidade); Beresford et al. 2006 (câncer colorretal).
9 Ver, por exemplo, NHLBI Communication Office 2006, Buzdar 2006, e press release da OMC: http://www.who.int/nmh/media/Response_statement_16_feb_06F.pdf.
10 Koop 1988.
11 Hooper et al. 2012.
12 Entrevista, William Harlan, 24 jan. 1999.
13 Bacon 1994: p. 57.
14 Yudkin 1971.
15 Bender e Damji 1971.
16 Yudkin 1971.
17 Sobre a bioquímica da sacarose e da frutose, ver, por exemplo, Shafrir 1991.
18 Lyssiotis e Cantley 2013.

19 Entrevista, Walter Glinsmann, 11 abr. 2002.
20 Higgins 1916.
21 Shafrir 1991.
22 Ver, por exemplo, Kraybill 1975, citando, entre outros estudos, Roberts 1973.
23 Ver, por exemplo, Nikkilä 1974.
24 Ver, por exemplo, Bender and Damji 1971.
25 Cohen et al. 1974.
26 Entrevista, Walter Glinsmann, 7 fev. 2011.
27 Jenkins et al. 1981.
28 Bantle et al. 1983.
29 Vinik et al. 1987.
30 Para números de açúcar distribuído, ver o website do USDA http://www.ers.usda.gov/data-products/food-availability-(per-capita)-data-system.aspx.
31 Cantor 1975: p. 29.
32 *An Eating Plan for Healthy Americans: The American Heart Association Diet*, 1995.
33 Ver, por exemplo, Anon. 1996: p. 16-18.
34 Para uma boa discussão sobre o papel do HFCS na indústria de alimentos, ver Duffey e Popkin 2008.
35 Ver, por exemplo, Reaven 1988; Després et al. 1996; NHLBI 2015.
36 Ervin 2009.
37 Kolata 1987.
38 Reaven 1988.
39 Ver, por exemplo, Hulthe et al. 2000.
40 Ver, por exemplo, Coutinho et al. 2007.
41 Taubes 2009.
42 Entrevista, Gerald Reaven, 9 dez. 2010.
43 Zelman 1950.
44 Ludwig et al. 1980 (em adultos); Kinugasa et al. 1984 (em crianças).
45 Welsh et al. 2013.
46 NIDDK, "Insulin Resistance and Prediabetes", 2014.
47 Ver, por exemplo, Tappy e Lê 2010.
48 Entrevistas, Khosrow Adeli, 30 nov. 2010; Luc Tappy, 2 dez. 2010; Michael Paglisotti, 3 jan. 2011; Claire Hollenbeck, 4 jan. 2011; Peter Havel, 12 fev. 2011.
49 Bremer et al. 2011.
50 Entrevista, Luc Tappy, 2 dez. 2010.
51 Ver, por exemplo, Rippe e Angelopoulos 2015.

52 Nov. 1993.
53 Tappy e Jéquier 1993.
54 Tappy e Lê 2010.
55 A partir de busca em clinicaltrials.gov por "sacarose OU frutose E United States."

Capítulo 10: O problema se/então: I

1 Justice 1994.
2 Joslin 1940.
3 Justice 1994; entrevistas, David Pettitt, 27 mar. 2003; Peter Bennett, 24 mar. 2005; James Justice, 7 abr. 2005.
4 Para saber mais sobre a história desse povo, ver Russell 1975 ("A maravilha é": p. 33); Smith et al. 1994 ("Anos de fome": p. 409): Taubes 2007: p. 235-239.
5 Price et al. 1993.
6 Weidman 2012.
7 Bernstein 1991 ("acelerou o processo de destribalização": p. 89).
8 Hrdlička 1908: p. 156-157.
9 Russell 1975: p. 66.
10 Hrdlička 1906.
11 Russell 1975: p. 66.
12 Hrdlička 1908: p. 347-348.
13 Justice 1994.
14 Joslin 1940.
15 Sugarman, Hickey, et al. 1990.
16 Kraus e Jones 1954 ("franca pobreza": p. 25; "essa obesidade": p. 118).
17 Cohen 1954.
18 Parks e Waskow 1961.
19 Entrevista, Peter Bennett, 24 mar. 2005.
20 Lawrence et al. 1966.
21 Miller et al. 1965.
22 Genuth et al. 1967; Bennett et al. 1971.
23 Justice 1994.
24 Gohdes 1986.
25 Sugarman, White, et al. 1990; Sugarman, Hickey, et al. 1990.
26 Entrevista, Eric Ravussin, 22 fev. 2005.
27 Justice 1994.
28 Entrevista, Peter Bennett, 24 mar. 2005.

29 Hrdlička 1906.
30 Darby et al. 1956.
31 Hesse 1959.
32 Justice 1994.
33 Byers 1992.
34 Richardson 2002: p. 292-293.
35 Feudtner 2003: p. 150.
36 Joslin 1923: p. 649.
37 Tattersall 2009: p. 94.
38 Entrevista, David Pettitt, 27 mar. 2003.
39 Pettitt et al. 1983.
40 Pettitt et al. 1988.
41 Entrevista, Boyd Metzger, 30 out. 2006.
42 Sobre sua hipótese e suas implicações, ver Catalano e Hauguel–De Mouzon 2010.
43 Dabelea et al. 2000.
44 Felita et al. 2006.
45 Allen 1913: p. 146.
46 ADA 2015.
47 ADA 2014.
48 Geibel 2010.
49 Pettitt et al. 1988.

Capítulo 11: O problema se/então: II

1 Trowell e Burkitt 1981: p. xv.
2 Auerbach 1974.
3 Trowell e Burkitt 1981: p. xvi.
4 Chamberlain 1903.
5 Higginson 1997.
6 Trowell 1981: p. 4.
7 Galton 1976 ("egípcios antigos": p. 63).
8 Galton 1976: p. 63.
9 Trowell e Singh 1956.
10 Trowell 1975.
11 Trowell e Burkitt 1981: p. xiv.
12 Burkitt 1975.
13 Ibid.
14 Cleave 1975: p. 24.
15 Ver https://en.wikiquote.org/wiki/Isaac_Newton.

16 IDF 2013: 33; IDF 2015: 95. Na sexta edição do atlas da diabetes do IDF, publicada em 2013, a prevalência da diabetes em adultos tokelauenses (vinte anos ou mais) é relatada como sendo de 37,5%. Na sétima edição, a prevalência de "diabetes adulta", aparentemente estimada para todo o conjunto da população – tanto para os acima quanto para os abaixo de vinte anos – é informada como 30%, ainda assim a mais alta do mundo.

17 Base de dados da OMS sobre massa corporal, em http://apps.who.int/bmi/index.jsp.

18 Wessen et al. (eds.) 1992; Huntsman e Hooper 1996 (ver p. 1-20 para detalhes sobre o estudo; subsistiam com uma dieta: p. 286-294); Wessen 2001.

19 Harding et al. 1986.

20 Prior et al. 1974.

21 Tuia 2001; Wessen et al. (eds.), 1992: p. 13.

22 Østbye et al. 1989.

23 Wessen et al. (eds.), 1992: p. 288-289.

24 Ibid.: p. 291-296; Harding et al. 1986.

25 Prior et al. 1978.

26 Østbye et al. 1989.

27 Prior et al. 1987.

28 Wessen et al. (eds.), 1992: p. 299.

29 Rush e Pearce 2013.

30 Wessen et al. (eds.), 1992: p. 383-388 ("*uma série diferente de variáveis relevantes*": p. 384).

31 Newcombe 2013: p. 2.

32 Ver, por exemplo, Zhu et al. 2011.

33 Porter e Rousseau 1998: p. 3.

34 Bauer e Klemperer 1947.

35 Hydrick e Fox 1984.

36 Ibid.

37 Bauer e Klemperer 1947 ("*muito mais alta do que se costuma imaginar,*" e "em geral vegetariana e abstêmia").

38 Hydrick e Fox 1984.

39 Ver, por exemplo, Benedek 1993; Trowell 1947.

40 Benedek 1993; Beighton et al. 1977.

41 Rose 1975.

42 Bauer e Klemperer 1947; Reaven 1997.

43 Ver, por exemplo, Buchanan 1972; Whitehouse e Cleary 1966.

44 Gertler et al. 1951.

45 Reiser 1987; Reaven 1997.

46 Wyngaarden and Kelley (eds.), 1976: p. ix.
47 Mintz 1985: p. 96. Para uma boa história da gota e como se espalhou, ver Porter e Rousseau 1998.
48 Perheentupa e Raivio 1967.
49 Ver, por exemplo, Mayes 1993; Hydrick e Fox 1984.
50 Seegmiller et al. 1990.
51 Perheentupa e Raivio 1967.
52 Hydrick e Fox 1984.
53 Mayes 1993.
54 Entrevistas, Irving Fox, 18 mai. 2004; Peter Mayes, 26 mai. 2004; Thomas Benedek, 14 jun. 2004; James Seegmiller, 5 ago. 2004; William Kelley, 6 ago. 2004.
55 Ver, por exemplo, Fam 2002; Emmerson 1996.
56 Ver, por exemplo, Johnson et al. 2007; Feig et al. 2008.
57 Kotchen 2011.
58 Warfield 1920: p. 106.
59 Symonds 1923.
60 Para análises da primeira literatura sobre hipertensão e populações isoladas, ver Kean e Hammill 1949; Lowenstein 1954.
61 Discutido em Shattuck 1937.
62 Fleming 1924.
63 Thomas 1928.
64 Donnison 1929 ("Este contraste").
65 Hudson e Young 1931.
66 Shattuck 1937.
67 Kean 1944.
68 Trowell 1981.
69 Lowenstein 1961.
70 Intersalt 1988.
71 Ver também Page et al. 1974.
72 Shaper 1967; Shaper et al. 1969. Ilhéus do Pacífico Sul: Prior et al. 1964; Prior 1971.
73 Schulz 2010: p. 310.
74 Para análises sistemáticas das evidências, ver He et al. 2013; Graudal et al. 2011.
75 Jacobson 1978.
76 In Rony 1940: p. 154.
77 Benedict et al. 1919: p. 195.
78 Atchley et al. 1933.
79 Uma boa análise é DeFronzo 1981 ("a insulina, trabalhando por meio do sódio").

80 Miller e Bogdonoff 1954.
81 Landsberg 1986; Landsberg 2001.
82 Johnson et al. 2007.
83 Ver, por exemplo, Lastra et al. 2010; Luzardo et al. 2015.
84 Johnson et al. 2002.
85 Yatabe et al. 2010; Laffer e Elijovich 2013.
86 Tanchou 1844: p. 263.
87 Dukes 1964.
88 "The Royal Colleges and the Investigation of Cancer", 1902.
89 Elgin 1906.
90 Ver, por exemplo, Anon. 1906.
91 Moffat 1904.
92 Bashford, *Third Scientific Report on the Investigations of the Imperial Cancer Research Fund*, 1908.
93 Bashford, "The Ethiological Distribution of Cancer", 1908: p. 9.
94 Fitz e Joslin 1898.
95 Bashford, "The Ethiological Distribution of Cancer", 1908.
96 Levin 1910; Hoffman 1915: p. 151.
97 Thomas 1979; Sorem 1985; Bleed et al. 1992; entrevista, James Justice, 7 abr. 2005.
98 Hoffman 1915, p. 147.
99 Ibid.
100 Ibid.: p. 4.
101 WCRF e AICR 1997: p. 36.
102 Schweitzer 1957.
103 Seus estudos são analisados em Higginson 1981 e Higginson 1997.
104 Doll e Peto 1981.
105 Brown et al. 1952.
106 Hildes e Schaefer 1984.
107 Higginson 1983.
108 Ver, por exemplo, Buell 1973; Ziegler et al. 1993.
109 Marmot e Syme 1976.
110 Doll e Peto 1981.
111 "Diabetes and Tumours", 1889.
112 Calle et al. 2003.
113 Coughlin et al. 2004.
114 Ver Taubes 2012.
115 Giovannucci 1995; Kaaks 1996; Burroughs et al. 1999; Kaaks e Lukanova 2001; LeRoith e Roberts 2003; Pollak et al. 2004. Análises mais recentes incluem Taubes 2012; Poloz e Stambolic 2015.

116 Evans et al. 2005.
117 Noto et al. 2012.
118 Temin 1967; Temin 1968.
119 Taubes 2012.
120 Heusen et al. 1967.
121 Osborne et al. 1976.
122 Ver, por exemplo, Coller 2014; Bowers et al. 2015.
123 Vander Heiden et al. 2009.
124 Entrevista, Craig Thompson, 1 fev. 2011.
125 Entrevista, Lewis Cantley, 1 fev. 2011.
126 Ingram 2015: p. 24-29.
127 Yoshitake et al. 1995.
128 Ott et al. 1996.
129 Leibson et al. 1997.
130 Ott et al. 1999.
131 Ver, por exemplo, Li et al. 2015.
132 Ver, por exemplo, Umegaki 2014.
133 Ver, por exemplo, Guthrie 2007.
134 Kleinridders et al. 2014.
135 Snowdon et al. 1997. Para confirmações mais recentes desses resultados, ver, por exemplo, Vermeer et al. 2003; Schneider et al. 2007.
136 Castro et al. 2014.
137 Barlow et al. 2015.
138 Ahrens 1957.
139 Cleave 1975: p. 24.
140 Pollan 2008: p. 1.

Epílogo: Quanto ainda é demais?

1 Feudtner 2003: p. 133.
2 Mann 2011: p. 289.
3 Allen 1913: p. 147.
4 Slare 1915: p. E4.
5 Brillat-Savarin 1986: p. 240.
6 Brigham 1868.
7 Pollan 2008: p. 1.
8 Appel et al. 1997.
9 Ver, por exemplo, Bruyère et al. 2015.
10 Fernstrom et al. 2012.

Bibliografia

"100,000,000 Pounds of Candy for Army". *New York Times,* 7 jun. 1944. p. 22.

Abbott, E. *Sugar: A Bittersweet History.* Toronto: Penguin Canada, 2007.

Abel, M. H. "Sugar and Its Value as Food". *Farmers Bulletin: Do Departamento de Agricultura dos Estados Unidos,* Washington, D.C.: Government Printing Office, v. 535, 1915.

Abraham, C. "How the Diabetes-Linked 'Thrifty Gene' Triumphed with Prejudice Over Proof." *Globe and Mail,* 25 fev. 2011. Disponível em: <http://www.theglobeandmail.com/news/national/how-the-diabetes-linked-thrifty-gene-triumphed-with-prejudice-over-proof/article569423/?page=all.>

"Additional Grants of the Sugar Research Foundation". *Science,* n. 101, 2 fev. 1945. p. 110-111.

"Advises Reducing Sugar in Diet to Avoid Tooth Decay". *Science News Letter,* n. 26, 10 nov. 1934. p. 300.

"AHA Conference Report on Cholesterol". *Circulation,* v. 80, n. 3, set. 1989. p. 715-748.

Ahmed, S. H. "Is Sugar as Addictive as Cocaine?" In: *Food and Addiction: A Comprehensive Handbook.* K. D. Brownell e M. S. Gold (Org.). Oxford: Oxford University Press, 2012. p. 231-238.

Ahrens, E. H., Jr. "Nutritional Factors and Serum Lipid Levels". *American Journal of Medicine* [S.l.], v. 23, n. 6, dez. 1957. p. 928-952.

Ahrens, E. H., Jr.; Hirsch, J.; Insull, J. Jr.; Tsaltas, T. T.; Blomstrand, R.; e Peterson, M. L. "Dietary Control of Serum Lipids in Relation to Atherosclerosis". *J.A.M.A.* v. 164, n. 17, 24 de ago. 1957. p. 1905-11.

Ahrens, E. H., Jr.; Hirsch, J.; Oette, K.; Farquhar, J. W. e Stein, Y. "Carbohydrate-Induced and Fat-Induced Lipemia." *Transactions of the Medical Society of London,* n. 74, p. 134-46, 1961.

Ahrens, E. H., Jr.; Insull, W., Jr.; Blomstrand, R.; Hirsch, J.; Tsaltas, T. T. e Peterson, M. L. "The Influence of Dietary Fats on Serum-Lipid Levels in Man". *Lancet,* n. 272, 11 mai. 1957. p. 943-953.

Albrink, M. J. "Diet and Cardiovascular Disease" *Journal of the American Dietetic Association*, n. 46, jan. 1965. p. 26-29.

______. "The Significance of Serum Triglycerides". *Journal of the American Dietetic Association*, n. 42, jan. 1963. p. 29-31.

Albrink, M. J.; Lavietes, P. H.; Man, E. B. e Paul, J. R. "Relationship Between Serum Lipids and the Vascular Complications of Diabetes from 1931 to 1961". *Transactions of the Association of American Physicians*, n. 75, 1962. p. 235-241.

Alcoholics Anonymous. *Alcoholics Anonymous*. 4 ed., 1962. Disponível em: <http://2travel.org/Files/AA/BigBook.pdf>.

Allen, F. M. *Studies Concerning Glycosuria and Diabetes*. Cambridge, Mass.: Harvard University Press, 1913.

Alonso, L. G.; Maren, T. H. "Effect of Food Restriction on Body Composition of Hereditary Obese Mice". *American Journal of Physiology*, v. 183, n. 2, out. 1955. p. 284-290.

American Cancer Society. "Lifetime Risk of Developing and Dying from Cancer". 2016. Disponível em: <http://www.cancer.org/cancer/cancerbasics/lifetime--probability-of-developing-or-dying-from-cancer>.

American Diabetes Association. "Statistics about Diabetes". 2016. Disponível em: <http://www.diabetes.org/diabetes-basics/statistics/>.

______. "Diabetes Myths". 2015. Disponível em: <http://www.diabetes.org/diabetes-basics/myths/>.

______. "Healthy Eating". 2014. Disponível em: <http://www.diabetes.org/are--you-at-risk/lower-your-risk/healthy-eating.html>.

______. "Economic Costs of Diabetes in the U.S. in 2012". *Diabetes Care* v. 36, n. 4, 14 mar. 2013. p. 1033-1046.

______. "Principles of Nutrition and Dietary Recommendations for Patients with Diabetes Mellitus: 1971". *Diabetes*, v. 20, n. 9, set. 1971. p. 633-634.

American Heart Association. "Dietary Fat and Its Relation to Heart Attacks and Strokes: Report by the Central Committee for Medical and Community Program of the American Heart Association". *J.A.M.A.*, v. 175, n. 5, 4 fev. 1961. p. 389-391.

"Americans Saturated with Sugar". *Science News Letter*, 22 dez. 1928. p. 329.

American Lung Association, Unidade de Epidemiologia e Estatística. "Trends in Lung Cancer Morbidity and Mortality". nov. 2014. Disponível em: <http://www.lung.org/assets/documents/research/lc-trend-report.pdf>.

An Eating Plan for Healthy Americans: The American Heart Association Diet. Dallas: American Heart Association, 1995.

Anderson, J. T.; Grande, F.; Matsumoto, Y.; Keys, A. "Glucose, Sucrose and Lactose in the Diet and Blood Lipids in Man". *Journal of Nutrition*, n. 79, mar. 1963. p. 349-359.

Anitschkow, N.; Chalatow, S. "Über experimentelle Cholesterinsteatose und ihre Bedeutung für die Entstehung einiger pathologischer Prozesse". *Centrbl Allg Pathol Pathol Anat*. 24, 1913. p. 1-9.

APPEL, L. J.; MOORE, T. J. OBARZANEK, E. et al. "A Clinical Trial of the Effects of Dietary Patterns on Blood Pressure". *New England Journal of Medicine*, v. 336, n. 16, 17 abr. 1997. p. 1117-1124.

ARETAEUS OF CAPPADOCIA. "On Diabetes". Trad. T. F. Reynolds. In: *Diabetes: A Medical Odyssey.* Tuckahoe, N.Y.: USV Pharmaceutical Corp., 1971. p.1-6.

Artigos relacionados a pesquisa sobre o câncer. In: *Parliamentary Papers: 1850-1908.* v. 53. Great Britain: Parliament House of Commons, 1906.

ATCHLEY, D. W.; LOEB, R. F.; RICHARDS JR., D. W.; BENEDICT, E. M.; DRISCOLL, M. E. "On Diabetic Acidosis: A Detailed Study of Electrolyte Balances Following the Withdrawal and Reestablishment of Insulin Therapy". *Journal of Clinical Investigation*, v. 12, n. 2, 1 mar. 1933. p. 297-326.

ATWATER, W. O. "What We Should Eat". *Century Illustrated Magazine.* v. 36, n. 2, jun. 1888. p. 257.

AUERBACH, S. "Roughing It: Tonic for Our Time". *Washington Post,* 19 ago. 1974. p. b1.

AVENA, N. M; RADA, P.; HOEBEL, B. G. "Evidence for Sugar Addiction: Behavioral and Neurochemical Effects of Intermittent, Excessive Sugar Intake". *Neuroscience and Biobehavioral Reviews*, v. 32, n. 1, 18 mai. 2008. p. 20-39.

AYKROYD, W. R. *The Story of Sugar.* Chicago: Quadrangle Books, 1967.

BABST, E. D. *Occasions in Sugar.* Nova York: [s.n.], 1940.

BACON, F. *Novum Organum.* Org. e trad. P. Urbach e J. Gibson. Peru, Ill.: Carus Publishing Company, 1994. [Publicado originalmente em 1620.]

BAHNER, F. "Fettsucht und Magersucht". In: F. Bahner; H. W. Bansi; G. Fanconi; A. Jores; W. Zimmerman (Org.). *Innersekretorische Krankheiten Fettsucht Magersucht.* v. VII, n. 1 de *Handbuch der Inneren Medizin*, 4 ed., Berlin: Springer, 1955. p. 978-1163.

BANTLE, J. P.; LAINE, D. C.; CASTLE, G. W.; THOMAS, J. W.; HOOGWERF, B. J.; GOETZ, F. C. "Postprandial Glucose and Insulin Responses to Meals Containing Different Carbohydrates in Normal and Diabetic Subjects". *New England Journal of Medicine*, v. 309, n. 1, 7 jul. 1983. p. 7-12.

BARKER, T. C., ODDY, D. J.; YUDKIN, J. *The Dietary Surveys of Dr. Edward Smith 1862-3: A New Assessment.* Londres: Staples, 1970.

BARLOW, G. M.; YU, A.; MATHUR, R. "Role of the Gut Microbiome in Obesity and Diabetes Mellitus". *Nutrition in Clinical Practice*, v. 30, n. 6, dez. 2015. p. 787-797.

BARNARD, E. F. "Too Much Sugar for the World to Eat". *New York Times,* 8 abr. 1928. p. 112-114.

BART, P. "Advertising: Calorie Craze and Its Impact". *New York Times,* 25 fev. 1962. p. F12.

BASHFORD, E. F. *Third Scientific Report on the Investigations of the Imperial Cancer Research Fund.* Londres: Taylor and Francis, 1908.

______. "The Ethnological Distribution of Cancer". In: Bashford, E. F. *Third Scientific Report on the Investigations of the Imperial Cancer Research Fund.* Londres: Taylor and Francis, 1908. p. 1-26.

Bauer, J. "Obesity: Its Pathogenesis, Etiology and Treatment". *Archives of Internal Medicine*, v. 67, n. 5, mai. 1941. p. 968-994.

______. "Some Conclusions from Observations on Obese Children". *Archives of Pediatrics*, n. 57, 1940. p. 631-640.

______. "Endogene Fettsucht". *Verhandl. d. deutsch. Gesellsch. f. Verdauungs-u. Stoffechselkr* n. 9, p. 116. *apud* Bauer, 1941.

Bauer, W.; Klemperer, F. "Gout". In: *Diseases of Metabolism.* G. G. Duncan (Org.). Filadélfia: W. B. Saunders, 1947. p. 609-656.

Beighton, P.; Solomon, L; Soskolne, C. L.; Sweet, M. B. E. "Rheumatic Disorders in the South African Negro: Part IV, Gout and Hyperuricaemia". *South African Medical Journal.* 25 jun. 1977. p. 1969-1972.

Belair Jr., F., "Sugar Again Causes Legislative Battle". *New York Times,* 8 ago. 1937, p. 7.

Bender, A. E.; Damji, K. B. "Some Effects of Dietary Sucrose". In: Yudkin; Edelman; Hough (Org.). 1971, p. 172-182.

Bender, A. E.; Damji, K. B.; Khan, M. A.; Khan, I. H.; Mcgregor, L.; Yudkin, J. "Sucrose Induction of Hepatic Hyperplasia in the Rat". *Nature*, n. 238, 25 ago. 1972. p. 461-462.

Benedek, T. G. "Gout". In: *The Cambridge World History of Human Disease.* K. F. Kiple (Org.). Cambridge, U.K.: Cambridge University Press, 1993. p. 763-772.

Benedict, F. G.; Miles, W. R.; Roth, P.; Smith, H. M. *Human Vitality and Efficiency Under Prolonged Restricted Diet.* Washington, D.C.: Carnegie Institution of Washington, 1919.

Bennett, P. H.; Burch, T. A.; Miller, M. "Diabetes Mellitus in American (Pima) Indians". *Lancet*, n. 298, 17 jul. 1971. p. 125-128.

Beresford, S. A.; Johnson, K. C.; Ritenbaugh, C. et al. "Low-Fat Dietary Pattern and Risk of Colorectal Cancer: The Women's Health Initiative Randomized Controlled Dietary Modification Trial". *J.A.M.A.* v. 295, n. 6, 8 fev. 2006. p. 643-654.

Bergman, G. Von; Stroebe, F. "Die Fettsucht". In: *Handbuch der Biochemie des Menschen und der Tiere.* C. Oppenheimer (Org.). Jena: Gustav Fischer, 1927. p. 562-598.

Bernstein, A. R. *American Indians and World War II.* Norman: University of Oklahoma Press, 1991.

Bernstein, L. M.; Grossman, M. I. "An Experimental Test of the Glucostatic Theory of Regulation of Food Intake". *Journal of Clinical Investigation*, v. 35, n. 6, jun. 1956. p. 627-633.

Berson, S. A.; Yalow, R. S. "Some Current Controversies in Diabetes Research". *Diabetes*, v. 14, n. 9, set. 1965. p. 549-572.

Bierman, E. L. "Carbohydrate and Sucrose Intake in the Causation of Atherosclerotic Heart Disease, Diabetes Mellitus, and Dental Caries". Suplemento, *American Journal of Clinical Nutrition*, v. 32, n. 12, dez. 1979. p. 2644-2647.

Bierman, E. L.; Nelson, R. "Carbohydrates, Diabetes, and Blood Lipids". *World Review of Nutrition and Dietetics*, n. 22, 1975. p. 280-287.

BLACKBURN, H. "Ancel Keys". Disponível em: <http://mbbnet.umn.edu/firsts/blackburn_h.html>.

______. "Contrasting Professional Views on Atherosclerosis and Coronary Disease". *New England Journal of Medicine*, v. 292, n. 2, 9 jan. 1975. p. 105-107.

"Blames Auto for Diabetes Spread". *Boston Globe*, 13 mai. 1925. p. 23.

BLASS, E. M. "Opioids, Sweets and a Mechanism for Positive Affect: Broad Motivational Implications". In: *Sweetness*. J. Dobbing (Org.). Berlim: Springer, 1987. p. 115-124.

BLEED, D. M.; RISSER, D. R.; SPERRY, S.; HELLHAKE, D.; HELGERSON, S. D. "Cancer Incidence and Survival Among American Indians Registered for Indian Health Service Care in Montana, 1982-1987". *Journal of the National Cancer Institute*, v. 84, n. 19, 7 out. 1992. p. 1500-1505.

BLUHER, M.; KAHN, B. B.; KAHN, C. R. "Extended Longevity in Mice Lacking the Insulin Receptor in Adipose Tissue". *Science*, v. 288, 24 jan. 2003. p. 572-574.

BOLLENBECK, G. N. "Letter to Heads of Member Companies, Public Communications Committee. Subject: Tentative Evaluation of the Health Aspects of Sucrose as a Food Ingredient". Washington, D.C., 30 jan. 1976. Sugar Association, Inc., Arquivos da Great Western Sugar Company. Colorado Agricultural Archive, Colorado State University.

BORDERS, W. "New Diet Decried by Nutritionists". *New York Times*, 7 jul., 1965. p. 16.

BORRELL, B.; DUNCAN, R. C. "A Survey of World Sugar Policies". In: Marks e Maskus (Org.), 1993. p. 15-48.

"Bottled and Canned Soft Drinks and Carbonated Water". 2016. Disponível em: <https://business.highbeam.com/industry-reports/food/bottled-canned--soft-drinks-carbonated-waters>.

BOWERS, L. W.; ROSSI, E. L.; O'FLANAGAN, C. H.; GRAFFENREID, L. A. de; HURSTING, S. D. "The Role of the Insulin/IGF System in Cancer: Lessons Learned from Clinical Trials and the Energy Balance-Cancer Link". *Frontiers in Endocrinology*, v. 6, mai. 2015. p. 1-16.

BRAMEN, L. "The Evolution of the Sweet Tooth". *Smithsonian.com*. 10 fev. 2010. Disponível em: <http://www.smithsonianmag.com/arts-culture/the--evolution-of-the-sweet-tooth-79895734/?no-ist>.

BRAUDEL, F. *Civilization and Capitalism, 15th-18th Century: The Wheels of Commerce*. Berkeley: University of California Press, 1992.

BRAY, G. A.; NIELSEN, S. J.; POPKIN, B. M. "Consumption of High-Fructose Corn Syrup in Beverages May Play a Role in the Epidemic of Obesity". *American Journal of Clinical Nutrition*, v. 79, n. 4, abr. 2004. p. 537-543.

BREMER, A. A.; STANHOPE, K. L.; GRAHAM, J. L. et al. "Fructose-Fed Rhesus Monkeys: A Nonhuman Primate Model of Insulin Resistance, Metabolic Syndrome, and Type 2 Diabetes". *Clinical and Translational Science*, v. 4, n. 4, ago. 2011. p. 243-252.

Brigham, C. B. "An Essay upon Diabetes Mellitus". In: *Diabetes: A Medical Odyssey.* Tuckahoe, N.Y.: USV Pharmaceutical Corp., 1971 [Publicado originalmente em 1868]. p. 71-107.

Brillat-Savarin, J. A. *The Physiology of Taste.* Trad. M. F. Fisher. San Francisco: North Point Press, 1986. [Originalmente publicado em 1825.] [Ed. Bras.: *A fisiologia do gosto.* Trad. Paulo Neves. São Paulo: Cia. das Letras, 1995.]

Brody, J. E. "Sugar: Villain in Disguise?". *New York Times,* 25 mai. 1977. p. C1.

Brooks, C. M. "The Relative Importance of Changes in Activity in the Development of Experimentally Produced Obesity in the Rat". *American Journal of Physiology,* v. 147, n. 4, dez. 1946. p. 708-716.

Brooks, C. M.; Lambert, E. F. "A Study of the Effect of Limitation of Food Intake and the Method of Feeding on the Rate of Weight Gain During Hypothalamic Obesity in the Albino Rat". *American Journal of Physiology,* v. 147, n. 4, dez. 1946. p. 695-707.

Brown, G. M.; Cronk, L. B.; Boag, T. J. "The Occurrence of Cancer in an Eskimo". *Cancer,* v. 5, n. 1, jan. 1952. p. 142-143.

Bruce, S.; Crawford, B. *Cerealizing America: The Unsweetened Story of American Breakfast Cereal.* Winchester, Mass.: Faber and Faber, 1995.

Brunzell, J. D.; Lerner, R. L.; Hazzard, W. R.; Porte Jr., D.; Bierman, E. L. "Improved Glucose Tolerance with High Carbohydrate Feeding in Mild Diabetes". *New England Journal of Medicine,* v. 284, n. 10, 11 mar. 1971. p. 521-524.

Bruyère, O.; Ahmed, S. H.; Atlan, C. et al. "Review of the Nutritional Benefits and Risks Related to Intense Sweeteners". *Archives of Public Health,* v. 73, 11 out. 2015. p. 41.

Buchanan, K. D. "Diabetes Mellitus and Gout". *Seminars in Arthritis and Rheumatism,* v. 2, n. 2, outono 1972. p. 157-162.

Buell, P. "Changing Incidence of Breast Cancer in Japanese-American Women". *Journal of the National Cancer Institute,* v. 51, n. 5, nov. 1973. p. 1479-1483.

Burkitt, D.P. "Significance of Relationships". In: Burkitt e Trowell (Org.), 1975. p. 9-20.

Burkitt, D. P.; Trowell, H. C. (Orgs.) *Refined Carbohydrate Foods and Disease: Some Implications of Dietary Fibre.* Nova York: Academic Press, 1975.

Burroughs, K. D.; Dunn, S. E.; Barrett, J. C.; Taylor, J. A. "Insulin-Like Growth Factor I: A Key Regulator of Human Cancer Risk?". *Journal of the National Cancer Institute,* v. 91, n. 7, 7 abr. 1999. p. 579-581.

Burrows, E. G.; Wallace, M. *Gotham: A History of New York City to 1898.* Nova York: Oxford University Press, 1999.

"Business: Chadbourne Home". *Time,* 2 fev. 1931. Disponível em: <http://content.time.com/time/subscriber/article/0,33009,740959-1,00.html>.

Buzdar, A. U. "Dietary Modification and Risk of Breast Cancer". *J.A.M.A.,* v. 295, n. 6, 8 fev. 2006. p. 691-692.

Byers, T. "The Epidemic of Obesity in American Indians". *American Journal of Diseases of Children,* v. 146, n. 3, mar. 1992. p. 285-286.

Cahill Jr., G. F. "Obesity and Diabetes". In: *Recent Advances in Obesity Research.* G. A. Bray (Org.), v. 2. Londres: Newman, 1978. p. 101-110.
"Calculating Calories". *Forbes,* 22 out. 1955.
Calle, E. E.; Rodriguez, C.; Walker-Thurmond, K.; Thun, M. J. "Overweight, Obesity, and Mortality from Cancer in a Prospectively Studied Cohort of U.S. Adults". *New England Journal of Medicine,* v. 348, n. 17, 24 abr. 2003. p. 1625-1638.
"Calls Sugar a Human Bane". *New York Times,* 22 jul. 1910. p. 1.
Campbell, G. D. "Diabetes in Asians and Africans in and Around Durban". *South African Medical Journal,* v. 37, 30 nov. 1963. p. 1195-1208.
"Candy Stores Get Old Saloon Trade". *New York Times,* 22 fev. 1920. p. 23.
"Candy Trade's Growth". *New York Times,* 20. dez. 1903. p. 18.
Cantor, S. M. "Patterns of Use". In: NAS 1975. p. 19-35.
Castro, A. V.; Kolka, C. M.; Kim, S. P.; Bergman, R. N. "Obesity, Insulin Resistance and Comorbidities: Mechanisms of Association". *Arquivos Brasileiros de Endocrinologia e Metabologia,* v. 58, n. 6, ago. 2014. p. 600-609.
Catalano, P. M.; Hauguel–De Mouzon, S. "Is It Time to Revisit the Pedersen Hypothesis in the Face of the Obesity Epidemic?". *American Journal of Obstetrics and Gynecology,* v. 204, n. 6, jun. 2010. p. 479-487.
Centers for Disease Control and Prevention. "Chronic Disease Overview". 2016. Disponível em: <http://www.cdc.gov/chronicdisease/overview/>.
______. "Obesity and Overweight". 2016. Disponível em: <http://www.cdc.gov/nchs/fastats/obesity-overweight.htm>.
______. "Long-Term Trends in Diabetes". Out. 2014. Disponível em: <http://www.cdc.gov/diabetes/statistics>.
______. "National Diabetes Statistics Report, 2014". 2014. Disponível em: <http://www.cdc.gov/diabetes/pubs/statsreport14/national-diabetes-report-web.pdf>.
Chamberlain, J. Mr. Chamberlain to Governors and High Commissioners of Crown Colonies and Protectorates [1903]. In: *Correspondence Relating to Cancer Research.* Londres: His Majesty's Stationery Office, 1905. p. 6.
Charles, R. H. "Discussion on Diabetes in the Tropics". *British Medical Journal,* v. 2, 19 out. 1907. p. 1051-1064.
Chaudhuri, S.; Esterl, M. "U.K. Unveils Levy on Sugary Drinks". *The Wall Street Journal,* 16 mar. 2016. Disponível em: <http://www.wsj.com/articles/u-k--unveils-levy-on-sugary-drinks-1458144731>.
Cheek, D. W. (Org.) *Sugar Research 1943-1972.* International Sugar Research Foundation, Inc., 1974.
Cleave, T. L. *The Saccharine Disease: The Master Disease of Our Time.* New Canaan, Conn.: Keats, 1975.
______. "The Neglect of Natural Principles in Current Medical Practice". *Journal of the Royal Naval Medical Service,* v. 42, n. 2, primavera 1956. p. 55-82.
______. "Instincts and Diet". *Lancet,* v. 235, 27 abr. 1940. p. 809.

Cleave, T. L.; Campbell, G. D. *Diabetes, Coronary Thrombosis and the Saccharine Disease.* Bristol, U.K.: John Wright & Sons, 1966.
Cohen, A. M. "Effect of Environmental Changes on Prevalence of Diabetes and of Atherosclerosis in Various Ethnic Groups in Israel". In: *The Genetics of Migrant and Isolate Populations,* E. Goldschmidt (Org.). Nova York: Williams & Wilkins, 1963. p. 127-130.
Cohen, A. M.; Bavly, S.; Poznanski, R. "Change of Diet of Yemenite Jews in Relation to Diabetes and Ischaemic Heart-Disease". *Lancet,* v. 278, 23 dez. 1961. p. 1399-1401.
Cohen, A. M.; Teitelbaum, A.; Briller, S.; Yanko, L.; Rosenmann, E.; Shafrir, E. "Experimental Models of Diabetes". In: Sipple e McNutt (Orgs.), 1974. p. 484-511.
Cohen, B. M. "Diabetes Mellitus Among Indians of the American Southwest: Its Prevalence and Clinical Characteristics in a Hospitalized Population". *Annals of Internal Medicine,* v. 40, n. 3, mar. 1954. p. 588-599.
Cohen, P.; Miyazaki, M.; Socci, N. D. et al. "Role for Stearoyl-CoA Desaturase-1 in Leptin-Mediated Weight Loss". *Science,* v. 297, 12 jul. 2002. p. 240-243.
Cohen, R. "Sugar Love". *National Geographic.* Ago. 2013. Disponível em: <http://ngm.nationalgeographic.com/2013/08/sugar/cohen-text>.
______. *Sweet and Low.* Nova York: Picador, 2006.
Coller, H. A. "Is Cancer a Metabolic Disease?". *American Journal of Pathology,* v. 184, n. 1, jan. 2014. p. 4-17.
"Columbus Brought First Sugar Cane". *New York Times,* 26 jun. 1921. p. 21.
"Combined Staff Clinic: Obesity". *American Journal of Medicine,* n. 1, 19 jul. 1955. p. 111-125.
Committee on Medical Aspects (COMA) of Food Policy. *Report on Health and Social Subjects:* n. 37, *Dietary Sugars and Human Disease.* Londres: Her Majesty's Stationery Office, 1989.
"Concerning Sugar as a Cure for Inebriety". *New York Times,* 28 fev. 1909. p.51.
CORN Annual. Corn Refiners Association, Inc, 1996.
Coughlin, S. S.; Calle, E. E.; Teras, L. R.; Petrelli, J.; Thun, M. J. "Diabetes Mellitus as a Predictor of Cancer Mortality in a Large Cohort of U.S. Adults". *American Journal of Epidemiology,* v. 159, n. 12, 15 jun. 2004. p. 1160-1167.
Council on Foods and Nutrition (CFN). "Some Nutritional Aspects of Sugar, Candy and Sweetened Carbonated Beverages". *J.A.M.A.,* v. 120, n. 10, 7 nov. 1942. p. 763-765.
Courtwright, D. *Forces of Habit: Drugs and the Making of the Modern World.* Cambridge, Mass.: Harvard University Press, 2001.
Coutinho, T. de A.; Turner, S. T.; Peyser, P. A.; Bietak, L. F.; Sheedy, P. F.; Kuloo, I. J. "Association of Serum Uric Acid with Markers of Inflammation, Metabolic Syndrome, and Subclinical Coronary Atherosclerosis". *American Journal of Hypertension,* v. 20, n. 1, jan. 2007. p. 83-89.
Cray, D. W. "Battle over Sweeteners Turns Bitter". *New York Times,* 1 jun. 1969. p. F12.

CUTTING, W. C. "The Treatment of Obesity". *Clinical Endocrinology*, v. 3, n. 2, fev. 1943. p. 85-88.

DABELEA, D.; KNOWLER, W. C.; PETTITT, D. J. "Effect of Diabetes in Pregnancy on Offspring: Follow-up Research in the Pima Indians". *Journal of Maternal--Fetal Medicine*, v. 9, n. 1, jan./fev. 2000. p. 83-88.

DAHL, R. *Boy: Tales of Childhood.* Nova York: Penguin, 1984.

DARBY, W. J.; SALSBURY, C. G.; MCGANITY, W. J.; JOHNSON, H. F.; BRIDGFORTH, E. B.; SANDSTEAD, H. R. "A Study of the Dietary Background and Nutriture of the Navajo Indian". Suplemento, *Journal of Nutrition*, v. 60, n. 2, nov. 1956. p. 1-85.

DARROW, R. W.; FORRESTAL, D. J. *The Dartnell Public Relations Handbook*, 4 ed. Chicago: Dartnell Corporation, 1979.

DAVIES, L. E. "$4,000,000 Is Raised in Heart Campaign". *New York Times*, 25 jun. 1950. p. 37.

DAWBER, T. R. "Annual Discourse: Unproved Hypotheses". *New England Journal of Medicine*, v. 299, n. 9, 31 ago. 1978. p. 452-458.

DEERR, N. *The History of Sugar*. v. 2. Londres: Chapman and Hall, 1950.

______. *The History of Sugar*. v. 1. Londres: Chapman and Hall, 1949.

DEFRONZO, R. A. "The Effect of Insulin on Renal Sodium Metabolism: A Review with Clinical Implications". *Diabetologia*, v. 21, n. 3, set. 1981. p. 165-171.

DEPUE, J. D.; ROSEN, R. K.; BATTS-TURNER, M. et al. "Cultural Translation of Interventions: Diabetes Care in American Samoa". *American Journal of Public Health*, v. 100, n. 10, nov. 2010. p. 2085-2093.

DESPRÉS, J. P.; LAMARCHE, B.; MAURIÈGE, P. et al. "Hyperinsulinemia as an Independent Risk Factor for Ischemic Heart Disease". *New England Journal of Medicine*, v. 334, n. 15, 11 abr. 1996. p. 952-957.

DEUTSCH, R. M. "Sugar in the Diet of Man: A Summary". Washington, D.C. Sugar Association, Inc., Arquivos da Great Western Sugar Company. Colorado Agricultural Archive, Colorado State University, 1975.

DGF. "Dr. John Hickson." 8 set. 1972. British American Tobacco. Disponível em: <https://industrydocuments.library.ucsf.edu/tobacco/docs/#id=gjjy0205>.

"Diabetes and Tumours". *British Medical Journal*, v. 1, n. 1, 468, 16 fev. 1889. p. 376.

DICKSON, J. A. S. "Dietary Fat and Dietary Sugar". *Lancet*, v. 284, 15 ago. 1964. p. 361.

"Discouraging for Sugar Consumers". *New York Times*, 22 mai. 1857. p. 4.

DIX, D. "Causes and Cure of Rheumatism". *New York Times*, 12 fev. 1904. p. 32.

DOLL, R.; HILL, A. B. "Mortality in Relation to Smoking: Ten Years' Observations of British Doctors". *British Medical Journal*, v. 1, 30 mai. 1964. p. 1399-1410.

DOLL, R.; PETO, R. "The Causes of Cancer: Quantitative Estimates of Avoidable Risks of Cancer in the United States Today". *Journal of the National Cancer Institute*, v. 66, n. 6, jun. 1981. p. 1191-1308.

"Domino Sugar". *Life*, 20 abr. 1953. p. 116.

DONNISON, J. P. "Blood Pressure in the African Native". *Lancet*, v. 213, 5 jan. 1929. p. 6-7.

DRUMMOND, J. C.; WILBRAHAM, A. *The Englishman's Food.* Londres: Pimlico, 1994.
DUFFEY, K. J.; POPKIN, B. M. "High-Fructose Corn Syrup: Is This What's for Dinner?". *American Journal of Clinical Nutrition*, v. 88, suplemento, n. 6, dez. 2008. p. 1722S-1732S.
DUKES, C. E. "The Origin and Early History of the Imperial Cancer Research Fund". *Annals of the Royal College of Surgeons of England*, v. 36, jun. 1964. p. 325-338.
Economic Research Service (ERS), Departamento de Agricultura dos Estados Unidos. 2015. Disponível em: <http://www.ers.usda.gov/datafiles/Food Availabily_Per_Capita_Data_System/Food_Availability/fruitju.xls>.
Editorial 6. *New York Times,* 17 set. 1886. p. 4.
ELGIN, CONDE DE BRUCE, V. A. The Secretary of State to the Governors, etc.: n. 5. In: *Further Correspondence Relating to the Cancer Research Scheme.* In: Parliamentary Papers, House of Commons and Command, v. 70, Londres: His Majesty's Stationery Office. p. 3-5.
ELLESTAD-SAYAD, J. J.; HAWORTH, J. C.; HILDES, J. A. "Disaccharide Malabsorption and Dietary Patterns in Two Canadian Eskimo Communities". *American Journal of Clinical Nutrition*, v. 31, n. 8, ago. 1978. p. 1473-1478.
ELSON, L.A.; BETTS; T. E.; PASSEY, R. D. "The Sugar Content and the pH of the Smoke of Cigarette, Cigar and Pipe Tobaccos in Relation to Lung Cancer". *International Journal of Cancer*, v. 9, n. 3, mai. 1972. p. 666-675.
EMERSON, H.; LARIMORE, L. D. "Diabetes Mellitus: A Contribution to Its Epidemiology Based Chiefly on Mortality Statistics". *Archives of Internal Medicine*, v. 34, n. 5, nov. 1924. p. 585-630.
EMMERSON, B. T. "The Management of Gout". *New England Journal of Medicine*, v. 334, n. 7, 15 fev. 1996. p. 445-451.
ENOS, W. F.; HOLMES, R. H.; BEYER, J. "Coronary Disease Among United States Soldiers Killed in Action in Korea: A Preliminary Report". *J.A.M.A.*, v. 152, n. 12, 18 jul. 1953. p. 1090-1093.
ERVIN, R. B. "Prevalence of Metabolic Syndrome Among Adults 20 Years of Age and Over, by Sex, Age, Race and Ethnicity, and Body Mass Index: United States, 2003-2006". *National Health Statistics Reports*, n. 13, 5 mai. 2009. Disponível em: <http://www.cdc.gov/nchs/data/nhsr/nhsr013.pdf>.
EVANS, J. M.; DONNELLY, L. A.; EMSLIE-SMITH, A. M.; ALESSI, D. R.; MORRIS, A. D. "Metformin and Reduced Risk of Cancer in Diabetic Patients". *British Medical Journal*, v. 330, 4 jun. 2005. p.1304-1305.
EWEN, S. "Leo Burnett: Sultan of Sell". *Time*, 7 dez. 1998. Disponível em: <http://content.time.com/time/magazine/article/0,9171,989783,00.html>.
FAM, A. G. "Gout, Diet, and the Insulin Resistance Syndrome". *Journal of Rheumatology*, v. 29, n. 7, jul. 2002. p. 1350-1355.
FEIG, D. I.; KANG, D.-H.; JOHNSON, R. J. "Uric Acid and Cardiovascular Risk". *New England Journal of Medicine*, v. 359, n. 17, 23 out. 2008. p. 1611-1621.
FELITA, L. S.; SOBNGWI, E.; SERRADAS, P.; CALVO, F.; GAUTIER, J. F. "Consequences of Fetal Exposure to Maternal Diabetes in Offspring". *Journal of Clinical Endocrinology and Metabolism*, v. 91, n. 10, out., 2006. p. 3718-3724.

FERGUSON, N. *Empire: The Rise and Demise of the British World Order and the Lessons for Global Power.* Londres: Penguin, 2002.

FERNSTROM, J. D.; MUNGER, S. D.; SCLAFANI, A.; ARAUJO, I. E. de; ROBERTS, A.; MOLINARY, S. "Mechanisms for Sweetness". *Journal of Nutrition*, v. 142 (suplemento), n. 6, jun. 2012. p. 1134S-1141S.

FEUDTNER, C. *Bittersweet: Diabetes, Insulin and the Transformation of Illness.* Chapel Hill: University of North Carolina Press, 2003.

"Find Trust Abuses in Sugar Institute". *New York Times,* 30 mar. 1936. p. 1.

FITZ, R. H.; JOSLIN, E. P. "Diabetes Mellitus at the Massachusetts General Hospital from 1824 to 1898: A Study of the Medical Records". *J.A.M.A.*, v. 31, 23 jul. 1898. p. 165-171.

FLANAGAN, G. M. "Candy on Two Fronts". *New York Times,* 21 fev. 1943. p. SM10.

FLEMING, H. C. *Medical Observations on the Zuni Indians.* Nova York: Museum of the American Indian Heye Foundation, 1924.

FLEXNER, A. *Medical Education in the United States and Canada.* Nova York: Carnegie Foundation, 1910.

Food and Agricultural Organization (FAO). "The Nutrition Transition and Obesity". [s.d.] Disponível em: <http://www.fao.org/focus/e/obesity/obes2.htm>.

FOSDICK, L. S. "Some New Concepts Concerning the Role of Sugar in Dental Caries". *Oral Surgery, Oral Medicine, and Oral Pathology*, v. 5, n. 6, jun. 1952. p. 615-624.

FRANTZ JR., I. D.; DAWSON, E. A.; ASHMAN, P. L. et al. "Test of Effect of Lipid Lowering by Diet on Cardiovascular Risk: The Minnesota Coronary Survey". *Arteriosclerosis*, v. 9, n. 1, jan./fev. 1989 p. 129-135.

FRIEDMAN, J. M. "Modern Science Versus the Stigma of Obesity". *Nature Medicine*, v. 10, n. 6, jun. 2004. p. 563-569.

FROST, R. "Sugar Industry Eyes New Fields". *New York Times,* 3 jan. 1965. p. 135.

GALE, E. A. M. "Commentary: The Hedgehog and the Fox: Sir Harold Himsworth (1905-93)". *International Journal of Epidemiology*, v. 42, n. 6, dez. 2013. p. 1602-1607.

GALLOWAY, J. H. *The Sugar Cane Industry: An Historical Geography from Its Origins to 1914.* Nova York: Cambridge University Press, 1989.

GALTON, L. *The Truth About Fiber in Your Food.* Nova York: Crown, 1976.

GARDNER, H. W. "The Dietetic Value of Sugar". *British Medical Journal*, v. 1, 27 abr. 1901. p. 1010-1013.

GARNER, W. W. *The Production of Tobacco.* Filadélfia: Blakiston Company, 1946.

GEIBEL, E. "Why Me? Understanding the Causes of Diabetes". *Diabetes Forecast*, out. 2010. Disponível em: <http://www.diabetesforecast.org/2010/oct/why-me-understanding-the-causes-of-diabetes.html>.

GENUTH, S. M.; BENNETT, P. H.; MILLER, M.; BURCH, T. A. "Hyperinsulinism in Obese Diabetic Pima Indians". *Metabolism*, v. 16, n. 11, nov. 1967. p. 1010-1015.

GERTLER, M. M.; GARN, S. M.; LEVINE, S. A. "Serum Uric Acid in Relation to Age and Physique in Health and in Coronary Heart Disease". *Annals of Internal Medicine*, v. 36, n. 6, jun. 1951. p. 1421-1431.

GIBSON, A. "The Case Against Sugar". *Medical Summary*, v. 39, out. 1917. p. 237-239.

GIOVANNUCCI, E. "Insulin, Insulin-Like Growth Factors and Colon Cancer: A Review of the Evidence". Suplemento, *Journal of Nutrition*, v. 131, n. 11, nov. 2001. p. 3109S-3120S.

GLINSMANN, W. H.; IRAUSQUIN, H.; PARK, Y. K. "Report from FDA's Sugars Task Force, 1986: Evaluation of Health Aspects of Sugars Contained in Carbohydrate Sweeteners". Suplemento, *Journal of Nutrition*, v. 116, n. 11, nov. 1986. p. S1-S216.

Global Energy Balance Network (GEBN). "Energy Balance Basics". 2015. Disponível em: <https://gebn.org/energy-balance-basics>. Último acesso: 24 out. 2015.

______. "Why Join GEBN?". 2015. Disponível em: <https://gebn.org/membership>. Último acesso em: 24 out. 2015.

GOHDES, D.M. "Diabetes in American Indians: A Growing Problem". *Diabetes Care*, v. 9, n. 6, nov./dez. 1986. p. 609-613.

GRAFE, E. *Metabolic Diseases and Their Treatment*. Trad. M. G. Boise. Filadélfia: Lea & Febiger, 1933.

GRANDE, F. "Sugar and Cardiovascular Disease". *World Review of Nutrition and Dietetics*, v. 22, 1975. p. 248-269.

GRANDE, F.; ANDERSON, J. T.; KEYS, A. "Sucrose and Various Carbohydrate-Containing Foods and Serum Lipids in Man". *American Journal of Clinical Nutrition*, v. 27, n. 10, out. 1974. p. 1043-1051.

GRAUDAL, N. A.; HUBECK-GRAUDAL, T.; JURGENS, G. "Effects of Low Sodium Versus High Sodium Diet on Blood Pressure, Renin, Aldosterone, Catecholamines, Cholesterol, and Triglyceride". *Cochrane Database of Systematic Reviews*, v. 11, 9 nov. 2011. p. CD004022.

GREENE, R. (Org.). *The Practice of Endocrinology*. Filadélfia: J. B. Lippincott, 1951.

GREENWOOD, M. R.; CLEARY, M.; STEINGRIMSDOTTIR, L.; VASELLI, J. R. "Adipose Tissue Metabolism and Genetic Obesity: The LPL hypothesis". In: *Recent Advances in Obesity Research*, v. 3, Org. P. Björntorp; M. Cairella; A. N. Howard. Londres: John Libbey, 1981. p. 75-79.

GREGG, E. W.; ZHOU, X.; CHENG, Y. J.; ALBRIGHT, A. L.; NARAYAN, K. M.; THOMPSON, T. J. "Trends in Lifetime Risk and Years of Life Lost Due to Diabetes in the USA, 1895-2011: A Modeling Study". *Lancet Diabetes & Endocrinology*, v. 2, n. 11, nov. 2014. p. 867-874.

GUTHRIE, C. "Is Alzheimer's a Form of Diabetes?". *Time*, 18 out. 2007. Disponível em: <http://content.time.com/time/health/article/0,8599,1673236,00.html>.

HAMILTON, A. *Squeezed: What You Don't Know About Orange Juice*. New Haven, Conn.: Yale University Press, 2009.

HANDLER, P. "Welcome". In: NAS 1975. p. 3-5.

HANNAH, A. C.; SPENCE, D. *The International Sugar Trade*. Nova York: John Wiley & Sons, 1996.

HARDING, W. R.; RUSSELL, C. E.; DAVIDSON, F.; PRIOR, I. A. M. "Dietary Surveys from the Tokelau Island Migrant Study". *Ecology of Food and Nutrition*, v. 19, n. 2, 1986. p. 83-97.

HASS, H. B. [*Carta*] 29 abr. 1960 [para] Roger Adams. Sugar Research Foundation, Inc. Papers of Roger Adams, University of Illinois Archives, University of Illinois at Urbana-Champaign.

HE, F. J.; LI, J.; MACGREGOR, G. A. "Effect of Longer Term Modest Salt Reduction on Blood Pressure: Cochrane Systematic Review and Meta-Analysis of Randomised Trials". *Cochrane Database of Systematic Reviews*, n. 4, 30 abr. 2013. p. CD004937.

HEINBECKER, P. "Studies on the Metabolism of Eskimos". *Journal of Biological Chemistry*, v. 80, n. 2, 1 dez. 1928. p. 461-475.

HELMCHEN, L. A.; HENDERSON, R. M. "Changes in the Distribution of Body Mass Index of White US Men, 1890-2000". *Annals of Human Biology*, v. 31, n. 2, mar./abr. 2004. p. 174-181.

HESS, J. L. "Harvard's Sugar-Pushing Nutritionist". *Saturday Review*, ago. 1978. p. 10-14.

HESS, J. L.; HESS, K. *The Taste of America*. Champaign: University of Illinois Press, 2000.

HESSE, F. G. "A Dietary Study of the Pima Indian". *American Journal of Clinical Nutrition*, v. 7, set./out. 1959. p. 532-537.

HETHERINGTON, A. W.; RANSON, S. W. "The Spontaneous Activity and Food Intake of Rats with Hypothalamic Lesions". *American Journal of Physiology*, 136, n. 4, jun. 1942. p. 609-617.

______. "Experimental Hypothalamico-Hypophyseal Obesity in the Rat". *Proceedings of the Society for Experimental Biology and Medicine*, v. 41, n. 2, jun. 1939. p. 465-466.

HEUSEN, J. C.; COUNE, A.; HEIMANN, R. "Cell Proliferation Induced by Insulin Organ Culture of Rat Mammary Carcinoma". *Experimental Cell Research*, v. 45, n. 2, fev. p. 351-360.

HICKSON, J. L. "Sucrochemistry: In: Planning the Research Effort". Documento interno, 11/12 set. 1975. International Sugar Research Foundation, Inc., Arquivos da Great Western Sugar Company. Colorado Agricultural Archive, Colorado State University.

______. [*Carta*], 5 nov. 1962 [para] conselho consultivo científico. Sugar Research Foundation, Inc., Papers of Roger Adams, University of Illinois Archives, University of Illinois at Urbana-Champaign.

HIGGINS, H. L. "The Rapidity with Which Alcohol and Some Sugars May Serve as a Nutriment". *American Journal of Physiology*, v. 41, n. 2, 1 ago. 1916. p. 258-265.

HIGGINSON, J. "From Geographical Pathology to Environmental Carcinogenesis: A Historical Reminiscence". *Cancer Letters*, v. 117, n. 2, 19 ago. 1997. p. 133-142.

______. "Developing Concepts on Environmental Cancer: The Role of Geographical Pathology". *Environmental Mutagenesis*, v. 5, n. 6, 1983. p. 929-940.

______. "Rethinking the Environmental Causation of Human Cancer". *Food and Cosmetics Toxicology*, v. 19, n. 5, out. 1981. p. 539-548.

Hildes, J. A.; Schaefer, O. "The Changing Picture of Neoplastic Disease in the Western and Central Canadian Arctic (1950-1980)". *Canadian Medical Association Journal*, v. 130, n. 1, 1 jan. 1984. p. 25-32.

Hillebrand, S. S. (Org.) *Is the Risk of Becoming Diabetic Affected by Sugar Consumption: Proceedings of the Eighth International Sugar Research Symposium.* Washington, D.C.: International Sugar Research Foundation, 1974.

Himsworth, H. P. "Diet in the Aetiology of Human Diabetes". *Proceedings of the Royal Society of Medicine*, v. 42, n. 5, mai. 1949. p. 323-326.

______. "The Syndrome of Diabetes Mellitus and Its Causes". *Lancet*, v. 253, n. 6.551, 19 mar. 1949. p. 465-473.

______. "Diet and the Incidence of Diabetes Mellitus". *Clinical Science*, v. 2, n. 1, set. 1935. p. 117-148.

______. "High Carbohydrate Diet in Diabetes". *Lancet*, v. 218, nov. 14, 1931. p. 1103.

______. "Recent Advances in the Treatment of Diabetes". *Lancet*, v. 218, 31 out. 1931. p. 978-979.

Hockett, R. C. "The Progress of Sugar Research". *Scientific Monthly*, v. 65, n. 4, out. 1947. p. 269-282.

Hoffman, F. L. *The Mortality from Cancer Throughout the World.* Newark, N.J.: Prudential Press, 1915.

Hooper, L.; Martin, N.; Abdelhamid, A.; Davey Smith, G. "Reduction in Saturated Fat Intake for Cardiovascular Disease". *Cochrane Database of Systematic Reviews*, n. 6, 10 jun. 2015. p. CD011737.

Hooper, L.; Summerbell, C. D.; Thompson R. R. et al. "Reduced or Modified Dietary Fat for Preventing Cardiovascular Disease". *Cochrane Database of Systematic Reviews*, n. 5, 16 mai. 2012. p. CD002137.

House Committee on Government Operations. *Cyclamate Sweeteners.* Audiência diante de um subcomitê do Comitê de Operações do Governo, House of Representatives, 91º Congresso, 10 jun. 1970. Washington, D.C.: U.S. Government Printing Office.

"House of Commons". *Pall Mall Budget*, 10 abr. 1873. p. 28.

Howard, B. V.; Manson, J. E.; Stefanick, M. L. et al. "Low-Fat Dietary Pattern and Weight Change over 7 Years: The Women's Health Initiative Dietary Modification Trial". *J.A.M.A.*, v. 295, n. 1, 4 jan. 2006. p. 39-49.

Howard, B. V.; Van Horn, L.; Hsia, J. et al. "Low- Fat Dietary Pattern and Risk of Cardiovascular Disease: The Women's Health Initiative Randomized Controlled Dietary Modification Trial". *J.A.M.A.*, v. 295, n. 6, 8 fev. 2006. p. 655-666.

Hrdlička, A. *Physiological and Medical Observations Among the Indians of Southwestern United States and Northern Mexico.* Washington, D.C.: U.S. Government Printing Office, 1908.

______. "Notes on the Pima of Arizona". *American Anthropologist*, v. 8, n. 1, jan./mar. 1906. p. 39-46.

HUDSON, E. H.; YOUNG, A. L. "Medical and Surgical Practice on the Euphrates River: An Analysis of Two Thousand Consecutive Cases at Deir-Ez-Zor, Syria". *American Journal of Tropical Medicine*, v. 11, n. 4, jul. 1931. p. 297-310.

HUETZ DE LEMPS, A. "Colonial Beverages and the Consumption of Sugar". In: *Food: A Culinary History from Antiquity to the Present.* Org. J.-L. Flandrin; M. Montanari. Nova York: Penguin, 1999. p. 383-393.

HULTHE, J.; BOKEMARK, L.; WIKSTRAND, J.; FAGERBERG, B. "The Metabolic Syndrome, LDL Particle Size, and Atherosclerosis: The Atherosclerosis and Insulin Resistance Study". *Arteriosclerosis, Thrombosis, and Vascular Biology*, v. 20, n. 9, set. 2000. p. 2140-2147.

HUNTSMAN, J.; HOOPER, A. *Tokelau: A Historical Ethnography.* Auckland, N.Z.: Auckland University Press, 1996.

HURD, M. D.; MARTORELL, P.; DELAVANDA, A.; MULLEN, K. J.; LANGA, K. M. "Monetary Costs of Dementia in the United States". *New England Journal of Medicine*, v. 368, n. 14, 4 abr. 2013. p. 1326-1334.

HYDRICK, C. R.; FOX, I. H. "Nutrition and Gout". In: *Present Knowledge in Nutrition,* 5 ed. Org. R. E. Olson; H. P. Broquist; C. O. Chichester; W. J. Darby; A. C. Kolbye, Jr.; R. M. Stalvey. Washington, D.C.: Nutrition Foundation, 1984. p. 740-756.

INGRAM, J. *The End of Memory.* Nova York: St. Martin's Press, 2015.

Institute of Medicine (IOM) of the National Academies. *Dietary Reference Intakes: Energy, Carbohydrate, Fiber, Fat, Fatty Acids, Cholesterol, Protein, and Amino Acids.* Washington D.C.: National Academies Press, 2005.

INSULL JR., W.; OISO, T.; TSUCHIYA, K. "Diet and Nutritional Status of Japanese". *American Journal of Clinical Nutrition*, v. 21, n. 7, jul. 1968. p. 753-777.

International Diabetes Federation (IDF). "Diabetes Atlas". 7 ed., 2015. Disponível em: <http://www.idf.org/diabetesatlas>.

______. *Diabetes Atlas,* 6 ed., 2013. Disponível em: <http://www.idf.org/diabetesatlas>.

International Sugar Research Foundation (ISRF). Memorando aos membros, 30 abr. 1976. "Developments in Brief: ISRF Support of Health Research and International Symposia". Washington, D.C. Internal document, Sugar Association, Inc., Arquivos da Great Western Sugar Company, Colorado Agricultural Archive, Colorado State University.

______. "Planning the Research Effort". Bethesda, Md. Internal document, International Sugar Research Foundation, Inc., Arquivos da Great Western Sugar Company. Colorado Agricultural Archive, Colorado State University. 1975.

______. Minutas da reunião do conselho consultivo científico, 5 dez. 1969, Washington, D.C. International Sugar Research Foundation, Inc. Papers of Roger Adams, University of Illinois Archives, University of Illinois at Urbana-Champaign.

Intersalt Cooperative Research Group. "Intersalt, an International Study of Electrolyte Excretion and Blood Pressure: Results for 24 Hour Urinary Sodium

and Potassium Excretion". *British Medical Journal*, v. 297, 30 jul. 1988. p. 319-328.
Inter-Society Commission for Heart Disease Resources. 1970. "Report of Inter-Society Commission for Heart Disease Resources: Prevention of Cardiovascular Disease. Primary Prevention of the Atherosclerotic Diseases". *Circulation*, v. 42, n. 6, dez. 1988. p. A55-A95.
JACOBSON, M. "The Deadly White Powder". *Mother Jones*, jul. 1978. p. 12-20.
JENKINS, D. J.; WOLEVER, T. M.; TAYLOR, R. H. et al. "Glycemic Index of Foods: A Physiological Basis for Carbohydrate Exchange". *American Journal of Clinical Nutrition*, v. 34, n. 3, mar. 1981. p. 362-366.
JOE, J. R.; YOUNG, R. S. (Orgs.) *Diabetes as a Disease of Civilization: The Impact of Culture Change on Indigenous Peoples.* Nova York: Mouton de Gruyter, 1994.
JOHNSON, R. J.; HERRERA-ACOSTA, J.; SCHREINER, G. F.; RODRIGUEZ-ITURBE, B. "Subtle Acquired Renal Injury as a Mechanism of Salt-Sensitive Hypertension". *New England Journal of Medicine*, v. 346, n. 12, 21 mar. 2002. p. 913-923.
JOHNSON, R. J.; SEGAL, M. S.; NAKAGAWA, T. et al. "Potential Role of Sugar (Fructose) in the Epidemic of Hypertension, Obesity and the Metabolic Syndrome, Diabetes, Kidney Disease, and Cardiovascular Disease". *American Journal of Clinical Nutrition*, v. 86, n. 4, out. 2007. p. 899-906.
JORDÃO, A. "On Some Symptoms of Diabetes: A Clinical Lecture Delivered in the Medical School of Lisbon". *American Journal of the Medical Sciences*, v. 53, n. 106, abr. 1867. p. 510-512.
______. "Studies on Diabetes". *American Journal of the Medical Sciences*, v. 54, n. 104, out. 1866. p. 467-480.
JØRGENSEN, M. E.; BORCH-JOHNSEN, K.; WITTE, D. R.; BJERREGAARD, P. "Diabetes in Greenland and Its Relationship with Urbanization". *Diabetic Medicine*, v. 29, n. 6, jun. 2012. p. 755-760.
JOSLIN, E. P. "A Half Century's Experience in Diabetes Mellitus". *British Medical Journal*, v. 1, 13 mai. 1950. p. 1095-1098.
______. "The Universality of Diabetes". *J.A.M.A.*, v. 115, n. 24, 14 dez. 1940. p. 2033-2038.
______. "Studies in Diabetes Mellitus. II: Its Incidence and the Factors Underlying Its Variations". *American Journal of Medical Science*, v. 187, n. 4, abr. 1934. p. 433-457.
______. *The Treatment of Diabetes Mellitus.* 4 ed. Filadélfia: Lea & Febiger, 1928.
______. "Arteriosclerosis and Diabetes". *Annals of Clinical Medicine*, v. 5, n. 12, 1927. p. 1061-1079.
______. *The Treatment of Diabetes Mellitus.* 3 ed. Filadélfia: Lea & Febiger, 1923.
______. "The Prevention of Diabetes Mellitus". *J.A.M.A.*, v. 76, n. 2, 8 jan. 1921. p. 79-84.
______. *The Treatment of Diabetes Mellitus.* 2 ed. Filadélfia: Lea & Febiger, 1917.
______. *The Treatment of Diabetes Mellitus.* Filadélfia: Lea & Febiger, 1916.

JOSLIN, E. P.; DUBLIN, L. I.; MARKS, H. H. "Studies in Diabetes Mellitus. II: Its Incidence and the Factors Underlying Its Variations". *American Journal of the Medical Sciences*, v. 187, n. 4, abr. 1934. p. 433-457.

"Julius Bauer". *Lancet*, n. 313, 23 jun. 1979. p. 1359.

JUSTICE, J. W. "The History of Diabetes Mellitus in the Desert People". In: Joe e Young (Org.). 1994. p. 69-127.

KAAKS, R. "Nutrition, Hormones, and Breast Cancer: Is Insulin the Missing Link?". *Cancer Causes and Control*, v. 7, n. 6, nov. 1996. p. 605-625.

KAAKS, R.; LUKANOVA, A. "Energy Balance and Cancer: The Role of Insulin and Insulin-Like Growth Factor I". *Proceedings of the Nutrition Society*, v. 60, n. 1, fev. 2001. p. 91-106.

KAHN, C. R.; WEIR, G. C.; KING, G. L.; JACOBSON, A. M.; MOSES, A. C.; SMITH, R. J. (Orgs.) *Joslin's Diabetes Mellitus.* 14 ed. Nova York: Lippincott, Williams & Wilkins, 2005.

KARE, M. R. "Monellin". In: NAS 1975, p. 196-206.

Karolinska Institute. "Press Release: The 1977 Nobel Prize in Physiology or Medicine". 1977. Disponível em: <http://nobelprize.org/nobel_prizes/medicine/laureates/1977/press.html>.

KEAN, B. H. "The Blood Pressure of the Cuna Indians". *American Journal of Tropical Medicine*, v. 24, n. 6, nov. 1944. p. 341-343.

KEAN, B. H.; HAMMILL, J. F. "Anthropathology of Arterial Tension". *Annals of Internal Medicine*, v. 83, n. 3, mar. 1949. p. 355-362.

KEARNS, C. E.; GLANTZ, S. A.; SCHMIDT, L. A. "Sugar Industry Influence on the Scientific Agenda of the National Institute of Dental Research's 1971 National Caries Program: A Historical Analysis of Internal Documents". *PLOS Medicine*, v. 12, n. 3, 10 mar. 2015. p. e1001798.

KELLY, N. "What's at Stake in Sugar Research?". Bethesda, Md. International Sugar Research Foundation, Inc., Papers of Roger Adams, University of Illinois Archives, University of Illinois at Urbana-Champaign, 1969.

KEYS, A. "Sucrose in the Diet and Coronary Heart Disease". *Atherosclerosis*, v. 14, n. 2, set./out. 1971. p. 193-202.

KEYS, A.; KEYS, M. *How to Eat Well and Stay Well the Mediterranean Way.* Garden City, N.Y.: Doubleday, 1975.

KHARDORI, R. "Diabetes Mellitus Medication". Medscape, 2015. Disponível em: <http://emedicine.medscape.com/article/117853-medication>.

KINUGASA, A.; TSUNAMOTO, K.; FURUKAWA, N.; SAWADA, T.; KUSUNOKI, T.; SHIMADA, N. "Fatty Liver and Its Fibrous Changes Found in Simple Obesity of Children". *Journal of Pediatric Gastroenterology and Nutrition*, v. 3, n. 3, jun. 1984. p. 408-414.

KLEINRIDDERS, A.; FERRIS, H. A.; CAI, W.; KAHN, C. R. "Insulin Action in Brain Regulates Systematic Metabolism and Brain Function". *Diabetes*, v. 63, n. 7, jul. 2014. p. 2232-2243.

KOHN, L. A.; LEVINE, S. A.; MATTON, M. "Sugar Content of the Blood in Runners Following a Marathon Race". *J.A.M.A.*, v. 85, n. 7, 15 ago. 1925. p. 508-509.

Kolata, G. "High-Carb Diets Questioned". *Science*, v. 235, 9 jan. 1987. p. 164.

Koop, C. E. "Message from the Surgeon General". In: US HHS, 1988.

Kotchen, K.A. "Historical Trends and Milestones in Hypertension Research: A Model of the Process of Translational Research". *Hypertension*, v. 58, n. 4, out. 2011. p. 522-538.

Kraus, B. R.; Jones, B. M. *Indian Health in Arizona: A Study of Health Conditions Among Central and Southern Arizona Indians.* Tucson: University of Arizona Press, 1954.

Krauss, E. A. "Soft Drink Industry on Eve of New Growth Phase". *Forbes*, v. 59, n. 12, 5 jun. 1947. pp 36-37.

Kraybill, H. F. "The Question of Benefits and Risks". In: NAS 1975. p. 59-75.

Krebs, H. A. "The Making of a Scientist". *Nature*, v. 215, n. 5109, 30 set. 1967. p. 1441-1445.

Kretchmer, N.; Hollenbeck, C. B. (Orgs.) *Sugars and Sweeteners.* Boca Raton, Fla.: CRC Press, 1991.

Laffer, C. L.; Elijovich, F. "Differential Predictors of Insulin Resistance in Nondiabetic Salt-Resistant and Salt-Sensitive Subjects". *Hypertension*, v. 61, n. 3, mar. 2013. p. 707-715.

Lamborn, O. "A Suggested Program for the Cane and Beet Sugar Industries". Documento não publicado. Nova York. Braga Brothers Collection, Special and Area Studies Collections, George A. Smathers Libraries, University of Florida, Gainesville, Fla. 1942. Disponível em: <http://www.motherjones.com/documents/480900-a-suggested-program-for-the-cane-and-beet--sugar#document/p1/a79758>.

Landa, M. M. "Response to Petition from Corn Refiners Association to Authorize 'Corn Sugar' as an Alternate Common or Usual Name for High Fructose Corn Syrup (HFCS)". [*Carta*] 2012 [para] Audrae Erickson. Disponível em: <http://www.fda.gov/aboutFDA/CentersOffices/OfficeofFoods/CFSAN/CFSANFOIAElectronicReadingRoom/ucm305226.htm>.

Landsberg, L. "Insulin-Mediated Sympathetic Stimulation: Role in the Pathogenesis of Obesity-Related Hypertension (or, How Insulin Affects Blood Pressure, and Why)". *Journal of Hypertension*, v. 19, n. 3, 19 mar. 2001. p. 523-528.

______. "Diet, Obesity and Hypertension: An Hypothesis Involving Insulin, the Sympathetic Nervous System, and Adaptive Thermogenesis". *Quarterly Journal of Medicine*, v. 61, n. 236, dez. 1986. p. 1081-1090.

Lastra, G.; Dhuper, S.; Johnson, M. S.; Sowers, J. R. "Salt, Aldosterone, and Insulin Resistance: Impact on the Cardiovascular System". *Nature Reviews: Cardiology*, 7, n. 10, out. 2010. p. 577-584.

Lawrence, J. S.; Behrend, T.; Bennett, P. H. et al. "Geographical Studies on Rheumatoid Arthritis". *Annals of Rheumatoid Arthritis*, v. 25, n. 5, set. 1966. p. 425-432.

Lawrie, M. "Nervous Instability and the Intake of Sugar". *Lancet*, v. 211, 21 jan. 1928. p. 158.

LEE, M. O.; SCHAFFER, N. K. "Anterior Pituitary Growth Hormone and the Composition of Growth". *Journal of Nutrition*, v. 7, n. 3, mar. 1934. p. 337-363.

LEIBSON, C. L.; ROCCA, W. A.; HANSON, V. A. et al. "Risk of Dementia Among Persons with Diabetes Mellitus: A Population-Based Cohort Study". *American Journal of Epidemiology*, v. 145, n. 4, 15 fev. 1997. p. 301-308.

LEROITH, D.; ROBERTS JR., C. T. "The Insulin-Like Growth Factor System and Cancer". *Cancer Letters*, v. 195, n. 2, 10 jun. 2003. p. 127-137.

LEVENSTEIN, H. *Paradox of Plenty: A Social History of Eating in Modern America.* Nova York: Oxford University Press, 1993.

LEVIN, I. "Cancer Among the North American Indians and Its Bearing Upon the Ethnological Distribution of Disease". *Zeitschrift für Krebsforschung*, v. 9, n. 3, out. 1910. p. 422-435.

LEVITSKY, D. A.; FAUST, I.; GLASSMAN, M. "The Ingestion of Food and the Recovery of Body Weight Following Fasting in the Naive Rat". *Physiology & Behavior*, v. 17, n. 4, out. 1976. p. 575-580.

LI, X.; SONG, D.; LENG, S. X. "Link Between Type 2 Diabetes and Alzheimer's Disease: From Epidemiology to Mechanism and Treatment". *Clinical Interventions in Aging*, v. 10, 10 mar. 2015. p. 549-560.

Life Sciences Research Office (LSRO). "The Public Responsibility of Scientific Societies". *Federation Proceedings*, v. 36, n. 11, out. 1977. p. 2463-2464.

______. *Evaluation of the Health Aspects of Sucrose as a Food Ingredient.* Bethesda, Md.: Federation of American Societies for Experimental Biology, 1976.

______. *Tentative Evaluation of the Health Aspects of Sucrose as a Food Ingredient.* Bethesda, Md.: Federation of American Societies for Experimental Biology, 1975.

Lipid Research Clinics (LRC) Program. "The Lipid Research Clinics Coronary Primary Prevention Trial Results: I, Reduction in Incidence of Coronary Heart Disease". *J.A.M.A.*, v. 251, n. 3, 20 jan. 1984. p. 351-364.

______. "The Lipid Research Clinics Coronary Primary Prevention Trial Results: II, The Relationship of Reduction in Incidence of Coronary Heart Disease to Cholesterol Lowering". *J.A.M.A.*, v. 251, n. 3, 20 jan. 1984. p. 365-374.

"Little Known Sugar Facts". *New York Amsterdam News*, 29 set. 1951. p. 21.

LONG, C. N. H. "Etiology". In:. G. G. Duncan (Org.). *Diseases of Metabolism.* 2 ed. Filadélfia: W. B. Saunders, 1927. p. 710-720.

LOVEGREN, S. "Breakfast Foods". In: A. Smith (Org.). *The Oxford Encyclopedia of Food and Drink in America.* 2 ed. Oxford, U.K.: Oxford University Press, 2012. p. 207-215.

LOWENSTEIN, F. W. "Blood-Pressure in Relation to Age and Sex in the Tropics and Subtropics: A Review of the Literature and an Investigation in Two Tribes of Brazil Indians". *Lancet*, v. 277, 18 fev. 1961. p. 389-392.

______. "Some Epidemiologic Aspects of Blood Pressure and Its Relationship to Diet and Constitution with Particular Consideration of the Chinese: A Review of the Pertinent Literature of the Past 40 Years". *American Heart Journal*, v. 47, n. 5, jun. 1954. p. 874-886.

LUDMERER, K. M. *Learning to Heal: The Development of American Medical Education.* Nova York: Perseus Books, 1988.

LUDWIG, J.; VIGGIANO, T. R.; MCGILL, D. B.; OH, B. J. "Nonalcoholic Steatohepatitis: Mayo Clinic Experiences with a Hitherto Unnamed Disease". *Mayo Clinic Proceedings*, 55, n. 7, jul. 1980. p. 434-438.

LUSK, G. *Nutrition.* Nova York: Paul B. Hoeber, 1933.

LUZARDO, L.; NOBOA, O.; BOGGIA, J. "Mechanisms of Salt-Sensitive Hypertension". *Current Hypertension Reviews*, v. 11, n. 1. p. 14-21.

LYONS, R. D. "F.D.A. Banning Saccharin Use on Cancer Links". *New York Times*, 10 mar. 1977. p.1.

LYSSIOTIS, C. A.; CANTLEY, L. C. "F Stands for Fructose and Fat". *Nature*, v. 502, 10 out. 2013. p. 181-182.

MANN, C. C. *1493: Uncovering the New World Columbus Created.* Nova York: Knopf, 2011.

MARBLE, A.; WHITE, P.; BRADLEY, R. F.; KRALL, L. P. (Org.) *Joslin's Diabetes Mellitus.* 11 ed. Filadélfia: Lea & Febiger, 1971.

MARKS, S. V.; MASKUS, K. E. "Introduction". In: Marks e Maskus (Org.), 1993. p. 1-14.

MARKS, S. V.; MASKUS, K. E. (Orgs.) *The Economics and Politics of World Sugar Prices.* Ann Arbor: University of Michigan Press, 1993.

MARMOT, M. G.; SYME, S. L. "Acculturation and Coronary Heart Disease in Japanese-Americans". *American Journal of Epidemiology*, v. 104, n. 3, set. 1976. p. 225-247.

MARSHALL, E. "Third Strike for NCI Breast Cancer Study". *Science*, v. 250, 14 dez. 1990. p. 1503-1504.

MASIRONI, R. "Dietary Factors and Coronary Heart Disease". *Bulletin of the World Health Organization*, v. 42, n. 1, 1970. p. 103-114.

MAU, M. K.; KAHOLOKULA, J. KEAWE'AIMOKU; WEST, J. et al. "Translating Diabetes Prevention into Native Hawaiian and Pacific Islander Communities: The PILI 'Ohana Pilot Project". *Progress in Community Health Partnerships*, v. 4, n. 1, primavera 2010. p. 7-16.

MAYER, J. "The Bitter Truth About Sugar". *New York Times*, 20 jun. 1976. p. 177.

______. *Overweight: Causes, Cost, and Control.* Englewood Cliffs, N.J.: Prentice-Hall, 1968.

______. "Glucostatic Mechanism of Regulation of Food Intake". *New England Journal of Medicine*, p. 249, n. 1, 2 jul. 1953. p. 13-16.

______. "Decreased Activity and Energy Balance in the Hereditary Obesity-Diabetes Syndrome of Mice". *Science*, v. 117, 8 mai. 1953. p. 504-505.

MAYER, J.; GOLDBERG, J. "Signs of Atherosclerosis Show Up at an Early Age in Heart-Disease Study". *Chicago Tribune*, 13 mar. 1986.

MAYES, P. A. "Intermediary Metabolism of Fructose". Suplemento, *American Journal of Clinical Nutrition*, v. 58, n. 5, nov. 1993. p. S754-S765.

MCGANDY, R. B.; Mayer, J. "Atherosclerotic Disease, Diabetes, and Hypertension: Background Considerations". In: *U.S. Nutrition Policies in the Seventies*, Org. J. Mayer. San Francisco: W. H. Freeman, 1973. p. 37-43.

McGovern, G. [*Carta*] 1 jul. 1977 [para] J. W. Tatem Jr. Arquivos da Great Western Sugar Company. Colorado Agricultural Archive, Colorado State University.

Menke, A.; Casagrande, S.; Geiss, L.; Cowie, C. C. "Prevalence of and Trends in Diabetes Among Adults in the United States, 1988-2012". *J.A.M.A.*, v. 314, n. 10, 8 set. 2015. p. 1021-1029.

"Merchandising: Bubbling Along". *Time*, 7 ago. 1964. Disponível em: <http://content.time.com/time/subscriber/article/0,33009,871356,00.html>.

Miller, J. H.; Bogdonoff, M. D. "Antidiuresis Associated with Administration of Insulin". *Journal of Applied Physiology*, v. 6, n. 8, fev. 1954. p. 509-512.

Miller, M.; Burch, T. A.; Bennett, P. H.; Steinberg, A. G. "Prevalence of Diabetes Mellitus in the American Indians: Results of Glucose Tolerance Tests in the Pima Indians of Arizona". *Diabetes*, v. 14, n. 7, jul. 1965. p. 439-440.

Mills, C. A. "Diabetes Mellitus: Sugar Consumption in Its Etiology". *Archives of Internal Medicine*, v. 46, out. 1930. p. 582-584.

Mintz, S. W. "Pleasure, Profit, and Satiation". In: J. J. Viola; C. Margolis (Org.). *Seeds of Change*. Washington, D.C.: Smithsonian Institution, 1991. p. 112-129.

______. *Sweetness and Power: The Place of Sugar in Modern History*. Nova York: Penguin, 1985.

Mitchell, H. S. "Nutrition Survey in Labrador and Northern Newfoundland". *Journal of the American Dietetic Association*, v. 6, n. 1, jun. 1930. p. 29-35.

"Modern Living: Battle of the Bulge". *Time*, 10 ago. 1953. Disponível em: < http://content.time.com/time/magazine/article/0,9171,818679,00.html>.

Moffat, R. U. Principal Medical Officer, Nairobi, to His Majesty's Commissioner. 1904. In: Anon. 1906. p. 35-36.

Monod, J. "Nobel Lecture: From Enzymatic Adaption to Allosteric Transitions". Nobelprize.org. 1965. Disponível em: <http://www.nobelprize.org/nobel-prizes/medicine/laureates/1965/monod-lecture.html>.

Montanari, M. *The Culture of Food*. Trad. C. Ipsen. Oxford, U.K.: Blackwell, 1994. [Ed. Bras. *Comida como cultura*. Trad. Letícia Martins de Andrade. São Paulo: Senac-SP, 2013.]

Moore, J. S. "The Tax on Sugar: How the Many Are Fleeced for the Sake of a Few". *New York Times*, 19 fev. 1890. p. 9.

Moore, W. W. *Fighting for Life: The Story of the American Heart Association, 1911-1975*. Nova York: New York Heart Association, 1983.

Moseley, B. *A Treatise on Sugar*. Londres: G. G. and J. Robinson, 1799.

Mouratoff, G. J.; Carroll, N. V.; Scott, E. M. "Diabetes Mellitus in Eskimos". *J.A.M.A.*, v. 199, n. 3, 27 mar. 1967. p.107-112.

Mouratoff, G. J.; Scott, E. M. "Diabetes Mellitus in Eskimos After a Decade". *J.A.M.A.*, v. 226, n. 11, 10 dez. 1973. p. 1345-1346.

Mrosovsky, N. "Lipid Programmes and Life Strategies in Hibernators". *American Zoologist*, v. 16, n. 4, outono 1976. p. 685-697.

"Much Food Value in Soft Drinks". *New York Times*, 25 mai. 1919. p. 27.

Multiple Risk Factor Intervention Trial Research Group (MRFIT). "Multiple Risk Factor Intervention Trial: Risk Factor Changes and Mortality Results". *J.A.M.A.*, v. 248, n. 12, 24 set. 1982. p. 1465-1477.

Nagle, J. J. "Soft-Drink Brands Add and Multiply". *New York Times*, 18 jul. 1965. p. 122.

______. "Cola Producers Enter New Field". *New York Times*, 19 mai. 1963. p. 218.

National Academy of Sciences (NAS). *Sweeteners: Issues and Uncertainties*. Washington, D.C.: National Academy of Sciences, 1975.

National Analysts, Inc. "Attitudes Toward Sugar: A Study Conducted for the Sugar Association and the International Sugar Research Foundation". Arquivos da Great Western Sugar Company. Colorado Agricultural Archive, Colorado State University, 1974.

National Cancer Institute (NCI). "Artificial Sweeteners and Cancer". 2009. Disponível em: <http://www.cancer.gov/about-cancer/causes-prevention/risk/diet/artificial-sweeteners-fact-sheet>.

National Commission on Diabetes. *Report of the National Commission on Diabetes to the Congress of the United States*, vol. 3, *Reports of Committees, Subcommittees, and Workgroups*. HEW Publication n. (NIH)76-1021. Bethesda, Md.: Department of Health, Education, and Welfare, 1976.

National Heart, Lung, and Blood Institute (NHLBI). "What Is Metabolic Syndrome?". 2015. Disponível em: <http://www.nhlbi.nih.gov/health/health-topics/topics/ms>.

National Heart, Lung, and Blood Institute (NHLBI) Communication Office. "News from the Women's Health Initiative: Reducing Total Fat Intake May Have Small Effect on Risk of Breast Cancer, No Effect on Risk of Colorectal Cancer, Heart Disease, or Stroke". Comunicado à imprensa, 7 fev. 2006.

National Heart Institute. "Mass Field Trials of the Diet-Heart Question, Their Significance, Feasibility and Applicability: Report of the Diet-Heart Review Panel of the National Heart Institute". American Heart Association Monograph n. 28. American Heart Association. Painel. 1969.

"National Heart Week". *American Heart Journal*, n. 35, 1948. p. 528.

National Institute of Diabetes and Digestive and Kidney Diseases (NIDDK). "Insulin Resistance and Prediabetes". 2014. Disponível em: <http://www.niddk.nih.gov/health-information/health-topics/Diabetes/insulin-resistance-prediabetes/Pages/index.aspx>.

______. "Nonalcoholic Steatohepatitis". 2014. Disponível em: <http://www.niddk.nih.gov/health-information/health-topics/liver-disease/nonalcoholic-steatohepatitis/Pages/facts.aspx>.

______. "Overweight and Obesity Statistics". 2012. Disponível em: <http://www.niddk.nih.gov/health-information/health-statistics/Pages/overweight-obesity-statistics.aspx#a.

______. *Advances and Emerging Opportunities in Diabetes Research: A Strategic Planning Report of the Diabetes Mellitus Interagency Coordinating Committee.*

NIH publication n. 11-7572. Bethesda, Md.: National Institutes of Health, 2011.

National Research Council (NRC), Committee on Diet and Health, Food and Nutrition Board, Commission on Life Sciences. *Diet and Health: Implications for Reducing Chronic Disease Risk.* Washington, D.C.: National Academies Press, 1989.

Nees, P. O.; Derse, P. H. "Feeding and Reproduction of Rats Fed Calcium Cyclamate". *Nature*, v. 206, n. 5.005, 2 out. 1965. p. 81-82.

Newburgh, L. H. "Obesity". *Archives of Internal Medicine*, v. 70, n. 6, dez. 1942. p. 1033-1096.

Newburgh, L. H.; Johnston, M. W. "The Nature of Obesity". *Journal of Clinical Investigation*, v. 8, n. 2, fev. 1930. p. 197-213.

______. "Endogenous Obesity: A Misconception". *Annals of Internal Medicine*, v. 8, n. 3, fev. 1930. p. 815-825.

Newcombe, D. S. *Gout.* Londres: Springer-Verlag, 2013.

"News of the Advertising and Marketing Fields". *New York Times*, 12. jan. 1954. p. 38.

"News of the Advertising and Marketing Fields". *New York Times*, 26 jul. 1956. p. 32.

Nikkilä, E. A. "Influence of Dietary Fructose and Sucrose on Serum Triglycerides in Hypertriglyceridemia and Diabetes". In: Sipple; McNutt (Org.). 1974. p. 441-450.

Noorden, C. Von. "Obesity". Trad. D. Spence. In: *Metabolism and Practical Medicine*, v. 3: *The Pathology of Metabolism.* C. von Noorden; I. W. Hall (Org.). Chicago: W. Keener, 1907. p. 693-715.

Noto, H.; Goto, A.; Tsujimoto, T.; Noda, M. "Cancer Risk in Diabetic Patients Treated with Metformin: A Systematic Review and Meta-Analysis". *PLOS One*, v. 7, n. 3, mar. 2012. p. e33411.

Nuccio, S. "Advertising: Sales Clicking for Dietetic Pop". *New York Times*, 20 May 1964. p. 68.

O'connor, A. "Coca-Cola Funds Effort to Alter Obesity Battle". *New York Times*, 10 ago. 2015. p. A1.

Ors, R.; Ozek, E.; Baysoy, G. et al. "Comparison of Sucrose and Human Milk on Pain Response in Newborns". *European Journal of Pediatrics*, v. 158, n. 1, jan. 1999. p. 63-66.

Orwell, G. *Road to Wigan Pier.* Nova York: Harcourt, 1958. [Originalmente publicado em 1937.] [Ed. Bras. *O caminho para Wigan Pier.* Trad. Isa Mara Lando. São Paulo: Cia. das Letras, 2010.]

Osborne, C. K.; Bolan, G.; Monaco, M. E.; Lippman, M. E. "Hormone Responsive Human Breast Cancer in Long-Term Tissue Culture: Effect of Insulin". *Proceedings of the National Academy of Sciences*, v. 73, n. 12, dez. 1976. p. 4536-4540.

Oscai, L. B.; Brown, M. M.; Miller, W. C. "Effect of Dietary Fat on Food Intake, Growth and Body Composition in Rats". *Growth*, v. 48, n. 4, inverno 1984. p. 415-424.

Osler, W. *The Principles and Practice of Medicine.* 7 ed. Nova York: D. Appleton, 1909.

______. *The Principles and Practice of Medicine.* 4 ed. Nova York: D. Appleton, 1901.

______. *The Principles and Practice of Medicine.* Nova York: D. Appleton, 1892.

Østbye, T.; Welby, T. J.; Prior, I. A. M.; Salmond, C. E.; Stokes, Y. M. "Type 2 (Non-Insulin-Dependent) Diabetes Mellitus, Migration and Westernization: The Tokelau Island Migrant Study". *Diabetologia*, v. 32, n. 8, ago. 1989. p. 585-590.

Ott, A.; Stolk, R. P.; Harskamp, F. Van; Pols, H. A.; Hofman, A.; Breteller, M. M. "Diabetes Mellitus and the Risk of Dementia: The Rotterdam Study". *Neurology*, v. 53, n. 9, dez. 1999. p. 1937-1942.

Ott, A.; Stolk, R. P.; Hofman, A.; Harskamp, F. Van; Grobbee, D. E.; Breteler, M. M. "Association of Diabetes Mellitus and Dementia: The Rotterdam Study". *Diabetologia*, v. 39, n. 11, nov. 1996. p.: 1392-1397.

Page, I. H.; Stare, F. J.; Corcoran, A. C.; Pollack, H.; Wilkinson, C. F. Jr. "Atherosclerosis and the Fat Content of the Diet". *Circulation*, v. 16, n. 2, ago. 1957. p. 163-178.

Page, L. B.; Damon, A.; Moellering Jr., R. C.. "Antecedents of Cardiovascular Disease in Six Solomon Islands Societies". *Circulation*, v. 49, n. 6, jun. 1974. p. 1132-1146.

Parks, J.; Waskow, E. "Diabetes Among the Pima Indians of Arizona". *Arizona Medicine*, v. 18, n. 4, abr. 1961. p. 99-106.

PBS NewsHour. "Michelle Obama: Team Effort Needed to Halt Childhood Obesity". 9. fev. 2010. Disponível em: <http://www.pbs.org/newshour/bb/health-jan-june10-firstlady_02-09.

Pendergrast, M. *For God, Country and Coca Cola.* Nova York: Basic Books, 1993.

Pennington, N. L.; Baker, C. W. *Sugar: A User's Guide to Sucrose.* Nova York: Van Nostrand Reinhold, 1990.

Perheentupa, J.; Raivio, K. "Fructose-Induced Hyperuricaemia". *Lancet*, v. 290, set. 1967. p. 528-531.

Pettitt, D. J.; Aleck, K. A.; Baird, H. R.; Carraher, M. J.; Bennett, P. H.; Knowler, W. C. "Congenital Susceptibility to NIDDM: Role of Intrauterine Environment". *Diabetes*, v. 37, n. 5, mai. 1988. p. 622-628.

Pettitt, D. J.; Baird, H. R.; Aleck, K. A.; Bennett, P. H.; Knowler, W. C. "Excessive Obesity in Offspring of Pima Indian Women with Diabetes During Pregnancy". *New England Journal of Medicine*, v. 308, n. 5, fev. 1983. p. 242-245.

Phillips Jr., W. D. *Slavery from Roman Times to the Early Transatlantic Trade.* Manchester, U.K.: Manchester University Press, 1985.

Plice, M. J. "Sugar Versus the Intuitive Choice of Foods by Livestock". *Journal of Range Management*, v. 5, n. 2, mar. p. 69-75.

POLLAK, M. N.; SCHERNHAMMER, E. S.; HANKINSON, S. E. "Insulin-Like Growth Factors and Neoplasia". *Nature Reviews of Cancer*, v. 4, n. 7, jul. 2004. p. 505-518.

POLLAN, M. *In Defense of Food.* Nova York: Penguin, 2008. [Ed. Bras. *Em defesa da comida.* Trad. Adalgisa Campos Silva. Rio de Janeiro: Intrínseca, 2008.]

______. "When a Crop Becomes King". *New York Times Magazine*, 19 jul. 2002. p. A17.

______. *The Botany of Desire: A Plant's-Eye View of the World.* Nova York: Random House, 2001.

POLOZ, Y.; STAMBOLIC, V. "Obesity and Cancer: A Case for Insulin Signaling". *Cell Death and Disease*, v. 6, n. 12, 31 dez. 2015. p. e2037.

POPPER, K. R. *Objective Knowledge: An Evolutionary Approach.* Revised edition. Oxford, U.K.: Clarendon, 1979. [Ed. Bras. *Conhecimento objetivo.* Trad. Milton Machado. Belo Horizonte: Itatiaia, 1975.]

PORTER, R.; ROUSSEAU, G. S. *Gout: The Patrician Malady.* New Haven, Conn.: Yale University Press, 1998.

PRENTICE, R. L.; CAAN, B.; CHLEBOWSKI, R. T. et al. "Low-Fat Dietary Pattern and Risk of Invasive Breast Cancer: The Women's Health Initiative Randomized Controlled Dietary Modification Trial". *J.A.M.A.*, v. 295, n. 6, 8 fev. 2006. p. 629-642.

PRESLEY, J. W. "A History of Diabetes Mellitus in the United States, 1880-1990". Dissertação de doutorado. University of Texas at Austin, 1991.

PRICE, R. A.; CHARLES, M. A.; PETTITT, D. J.; KNOWLER, W. C. "Obesity in Pima Indians: Large Increases Among Post-World War II Birth Cohorts". *American Journal of Physical Anthropology*, v. 92, n. 4, dez. 1993. p. 473-479.

PRICE, W. A. *Nutrition and Physical Degeneration.* Nova York: Paul B. Hoeber, 1939.

PRIEBE, P. M.; KAUFFMAN, G. B. "Making Governmental Policy Under Conditions of Scientific Uncertainty: A Century of Controversy About Saccharin in Congress and the Laboratory". *Minerva*, v. 18, n. 4, inverno 1980. p. 556-574.

PRINSEN GEERLIGS, H. C. *The World's Cane Sugar Industry, Past and Present.* Cambridge, U.K.: Cambridge University Press, 2010. [Originalmente publicado em 1912.]

PRIOR, I. A. "The Price of Civilization". *Nutrition Today*, jul/ago. 1971. p. 2-11.

PRIOR, I. A.; BEAGLEHOLE, R.; DAVIDSON, F.; SALMOND, C. E. "The Relationships of Diabetes, Blood Lipids, and Uric Acid Levels in Polynesians". *Advances in Metabolic Disorders*, v. 9. 1978. p. 241-261.

PRIOR, I. A.; ROSE, B. S.; DAVIDSON, F. "Metabolic Maladies in New Zealand Maoris". *British Medical Journal*, v. 1, 25 abr. 1964. p. 1065-1069.

PRIOR, I. A.; STANHOPE, J. M.; EVANS, J. G.; SALMOND, C. E. "The Tokelau Island Migrant Study". *International Journal of Epidemiology*, v. 3, set. 1974. p. 225-232.

PRIOR, I. A.; WELBY, T. J.; ØSTBYE, T.; SALMOND, C. E.; STOKES, Y. M. "Migration and Gout: The Tokelau Island Migrant Study". *British Medical Journal*, v. 295, 22 ago. 1987. p. 457-461.

PROCTOR, R. N. *Golden Holocaust: Origins of the Cigarette Catastrophe and the Case for Abolition.* Berkeley: University of California Press, 2011.

"Professor of Medicine Augments Teaching with Research". *Michigan Alumnus*, n. 45, 10 jun. 1939. p. 415.

Public Relations Society of America (PRSA). "The Sugar Association Inc.". Campaign profile, two-page summary of a Silver Anvil Award Winner, addressing research, planning, execution and evaluation. n. 6BW-7604C, 1976.

Putnam, J. J.; Haley, S. "Estimating Consumption of Caloric Sweeteners". *Amber Waves*, v. 1, abr. 2003. Disponível em: <http://www.ers.usda.gov/amber-waves/2003-april/behind-the-data.aspx#.V1meFpMrJXs>.

Quinzio, J. *Of Sugar and Snow: A History of Ice Cream Making*. Berkeley: University of California Press, 2009.

Reader, G.; Melchionna, R.; Hinkle, L. E. et al. "Treatment of Obesity". *American Journal of Medicine*, v. 13, n. 4, out. 1952. p. 478-486.

Reaven, G. M. "The Kidney: An Unwilling Accomplice in Syndrome X". *American Journal of Kidney Diseases*, v. 30, n. 6, dez. 1997. p. 928-931.

______. "Banting Lecture 1988: Role of Insulin Resistance in Human Disease". *Diabetes*, v. 37, n. 12, dez., 1988. p. 1595-1607.

Reed, A. C. "Diabetes in China". *American Journal of the Medical Sciences*, v. 151, n. 4, abr. 1916. p. 577-581.

Reiser, S. "Uric Acid and Lactic Acid". In: Reiser; Hallfrisch, 1987. p. 113-34.

Reiser, S.; Hallfrisch, J. *Metabolic Effects of Dietary Fructose*. Boca Raton, Fla.: CRC Press, 1987.

Reiser, S.; Hallfrisch, J.; Fields, J. et al. "Effects of Sugars on Indices of Glucose Tolerance in Humans". *American Journal of Clinical Nutrition*, v. 43, n. 1, jan. 1986. p. 151-159.

Reiser, S.; Szepesi, B. "SCOGS Report on the Health Aspects of Sucrose Consumption". *American Journal of Clinical Nutrition*, v. 31, n. 1, jan. p. 9-11.

"Reports of Local Heart Association Activities". *American Heart Journal*, n. 36, 1948. p. 158-159.

Reynolds, G. "Drink Soda? Take 12,000 Steps". *New York Times*. 10 set. 2014. Disponível em: <http://well.blogs.nytimes.com/2014/09/10/drink-soda-keep-walking/?_php=true&_type=blogs&ref=health&_r= 0>.

Rhein Jr., R. W.; Marion, L. *The Saccharin Controversy: A Guide for Consumers*. Nova York: Monarch Press, 1977.

Richardson, T. *Sweets: A History of Candy*. Nova York: Bloomsbury, 2002.

Rippe, J. M.; Angelopoulos, T. J. "Fructose-Containing Sugars and Cardiovascular Disease". *Advances in Nutrition*, v. 6, n. 4, 15 jul. 2015. p. 430-439.

Ripperger, H. "America's Huge Appetite for Candy". *New York Times*, 15 jul. 1934.

Roberts, A. M. "Effects of a Sucrose-Free Diet on the Serum-Lipid Levels of Men in Antarctica". *Lancet*, v. 301, 2 jun. 1973. p. 1201-1204.

Rollo, J. "The History, Nature and Treatment of Diabetes Mellitus". In: *Diabetes: A Medical Odyssey*. Tuckahoe, N.Y.: USV Pharmaceutical Corp., 1971 [Originalmente publicado em 1798]. p. 23-44.

Rony, H. R. *Obesity and Leanness*. Filadélfia: Lea & Febiger, 1940.

ROOT, W.; ROCHEMONT, R. de. *Eating in America: A History.* Nova York: Ecco Press, 1976.

ROSE, B. S. "Gout in the Maoris". *Seminars in Arthritis and Rheumatism*, v. 5, n. 2, nov. 1975. p. 121-145.

ROSE, M. S. *The Foundations of Nutrition.* Nova York: Macmillan, 1929.

ROSENBERG, C. E. *The Care of Strangers: The Rise of America's Hospital System.* Baltimore: Johns Hopkins University Press, 1987.

ROSENTHAL, B.; JACOBSON, M.; BOHM, M. "Professors on the Take". *Progressive*, nov. 1976. p. 42-47.

RUSH, E.; PEARCE, L. *Foods Imported into the Tokelau Islands: 10th May 2008 to 1 April 2012.* World Health Organization (Western Pacific Region). 2013. Disponível em: <http://aut.researchgateway.ac.nz/handle/10292/5757>.

RUSSELL, F. *The Pima Indians.* Tucson: University of Arizona Press, 1975. [Originalmente publicado em 1905.]

"Saccharin". *British Medical Journal*, v. 2, n. 1. 398, 15 out. 1887. p. 838-839.

SAGILD, U.; LITTAUER, J.; JESPERSEN, C. S.; ANDERSEN, S. "Epidemiological Studies in Greenland 1962-1964: 1, Diabetes Mellitus in Eskimos". *Acta Medica Scandinavica*, v. 179, n. 1, jan. 1966. p. 29-39.

SAUNDBY, R. "Diabetes Mellitus Among the Chinese". *British Medical Journal*, v. 1, 11 jan. 1908. p. 116-117.

______. "Diabetes Mellitus". In: *A System of Medicine.* Org. T. C. Allbutt. Nova York: Macmillan, 1901. pp 195-233.

______. *Lectures on Diabetes: Including the Bradshawe Lecture, Delivered Before the Royal College of Physicians on August 18th, 1890.* Nova York: E. B. Treat, 1891.

"Scarcity in Sugar Puzzles Officials". *New York Times*, 19 out. 1919. p. 46.

SCHAEFER, O. "Glycosuria and Diabetes Mellitus in Canadian Eskimos". *Canadian Medical Association Journal*, v. 99, n. 5, 3 ago. 1968. p. 201-206.

SCHMIDT, L. A. "What Are Addictive Substances and Behaviours and How Far Do They Extend?". In: P. Anderson; J. Rehm; R. Room (Org.). *The Impact of Addictive Substances and Behaviours on Individual and Societal Well-Being.* Oxford, U.K.: Oxford University Press, p. 37-52.

SCHMITZ, A.; CHRISTIAN, D. "The Economics and Politics of U.S. Sugar Policy". In: Marks; Maskus (Orgs.). 1993. p. 49-78.

SCHNEIDER, J. A.; ARVANITAKIS, Z.; BANG, W.; BENNETT, D. A. "Mixed Brain Pathologies Account for Most Dementia Cases in Community-Dwelling Older Persons". *Neurology*, v. 69, n. 24, 11 dez. 2007. p. 2197-2204.

SCHULZ, K. *Being Wrong: Adventures in the Margin of Error.* Nova York: HarperCollins, 2010.

SCHWEITZER, A. "Preface". In: A. Berglas. *Cancer: Nature, Cause and Cure.* v. 9. Paris: Institut Pasteur, 1957.

"Scientists Are Offered $45,000 to Find New Uses for Sugar". *Boston Globe*, 3 mar. 1942. p. 2.

SCLAFANI, A. "Carbohydrate, Taste, Appetite, and Obesity: An Overview". *Neuroscience and Biobehavioral Reviews*, v. 11, n. 2, verão 1987. p. 131-153.

Seegmiller, J. E.; Dixon, R. M.; Kemp, G. J. et al. "Fructose-Induced Aberration of Metabolism in Familial Gout Identified by 31P Magnetic Resonance Spectroscopy". *Proceedings of the National Academy of Sciences*, v. 87, n. 21, nov. 1990. p. 8326-8330.

"See's Champions Made by Chocolate Bars". *New York Times*, 16 mar. 1925. p. 19.

Seidenberg, C. "How to Teach Your Kids About Sugar". *Washington Post*. 13 mai. 2015. Disponível em: <https://www.washingtonpost.com/lifestyle/wellness/how-to-teach-your-kids-about-sugar/2015/05/12/6b8b7882-f401-11e4--b2f3-af54 79e6bbdd_story.html>.

Select Committee on Nutrition and Human Needs of the United States Senate. 1977. *Dietary Goals for the United States*. Washington, D.C.: U.S. Government Printing Office. 2015.

______. *Sugar in Diet, Diabetes, and Heart Disease*. Audiência diante do Comitê de Nutrição e Necessidades Humanas do Senado dos Estados Unidos, 93º Congresso, pt. 2. 30 abr., 1 e 2 mai. 1973. Washington, D.C.: U.S. Government Printing Office. 1973.

Shafrir, E. "Fructose/Sucrose Metabolism: Its Physiological and Pathological Implications". In: Kretchmer; Hollenbeck (Orgs.). 1991. p. 63-98.

Shaper, A. G. "Blood Pressure Studies in East Africa". In: J. Stamler; R. Stamler; T. N. Pullman. (Orgs.). *The Epidemiology of Hypertension*. Nova York: Grune & Stratton. 1967. p. 139-149.

Shaper, A. G.; Leonard, P. J.; Jones, K. W.; Jones, M. "Environmental Effects on the Body Build, Blood Pressure and Blood Chemistry of Nomadic Warriors Serving in the Army in Kenya". *East African Medical Journal*, v. 46, n. 5, mai. 1969. p. 282-289.

Shattuck, G. C. "The Possible Significance of Low Blood Pressures Observed in Guatemalans and in Yucatecans". *American Journal of Tropical Medicine*, v. 17, n. 4, jul. 1937. p. 513-537.

Shryock, R. H. *The Development of Modern Medicine: An Interpretation of the Social and Scientific Factors Involved*. Madison: University of Wisconsin Press, 1979.

Silver, S.; Bauer, J. "Obesity, Constitutional or Endocrine?". *American Journal of the Medical Sciences*, v. 181, n. 1, jan. 1931. p. 769-777.

Sipple, H. L.; McNutt, K. W. (Orgs.) *Sugars in Nutrition*. Nova York: Academic Press, 1974.

Siu, R. G. H.; Borzelleca, J. F.; Carr, C. J. et al. "Evaluation of Health Aspects of GRAS Food Ingredients: Lessons Learned and Questions Answered". *Federation Proceedings* 36, n. 11, out. 1977. p. 2519-2562.

Slare, F. "Vindication of Sugars Against the Charge of Dr. Willis, Other Physicians, and Common Prejudices". In: *Observations upon BEZOAR-stones: With a Vindication of Sugars, &c.* Londres: Tim Goodwin, 1715.

Smith, C. J.; Manahan, E. M.; Pablo, S. G. "Food Habit and Cultural Changes Among the Pima Indians". In: Joe; Young (Org.), 1994. p. 407-433.

Smith, D. "Fight Continues Between Dentists, Sugar Industry". *Boston Globe*, 1 set. 1952. p. 34.

Snapper, I. *Bedside Medicine.* Nova York: Grune & Stratton, 1960.

Sniderman, A. D.; Williams, K.; Contois, J. H. et al. "A Meta-Analysis of Low--Density Lipoprotein Cholesterol, Non-High Density Lipoprotein Cholesterol, and Apolipoprotein B as Markers of Cardiovascular Risk". *Circulation: Cardiovascular Quality and Outcomes*, v. 4, n. 3, mai. 2011. p. 337-345.

Snowden, C. "The Coca-Cola 'Exposé' Had All the Spin of a Classic Anti-Sugar Smear Piece". *Spectator,* 12 out. 2015. Disponível em: <https://health.spectator.co.uk/the-coca-cola-expose-had-all-the-spin-of-a-classic-anti--sugar-smear-piece/>.

Snowdon, D. A.; Greiner, L. H.; Mortimer, J. A.; Riley, K. P.; Greiner, P. A.; Markesbery, W. R. "Brain Infarction and the Clinical Expression of Alzheimer's Disease: The Nun Study". *J.A.M.A.*, v. 277, n. 10, 12 mar. 1997. p. 813-817.

Sorem, K. A. "Cancer Incidence in the Zuni Indians of New Mexico". *Yale Journal of Biology and Medicine*, v. 58, n. 5, set./out. 1985. p. 489-496.

Standage, T. *A History of the World in 6 Glasses.* Nova York: Walker & Company, 2005. [Ed. Bras. *História do mundo em 6 copos.* Trad. Antônio Braga. Rio de Janeiro: Zahar, 2005.]

Stare, F. J. *Harvard's Department of Nutrition 1942-1986.* Norwell, Mass.: Christopher Publishing House, 1987.

______. "The Consequences of Reducing Sugar". *Trends in Biochemical Sciences*, v. 1, n. 10, out. 1976. p. 226.

______. "Sugar Is a Cheap Safe Food". *Trends in Biochemical Sciences*, v. 1, n. 6, jun. 1976. p. N126-28.

______. (Org.) "Sugar in the Diet of Man". *World Review of Nutrition and Dietetics*, v. 22. 1975. p. 237-326.

Starling, S. "Groups Unite to Fight US Obesity". Food Navigator–USA.com. 5 out. 2009. Disponível em: <http://www.foodnavigator-usa.com/Suppliers2/Groups-unite-to-fight-US-obesity>.

"Starts Suit to End Sugar Institute". *New York Times*, 10 fev. 1932. p. 33.

Steiner, J. E. "Facial Expressions of the Neonate Infant Indicating the Hedonics of Food-Related Chemical Stimuli". In: J. M. Weiffenbach (Org.). *Taste and Development: The Genesis of Sweet Preference.* Washington, D.C.: U.S. Government Printing Office), 1977. p. 173-188.

Stockard, C. R. "Hormones of the Sex Glands: What They Mean for Growth and Development". In: J. Stieglitz (Org.). *Chemistry in Medicine*, Org. Nova York: Chemical Foundation, Inc., 1929. p. 256-271.

Stoddard, B. *Pepsi: 100 Years.* Los Angeles: General Publishing Group, 1997.

Strom, S. "Nation's Sweet Tooth Shrinks". *New York Times*, 27 out. 2012. p. B1.

Strong, L. A. G. *The Story of Sugar.* Londres: Weidenfeld & Nicolson, 1954.

Suddick, R. P.; Harris, N. O. "Historical Perspectives of Oral Biology: A Series". *Critical Reviews in Oral Biology and Medicine*, v. 1, n. 2, jun. 1990. p. 135-151.

"Sugar". *New York Times*, 14 nov. 1856. p. 4.

"Sugar and Athletics". *Lancet*, n. 206, 19 set. 1925. p. 611.

Sugar Association, Inc. (SAI). Sugar Association, Inc., reunião de inverno do conselho de diretores, Chicago, Ill., 9 fev. 1978. Relatório de projetos de pesquisa, Washington, D.C. Sugar Association, Inc., Arquivos da Great Western Sugar Company, Colorado Agricultural Archive, Colorado State University, 1978.

______. "President's Report". In: Sugar Association, Inc., reunião de outono do conselho de diretores, Palm Springs, Calif., Oct. 13. Sugar Association, Inc., Arquivos da Great Western Sugar Company, Colorado Agricultural Archive, Colorado State University, 1977.

______. Reunião anual do conselho de diretores, Chicago, Ill., 12 mai. Washington, D.C. Documento interno, Sugar Association, Inc., Arquivos da Great Western Sugar Company, Colorado Agricultural Archive, Colorado State University, 1977.

______. "Report of the President". In: SAI 1977. 1977.

______. "Report of the Treasurer". In: SAI 1977. 1977.

______. "Sugar Is Safe!". Washington, D.C. Sugar Association, Inc., Arquivos da Great Western Sugar Company, Colorado Agricultural Archive, Colorado State University, 1977.

______. Memorando de Jack O'Connell, 15 mar. 1976. Documento interno. Sugar Association, Inc., Arquivos da Great Western Sugar Company, Colorado Agricultural Archive, Colorado State University.

______. Transcript of the Sugar Association, Inc. program at the Newspaper Food Editors Conference in Chicago. 10 out. 1975. Documento interno. Washington, D.C. Sugar Association, Inc., Arquivos da Great Western Sugar Company, Colorado Agricultural Archive, Colorado State University.

______. SAI Press Release, "Scientists Dispel Sugar Fears". Carta ao editor, 26 set. 1975, "Sugar in the Diet of Man", summary by Ronald M. Deutsch. Sugar Association, Inc., Arquivos da Great Western Sugar Company, Colorado Agricultural Archive, Colorado State University, 1975.

______. Memorando confidencial ao comitê de relações públicas, 17 jul. 1975. Washington, D.C. Sugar Association, Inc., Arquivos da Great Western Sugar Company, Colorado Agricultural Archive, Colorado State University.

______. Minutas de reuniões do Comitê de Comunicações Públicas. 21 abr. 1975. Chicago, Ill., Documento interno, Washington, D.C. Sugar Association, Inc., Arquivos da Great Western Sugar Company, Colorado Agricultural Archive, Colorado State University, 1975.

"Sugar Bowled Over by Photo". *New York Times,* 15 ago. 1955. p. 4.

Sugar Information, Inc. "How Sugar Can Help You Reduce – and Stay There". *Washington Post,* 18 jun. 1957. p. B4.

______. "A Timely Report on . . . the Importance of Sugar". *Washington Post,* 10 abr. 1956. p. 10.

Sugar Institute. "Iced Tea! ... Iced Coffee! ... Lemonade! ..." *Boston Globe,* 30 jul. 1931. p. 25.

______. "It's Very Easy to Catch Cold When You Are Tired Out". *Boston Globe,* 26 fev. 1931. p. 15.

______. "If You're Tired at 4 o'Clock Get Something to Eat That's Sweet". *Boston Globe*, 16 out. 1930. p. 14.

"Sugar Institute Closes; Main Activities Banned". *New York Times*, 19 nov. 1936. p. 39.

"Sugar Institute Is Organized Here". *New York Times*, 8 jan. 1928. p. 43.

"Sugar Rationing Called a 'Godsend' to National Health". *Science News Letter* v. 41, n. 11, 14 mar. 1942. p. 164.

Sugar Research Foundation, Inc. (SRF). *Some Facts About the Sugar Research Foundation, Inc., and Its Prize Award Program.* Out. Washington: Sugar Research Foundation, Inc, 1945.

SUGARMAN, J. R.; HICKEY, M.; HALL, T.; GOHDES, D. "The Changing Epidemiology of Diabetes Mellitus Among Navajo Indians". *Western Journal of Medicine*, v. 153, n. 2, ago. p. 140-145.

SUGARMAN, J. R.; WHITE, L. L.; GILBERT, T. J. "Evidence for a Secular Change in Obesity, Height, and Weight Among Navajo Indian Schoolchildren". *American Journal of Clinical Nutrition*, v. 52, n. 6, dez. 1990. p. 960-966.

"Suppose We Had No Sugar". *New York Times*, 21 dez. 1884. p. 11.

SWIFT, T. P. "Battle on Sugar Dates to War Days". *New York Times*, 5 set. 1937. p. 31.

SYMONDS, B. "The Blood Pressure of Healthy Men and Women". *J.A.M.A.*, v. 80, n. 4, 27 jan. 1923. p. 232-236.

SZANTO, S.; YUDKIN, J. "The Effect of Dietary Sucrose on Blood Lipids, Serum Insulin, Platelet Adhesiveness and Body Weight in Human Volunteers". *Postgraduate Medical Journal*, v. 45, set. 1969. p. 602-607.

TALHOUT, R.; OPPERHUIZEN, A.; AMSTERDAM, J. G. VAN. "Sugars as Tobacco Ingredient: Effects on Mainstream Smoke Composition". *Food and Chemical Toxicology*, v. 44, n. 11, nov. 2006. p. 1789-1798.

TANCHOU, S. *Recherches sur le traitement médical des tumeurs cancéreuses.* Paris: Gerner Baillière, 1844.

TAPPY, L.; JÉQUIER, E. "Fructose and Dietary Thermogenesis". Suplemento, *American Journal of Clinical Nutrition*, v. 58, n. 5, nov. 1993. p. S766-S770.

TAPPY, L.; LÊ, L.-A. "Metabolic Effects of Fructose and Worldwide Increase in Obesity". *Physiological Reviews*, v. 90, n. 1, jan. 2010. p. 23-46.

TATEM JR., J. W. "President's Report". Reunião da diretoria. 14 out. 1976. Documento interno, Scottsdale, Ariz. Sugar Association, Inc., Arquivos da Great Western Sugar Company, Colorado Agricultural Archive, Colorado State University.

______. [*Carta*] 25 jun. 1976 [para] Lewis Bergman, editor of *The New York Times Magazine.* Sugar Association, Inc., Arquivos da Great Western Sugar Company, Colorado Agricultural Archive, Colorado State University.

______. "Remarks: John W. Tatem, Jr., President, The Sugar Association, Inc., to the Chicago Nutrition Association Symposium on Sugar in Nutrition". 19 jan. 1976. Documento interno. Sugar Association, Inc., Arquivos da Great Western Sugar Company, Colorado Agricultural Archive, Colorado State University.

______. "Status of Sweeteners in the USA: Remarks by John Tatem, International Sugar Meetings, Paris, France". 27 nov. 1975. Documento interno, Washington, D.C. Sugar Association, Inc., Arquivos da Great Western Sugar Company, Colorado Agricultural Archive, Colorado State University.

TATTERSALL, R. *Diabetes: The Biography*. Oxford, U.K.: Oxford University Press, 2009.

TAUBES, G. "Cancer Research: Unraveling the Obesity-Cancer Connection". *Science*, v. 335, 6 jan. 2012. p. 28-32.

______. "Insulin Resistance: Prosperity's Plague". *Science*, v. 325, 17 jul. 2009. p. 256-260.

______. *Good Calories, Bad Calories*. Nova York: Knopf, 2007.

"Tells of Big Drop in Our Use of Whisky". *New York Times*, 18 jul. 1925. p. 5.

TEMIN, H. M. "Carcinogenesis by Avian Sarcoma Viruses: X, The Decreased Requirement for Insulin-Replaceable Activity in Serum for Cell Multiplication". *International Journal of Cancer*, v. 3, n. 6, 15 nov. 1968. p. 771-787.

______. "Studies on Carcinogenesis by Avian Sarcoma Viruses: VI, Differential Multiplication of Uninfected and of Converted Cells in Response to Insulin". *Journal of Cell Physiology*, v. 69, n. 3, jun. 1967. p. 377-384.

"The Bitter End". *Time*, 8 out. 1945. Disponível em: <http://content.time.com/time/subscriber/article/0,33009,776288,00.html>.

"The Fat of the Land". *Time*, 13 jan. 1961. p. 48-52.

"The Royal Colleges and the Investigation of Cancer". *Lancet*, n. 159, 19 abr. 1902. p. 1131-1132.

"The Sugar Research Foundation". *Science* v. 98, n. 2.554, 10 dez. 1943. p. 509-510.

THOMAS, D. B. "Epidemiologic Studies of Cancer in Minority Groups in the Western United States". *National Cancer Institute Monograph*, n. 53, nov. 1979. p. 103-113.

THOMAS, L. "Medicine as a Very Old Profession". In: J. B. Wyngaarden; L. H. Smith, Jr. (Org.). *Cecil Textbook of Medicine*. 17 ed. Filadélfia: W. B. Saunders, p. 9-11.

THOMAS, W. A. "Health of a Carnivorous Race: A Study of the Eskimo". *J.A.M.A.*, v. 88, n. 20, 14 mai. 1928. p. 1559-1560.

THORNE, V. B. "Effects of Different Foods upon the Growth of Cancer". *New York Times*, 1 mar. 1914. p. SM6.

TILLEY, N. M. *The Bright Tobacco Industry: 1860-1929*. Nova York: Arno Press, 1972.

TIMBERLAKE, C. "Diet Soft Drinks Becoming Heavyweight in U.S. Market". *Reading Eagle*, 20 fev. 1983. p. 52.

"To Be Record Year in Use of Sugar". *New York Times*, 19 jun. 1921. p. 24.

"To Stress Sugar for Energy". *New York Times*, 28 abr. 1951. p. 31.

Today show. 8 abr. 1976. Programa televisivo. Disponível em: <http://www.nbcuniversalarchives.com/nbcuni/clip/5112796793_s02.do>.

"Trim Figure Mode, Sugar Crisis Factor". *New York Times*, 5 abr. 1929. p. 6.

TROWELL, H. C. "Hypertension, Obesity, Diabetes Mellitus and Coronary Heart Disease". In: Trowell; Burkitt (Org.). 1981. p. 3-32.

______. "Obesity in the Western World". *Plant Foods for Man*, v. 1, 1975. p. 157-168.

______. "A Case of Gout in Ruanda, African". *East African Medical Journal*, v. 24, out. 1947. p. 346-348.

Trowell, H. C.; Burkitt, D. P. "Preface". In: Trowell; Burkitt (Org.). 1981. p. xiii-xvi.

Trowell, H. C.; Burkitt, D. P. (Orgs.) *Western Diseases: Their Emergence and Prevention*. Cambridge, Mass.: Harvard University Press, 1981.

Trowell, H. C.; Singh, S. A. "A Case of Coronary Heart Trouble in an African". *East African Medical Journal*, v. 33, 1956. p. 391-394.

Truswell, A. S. "Dietary Fat and Heart Disease". *Lancet*, v. 310, 3 dez. 1977. p. 1173.

Tuia, I. "The Tokelau Connection". In: P. Howden-Chapman; A. Woodward (Org.). *The Health of Pacific Societies: Ian Prior's Life and Work*. Aoteroa, N.Z.: Steele Roberts, 2001. p. 32-39.

Twain, M. *Autobiography of Mark Twain: The Complete and Authoritative Edition*. v. 1. Berkeley: University of California Press, 2010.

Umegaki, H. "Type 2 Diabetes as a Risk Factor for Cognitive Impairment: Current Insights". *Clinical Interventions in Aging*, v. 9, 28 jun. 2014. p. 1110-1119.

Urbinati, G.C. "Hillebrand SS. (Org.): Is the Risk of Becoming Diabetic Affected by Sugar Consumption". *Acta Diabetologica Latina*, v. 12, n. 3-4, mai./ago. 1975. p. 256-257.

U.S. Congress. *Food Additive Amendment of 1958, Public Law*. 6 set. 1958. 85º Congresso, 72 Stat. 1784-89, Washington, D.C.

U.S. Department of Agriculture (USDA). "Loss-Adjusted Food Availability Documentation". 2016. Disponível em: <http://www.ers.usda.gov/data-products/food-availability-(per-capita)-data-system/loss-adjusted-food-availability-documentation.aspx # .UZ0clitATH0>.

______. "For Health ... Eat Some Food from Each Group ... Every Day!". Disponível em: <http://www.todayifoundout.com/wp-content/uploads/2013/09/The-Basic-Seven.jpg>.

U.S. Department of Agriculture (USDA) and U.S. Department of Health, Education, and Welfare (HEW). "Nutrition and Your Health: Dietary Guidelines for Americans," 2 ed. Home and Garden Bulletin n. 232. Washington, D.C., 1985.

______. "Nutrition and Your Health: Dietary Guidelines for Americans". Home and Garden Bulletin, n. 228, 1980.

U.S. Department of Health and Human Services (US HHS). *The Surgeon General's Report on Nutrition and Health*. Washington, D.C.: U.S. Government Printing Office, 1988.

U.S. Department of Health, Education, and Welfare (US HEW). 1971. *Arteriosclerosis: A Report by the National Heart and Lung Institute Task Force on Arteriosclerosis*. 2 v. U.S. Department of Health, Education, and Welfare publication n. (NIH) 72-137 e 72-219. Washington, D.C.: National Institutes of Health, 1988.

U.S. Food and Drug Administration (FDA). "History of the GRAS List and SCOGS Reviews". 2015. Disponível em: <http://www.fda.gov/Food/IngredientsPackagingLabeling/GRAS/SCOGS/ ucm084142.htm>.

______. "Food Additives". *Federal Register.* 9 dez. 1958.: 23 (239): p. 9511-9517.

"Use of Sugar by Crews Not New, Says Stevens". *New York Times,* 30 mar. 1926. p. 28.

Vander Heiden, M. G.; Cantley, L. C.; Thompson, C. B. "Understanding the Warburg Effect: The Metabolic Requirements of Cell Proliferation". *Science,* v. 324, 22 mai. 2010. p. 1029-1033.

Vaughan, J. "Abstract and Results from Eight Annual Statements (1809 to 1816)". Published by the Board of Health, of the Deaths, with the Diseases, Ages, etc. in the City and Liberties of Philadelphia. *Transactions of the American Philosophical Society,* v. 1, 1818. p.: 430-434, 453-454.

Ventura, E. E.; Davis, J. N.; Goran, M. I. "Sugar Content of Popular Sweetened Beverages Based on Objective Laboratory Analysis: Focus on Fructose Content". *Obesity,* v. 19, n. 4 abr. 2011. p.: 868-874.

Vermeer, S. E.; Prins, N. D.; Heijer, T. den; Hofman, A.; Koudstaal, P. J.; Breteler, M. M. "Silent Brain Infarcts and the Risk of Dementia and Cognitive Decline". *New England Journal of Medicine,* v. 348, n. 13, 27 mar. 2003. p. 1215-1222.

Veterans Health Administration (VHA). "Close to 25 Percent of VA Patients Have Diabetes". Disponível em: <http://www.va.gov/health/NewsFeatures/20111115a.asp>.

Vinik, A. I.; Crapo, P. A.; Brink, S. J. et al. "Nutritional Recommendations and Principles for Individuals with Diabetes Mellitus: 1986". *Diabetes Care,* v. 10, n. 1, jan./fev. 1987. p. 126-132.

Walker, G. "The Great American Dieting Neurosis". *New York Times,* 23 ago. 1959. p. SM12.

Walter, B. J. "Sweetener Economics". In: *Symposium: Sweeteners.* Org. G. E. Inglett. Westport, Conn.: Avi, 1974. p. 45-62.

Walvin, J. *Fruits of Empire: Exotic Produce and British Taste, 1660-1800.* Nova York: New York University Press, 1997.

"War on Diabetes". *Time,* 21 abr. 1923. p. 20.

"War Seen Changing Our Eating Habits". *New York Times,* 4 out. 1944. p. 22.

Warfield, L. M. *Arteriosclerosis and Hypertension.* 3 ed. Saint Louis: C. V. Mosby, 1920.

Warner, D. J. *Sweet Stuff: An American History of Sweeteners from Sugar to Sucralose.* Washington, D.C.: Smithsonian Institution Scholarly Press, 2011.

Warren, J. L. "Sugar: The Question Is, Do We Need It at All?". *New York Times,* 4 jul. 1972. p. 36.

Weidman, D. "Native American Embodiment of the Chronicities of Modernity". *Medical Anthropology Quarterly,* v. 26, n. 4, dez. 2012. p. 595-612.

Weiss, F. J. "Tobacco and Sugar". Sugar Research Foundation, Inc. Out. Member report n. 22. Disponível em: <https://www.industrydocumentslibrary.ucsf.edu/tobacco/docs/mjdm0101>.

WELLS, J. "Sugar v. Corn Syrup: Sweeteners Clash in Court". CNBC. 23 jan. 2014. Disponível em: <http://www.cnbc.com/2014/01/23/legal-fight-between--sugar-and-corn-syrup-groups-rages-on.html>.

WELSH, J. A.; KARPEN, S.; VOS, M. B. "Increasing Prevalence of Nonalcoholic Fatty Liver Diseases Among United States Adolescents, 1988-1994 to 2007-2010". *Journal of Pediatrics*, v. 162, n. 3, mar. 2013. p. 496-500.

WESSEN, A. "Ian Prior and the Tokelau Island Migrant Studies". In: *The Health of Pacific Societies: Ian Prior's Life and Work*. Org. P. Howden-Chapman; A. Woodward. Aoteroa, N.Z.: Steele Roberts, 2001. p. 16-25.

WESSEN, A. F.; HOOPER, A.; HUNTSMAN, J.; PRIOR, I. A.; SALMOND, C. E. (Orgs.) *Migration and Health in a Small Society: The Case of Tokelau*. Oxford, U.K.: Clarendon, 1992.

WEST, K. M. *Epidemiology of Diabetes and Its Vascular Lesions*. Nova York: Elsevier, 1978.

______. "Diabetes in American Indians and Other Native Populations of the New World". *Diabetes*, v. 23, n. 10, out. 1974. p. 841-855.

WHELAN, E. M.; STARE, F. J. *The One-Hundred-Percent Natural, Purely Organic, Cholesterol-Free, Megavitamin, Low-Carbohydrate Nutrition Hoax*. Nova York: Atheneum, 1983.

WHITE, P.; JOSLIN, E. P. "The Etiology and Prevention of Diabetes". In: E. P. Joslin; H. F. Root; P. White; A. Marble (Org.). *The Treatment of Diabetes Mellitus*, 10 ed. Filadélfia: Lea & Febiger, 1959. p. 47-98.

WHITE, W. S. "House Group Warns of Crisis in Sugar". *New York Times*, 22 mai. 1945. p. 21.

WHITEHOUSE, F. W.; CLEARY JR., W. J. "Diabetes Mellitus in Patients with Gout". *J.A.M.A.*, v. 197, n. 2, 11 jul. 1966. p. 113-116.

WILDE, O. *The Picture of Dorian Gray*. Leipzig: Bernhard Tauchnitz, 1908. [Ed. Bras.: *O retrato de Dorian Gray*. Trad. José Eduardo Ribeiro Moretzsohn. Porto Alegre: L&PM, 2001.]

WILDER, R. M. *Clinical Diabetes Mellitus and Hyperinsulinism*. Filadélfia: W. B. Saunders, 1940.

WILDER, R. M.; WILBUR, D. L. "Diseases of Metabolism and Nutrition". *Archives of Internal Medicine*, v. 61, n. 2, fev. 1938. p. 297-365.

WILLAMAN, J. J. "The Race for Sweetness". *Scientific Monthly*, v. 26, n. 1, jan. 1928. p. 76-78.

WILLIAMS, R. H.; DAUGHADAY, W. H.; ROGERS, W. F.; ASPER, S. P.; TOWERY, B. T. "Obesity and Its Treatment, with Particular Reference to the Use of Anorexigenic Compounds". *Annals of Internal Medicine*, v. 29, n. 3, 1 set. 1948. p. 510-532.

WILLIAMS, W. R. "Shortage of Sugar Expected to Last". *New York Times*, 13 mai. 1945. p. 54.

WILLIS, T. *The London Practice of Physick, Or the Whole Practical Part of Physick Contained in the Works of Dr. Willis*. Londres: Thomas Baffet, 1685.

______. "Of the Diabetes or Pissing Evil". In: *Diabetes: A Medical Odyssey*. Tuckahoe, N.Y.: USV Pharmaceutical Corp., 1971 [Originalmente publicado em 1679]. p. 7-22.

Woloson, W. A. *Refined Tastes: Sugar, Confectionary, and Consumers in Nineteenth-Century America.* Baltimore: Johns Hopkins University Press, 2002.

World Cancer Research Fund (WCRF) and American Institute for Cancer Research (AICR). *Food, Nutrition and the Prevention of Cancer: A Global Perspective.* Washington, D.C.: American Institute for Cancer Research, 1997.

World Health Organization (WHO). 2015. "Obesity and Overweight". Disponível em: <http://www.who.int/mediacentre/factsheets/fs311/en/>.

Wyngaarden, J. B.; Kelley, W. N. (Orgs.) *Gout and Hyperuricemia.* Nova York: Grune & Stratton, 1976.

Xu, Y.; Wang, L.; He, J. et al. "Prevalence and Control of Diabetes in Chinese Adults". *J.A.M.A.*, v. 310, n. 9, 4 set. 2013. p. 948-958.

"Yale Soccer Team Eats Sugar to Increase Energy, but Loses". *New York Times,* 11 nov. 1924. p. 28.

Yalow, R. S.; Berson, S. A. "Immunoassay of Endogenous Plasma Insulin in Man". *Journal of Clinical Investigation*, v. 38, n. 7, 1 jul. 1960. p. 1157-1175.

Yatabe, M. S.; Yatabe, J.; Yoneda, M. et al. "Salt Sensitivity Is Associated with Insulin Resistance, Sympathetic Overactivity, and Decreased Suppression of Circulating Renin Activity in Lean Patients with Essential Hypertension". *American Journal of Clinical Nutrition*, v. 92, n. 1, jul. 2010. p. 77-82.

Yoshitake, T.; Kiyohara, Y.; Kato, I. et al. "Incidence and Risk Factors of Vascular Dementia and Alzheimer's Disease in a Defined Elderly Japanese Population: The Hisayama Study". *Neurology*, v. 45, n. 6, jun. 1995. p. 1161-1168.

Young, T. K.; Reading, J.; Elias, B.; O'Neil, J. D. "Type 2 Diabetes Mellitus in Canada's First Nations: Status of an Epidemic in Progress". *Canadian Medical Association Journal* 163, n. 5, 5 set. 2000. p. 561-566.

Yudkin, J. *Pure, White and Deadly.* 2 ed. Nova York: Viking, 1986.

______. *Pure, White and Deadly.* Londres: Davis-Poynter, 1972.

______. *Sweet and Dangerous.* Nova York: P. H. Wyden, 1972.

______. "Sucrose in the Aetiology of Coronary Thrombosis and Other Diseases". In: Yudkin; Edelman; Hough (Org.). 1971. p. 232-241.

______. "Nutrition and Palatability with Special Reference to Myocardial Infarction, and Other Diseases of Civilization". *Lancet*, v. 281, 22 jun. 1963. p. 1335-1338.

______. "Diet and Coronary Thrombosis: Hypothesis and Fact". *Lancet*, v. 273, 27 jul. 1957. p. 155-162.

Yudkin, J.; Edelman, J.; Hough, L. (Orgs.) *Sugar.* Londres: Butterworths, 1971.

Yudkin, J.; Kakkar, V. V.; Szanto, S. "Sugar Intake, Serum Insulin and Platelet Adhesiveness in Men With and Without Peripheral Vascular Disease". *Postgraduate Medical Journal*, v. 45, set. 1969. p. 608-611.

ZELMAN, S. "The Liver in Obesity". *Annals of Internal Medicine*, v. 90, n. 2, ago. 1950. p. 141-156.

ZHU, Y.; PANDYA, B. J.; CHOI, H. K. "Prevalence of Gout and Hyperuricemia in the U.S. General Population". *Arthritis and Rheumatism*, v. 63, n. 10, out. 2011. p. 3136-3142.

ZIEGLER, R. G.; HOOVER, R. N.; PIKE, M. C. et al. "Migration Patterns and Breast Cancer Risk in Asian-American Women". *Journal of the National Cancer Institute*, v. 85, n. 22, 17 nov. 1993. p. 1819-1827.

ZIMMET, P.; ALBERTI, K. G.; SHAW, J. "Global and Societal Implications of the Diabetes Epidemic". *Nature*, v. 414, 13 dez. 2001. p. 782-787.

Índice remissivo

IMPRESSÃO:

PALLOTTI
GRÁFICA

Santa Maria - RS | Fone: (55) 3220.4500
www.graficapallotti.com.br